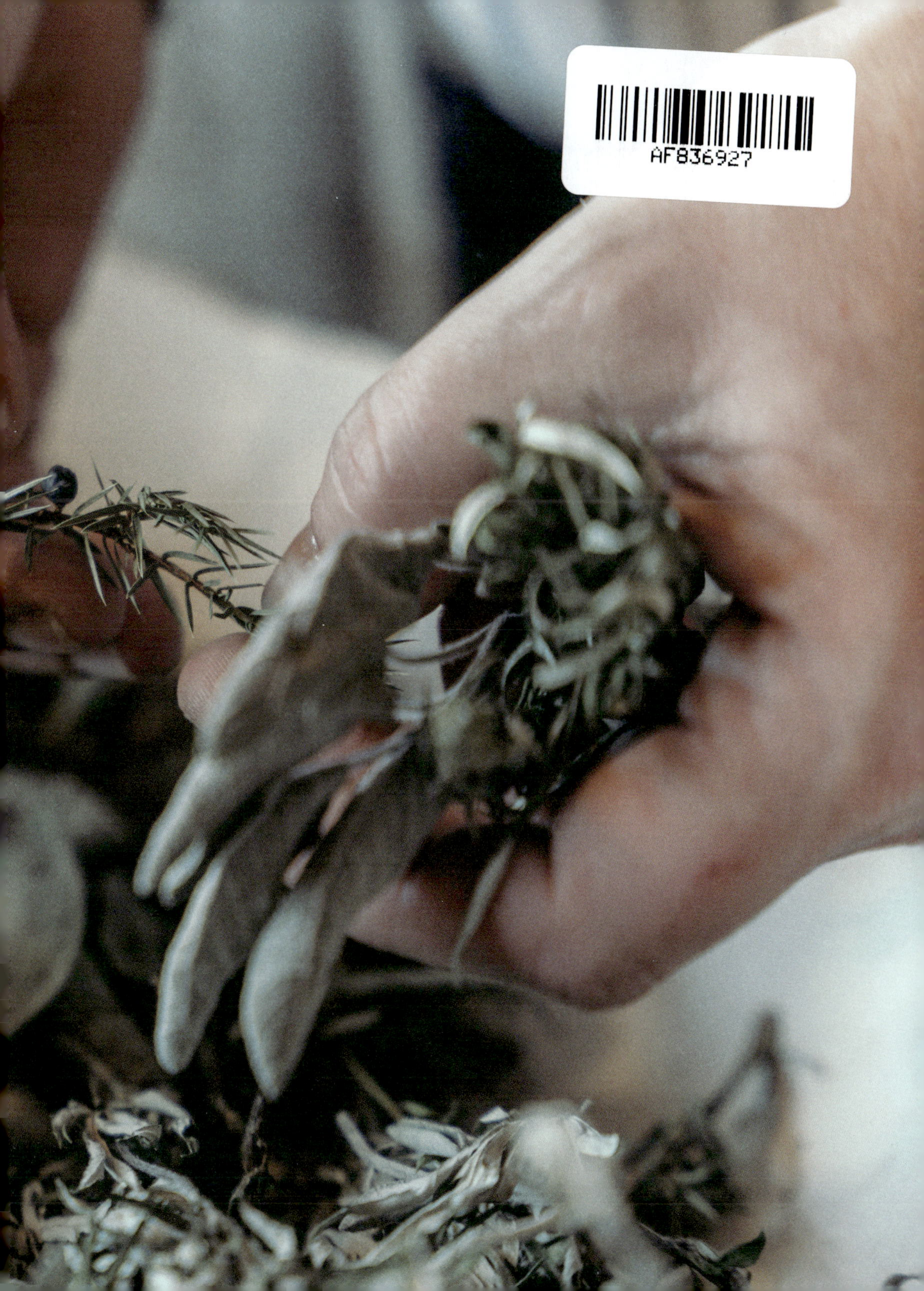

Margot Fuchs

BITTER – DAS NEUE SÜSS

Leber und Seele regenerieren

Freya Verlag –
unabhängig, familiengeführt, subventionsfrei, werteorientiert, grundsatztreu

Seit über 30 Jahren veröffentlichen wir Bücher, die unseren Überzeugungen entsprechen und ausschließlich einen positiven Beitrag für Mensch, Tier und Umwelt leisten.

Werden Sie Teil unserer Verlagsfamilie – wir wünschen Ihnen viel Freude mit diesem Buch.

www.freya.at

READ GLOBAL BUY LOCAL

MIX
Papier | Fördert gute Waldnutzung
FSC® C118234
FSC www.fsc.org

ISBN 978-3-99025-533-9

Cover: freya_art
Layout: freya_art, Mag. Regina Raml-Moldovan
Lektorat: Mag. Dorothea Forster
Fotos: Margot Fuchs, PiaPiaPia S. 11, 195, 197, 199, 200 (Weihrauch), Angela Lamprecht S. 257, 263,
Wolf Ruzicka S. 164, 165, weitere siehe Seite 272

printed by GPS-Group

Anmerkung: Die in diesem Buch enthaltenen Informationen wurden sorgfältig nach bestem Wissen und Gewissen recherchiert und zusammengestellt. Sie dienen ausschließlich der allgemeinen Information und Weiterbildung. Sie ersetzen keinesfalls die fachliche Beratung, Diagnose oder Behandlung durch einen Arzt oder eine andere qualifizierte medizinische Fachkraft. Das gilt besonders bei ernsthaften gesundheitlichen Problemen.

Zur besseren Lesbarkeit wird in diesem Buch auf die gleichzeitige Verwendung männlicher, weiblicher und diverser Sprachformen verzichtet. Sämtliche Personenbezeichnungen gelten gleichermaßen für alle Geschlechter.

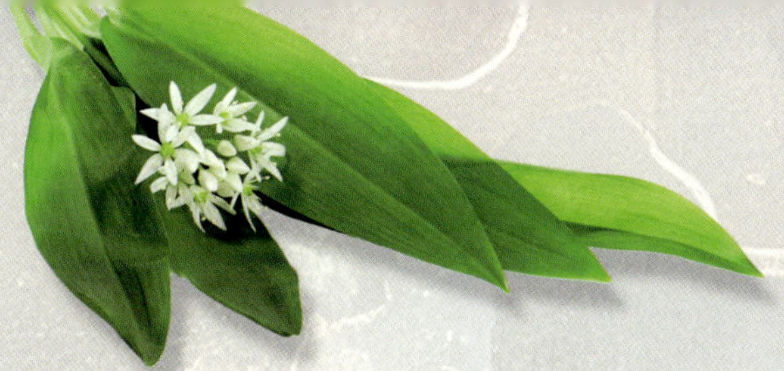

Margot Fuchs

BITTER ~ DAS NEUE SÜSS

Leber und Seele regenerieren

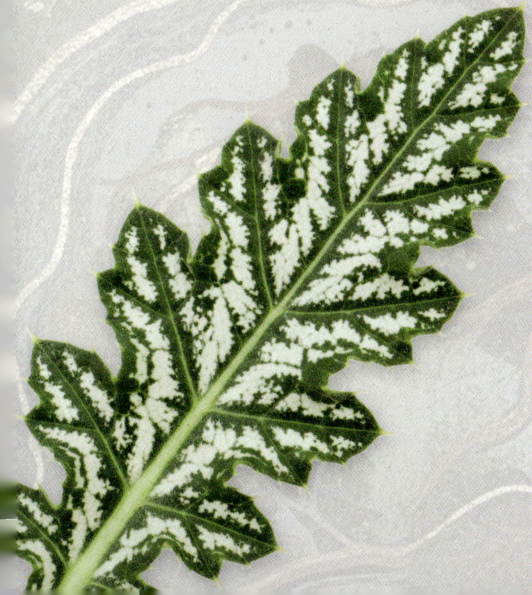

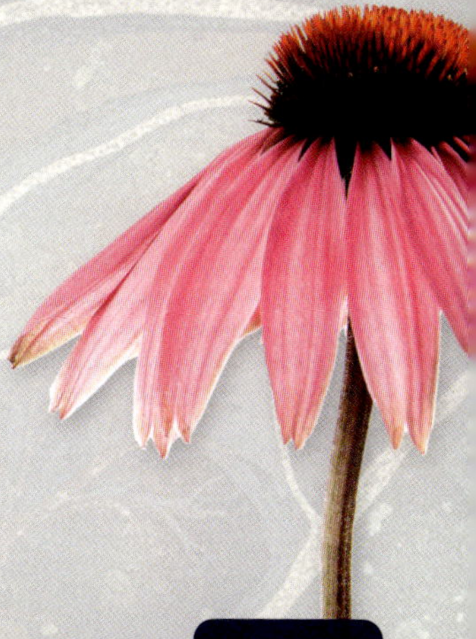

freya

DER ANFANG VON ALLEM **9**

DEINE PERSÖNLICHE HELDIN **12**

Superheld*innen braucht das Land 12
Aufgaben der Leber 13
TCM-Organuhr 16
Potenziale einer gesunden Heldin 19
Bitter – ein Geschmack der Superlative 22
Einsatzgebiet Körper und Psyche 24

VOM URSPRUNG BIS HEUTE **28**

SEKUNDÄRE PFLANZENKRAFT **29**

PFLANZENKRAFT FÜR DIE LEBER **32**

Andorn, Gemeiner 36
Artischocke 38
Benediktendistel 40
Enzian, Gelber 42
Fieberklee / Bitterklee 45
Isländisch Moos 47
Löwenzahn 49
Mariendistel 52
Pfefferminze 54
Ringelblume 56
Rosmarin 58
Schafgarbe 60
Schwedenbitter 63
Schüttellotion zur Narbenpflege 65
Tausendgüldenkraut 66
Wermut 68
Wermutwein als „Entwurmungskur" 70
Zitrusfrüchte 71
Räuchern mit Zitrusfrüchten 72

GRÜNKRAFT **73**

Wegwarte 76

BITTERSALATE **78**

Chicorée 78
Bittersalate mit roh mariniertem Brokkoli und Ingwer-Honig-Dressing 79
Endivie 79
Radicchio 80
Zuckerhut 81
Geschmorte Bittersalate mit Knoblauch und Ingwer 82

DIE REISE DURCHS KRÄUTERJAHR **83**

Detox im Frühling – für mehr Freude und Leichtigkeit 83
Meine persönliche Detox-Strategie 85
Hautpflege als Detox-Ritual 87

KRÄUTER, STRÄUCHER UND BÄUME 88

Bärlauch 88
Bärlauchkapern in Oxymel 90
Brennnessel 91
Brennnesseljauche 93
Faulbaum 94
Giersch 96
Gundelrebe 98
Hängebirke 100
Kleblabkraut 103
Portulak 105
Topinambur 107
Vogelmiere 110
Genussvolle Gemüsesuppe mit frischen Kräutern 111
Walnuss und Schwarznuss 112
Grüner Walnuss-Gewürzlikör 115

AUFBAUEN 116

Microgreens – die Kraft der Sprossen 119
Alfalfa-Sprossen 120
Brokkoli-Sprossen 120
Buchweizen-Sprossen 121
Grünkohl-Sprossen 121
Rotklee-Sprossen 122

PROBLEMFALL WEIZEN 123

Buchweizen 125
Buchweizenbrot mit Pesto aus Grünkohl, Nuss und Brokkoli 126
Goldhirse 127
Porridge als süße oder salzige Variante 128
Hafer 129
Haferdrink 130
Hülsenfrüchte 131

KIESELSÄURE 132

Ackerschachtelhalm 133

WUNDERWERK BIENE 136

Echter Bienenhonig 139
Glückshonig 140
Propolis 141

ANTHOCYANE 142

Rote Bete / Rote Rübe 143
Rote-Bete-Carpaccio mit Bittersalat, geröstetem Brokkoli und Nüssen 144
Rote-Bete-Smoothie mit Beeren 144
Heidelbeeren 145
Himbeeren und Brombeeren 145
Schwarze Johannisbeere 146

AB INS GRÜNE 147

ABWEHREN 148

NEOPHYTEN 149

Japanischer Staudenknöterich 150

ADAPTOGENE 152

Rosenwurz 154

Weißdorn 156

Ginkgo 159

BITTERE IMMUNPFLANZEN 161

Stimulierend oder modulierend 161

Baikal-Helmkraut 163

Einjähriger Beifuß 166

Sonnenhut 168

Zitronenmelisse 171

Melissenwein 173

BITTERE VITALPILZE 174

Birkenporling 174

Vitalpilz-Schüttellotion 177

Schmetterlingstramete 178

GEMMOMAZERAT DER SCHWARZEN JOHANNISBEERE 181

BITTERE PHYTOBIOTIKA 183

Kreuzblütler und deren Senföle 183

Brokkoli 184

Grünkohl 184

Knusprige Grünkohlchips 185

Kren / Meerrettich 186

Rettich 187

Kimchi-Variante – heimisch 187

Rosenkohl gebacken mit Sesam und Ingwer 188

Rosenkohl 188

Weißkraut 189

Cremiger Weißkraut-Rosenkohl-Slaw mit Beeren 189

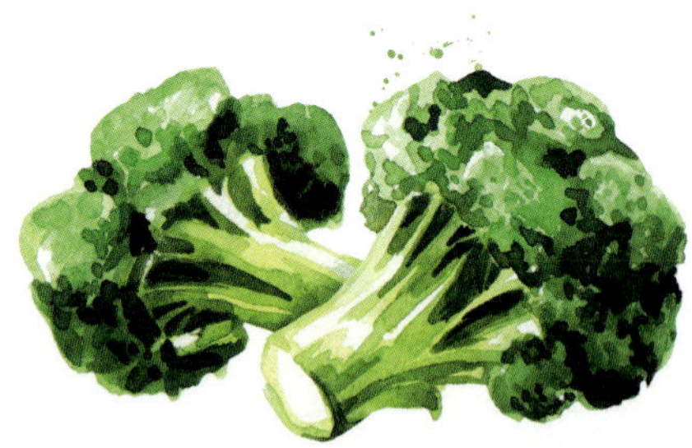

SCHARFSTOFFE UND GEWÜRZE 190

Ingwer 190
Ginger Bug 191
Kurkuma 193
Goldene Milch als ayurvedische Kraftquelle 194

DETOX YOUR MIND 195

Räuchern mit bitteren Pflanzen 195
Räuchermischung reinigend 198
Räuchermischung Inspiration 200
Räuchermischung Sonnendoping 200
Sonnendoping Winteredition 201
Dattelpralinen 202

DIE GRÜNE HAUSAPOTHEKE UND DIE WICHTIGSTEN GRUNDREZEPTE 204

Plane dein Bitterstoff-Jahr – was brauchst du wirklich? 204
Teezubereitungen 207
Teemischung Bitter I 210
Teemischung Bitter II 210
Teemischung Detox 210
Alkoholische Auszüge 211
Ölauszug und Aromaöle 212

HEILPFLANZEN ZUR ÄUSSERLICHEN ANWENDUNG 214

Glückssalbe 215

OXYMEL 216

KRÄUTERSALZE AUS BITTERSTOFF-PFLANZEN 218

Bärlauch pur 219
Bitter-Kräutersalz 219
Brennnessel und Curry 219

GEMMOMAZERATE 220

Gemmomazerat 221

LEBERWICKEL 222

Leberwickel mit einem Heublumensack 222
Leberwickel 223

ZUBEREITUNG VON VITALPILZEN 224
Vitalpilz-Tee 225
Vitalpilz-Gemüsebrühe 225
Goldene Pilz-Milch 226
Vitalpilz-Limo 226

WARUM DIE LEBER SO BELASTET IST 227
Wirtschaftswunder der Sättigungsmittelindustrie 227
Das Problem zwischen Messer und Gabel 231
Zwischen Luxus und Leine – woher kommt mein Lachs? 233
Antibiotika und Medikamentenrückstände 234
Glyphosat und andere Spritzmittel 235

SCHWERMETALLE IM ALLTAG 239

RÜCKSTÄNDE IM TRINKWASSER 244

BRANDHERD DER EMOTIONEN 245

KRAFTRÄUBER 250

MUT ZUR FREIHEIT 253

VON DEN BESTEN LERNEN 255

PRÄVENTION ÜBER ALLEM 257

GARTEN-EDEN-PROJEKT 259

Danke 262
Über die Autorin 263
Literatur, Quellen 265
Rezepte-Index 264
Index 265
Endnoten 265

DER ANFANG VON ALLEM

Notwendiger denn je

Ein paar Zeilen in einem Zeitungsartikel waren für mich eine kraftvolle Initialzündung und lösten einen drastischen Richtungswechsel in meinem Leben aus. In dem Artikel stand geschrieben, dass alles, was der kranke Mensch benötigt, auf einer unbehandelten Fläche vor seiner Haustüre wächst. So quasi, die Krankheit hat eine eigene Ausstrahlung. Die Natur reagiert darauf und lässt die passenden Heilpflanzen sprießen. Wir müssen nur erkennen und zugreifen.

Auch wenn ich es erst als völligen Schwachsinn kategorisiert habe, so war der Same trotzdem gesät. Ich habe dem Gedanken und den dazugehörigen Ideen erlaubt, größer, bunter, vielfältiger und heilsamer zu werden. Irgendwann sogar mein Leben und meine Zeit völlig in Anspruch zu nehmen. Das ist über 15 Jahre her und hat nicht das Geringste von der Faszination verloren. Dieser Zeitungsartikel hat sich als das größte Geschenk entwickelt, und so ist auch dieses Buch entstanden. Mittlerweile arbeite ich als Produzentin und Referentin der Natur, und ich liebe es, interessierten Menschen mein Wissen und meine Erfahrungen über Heilpflanzen weiterzugeben, damit jeder selbst aktiv werden kann.

Dass eine wichtige Verbindung zwischen unserer Gesundheit und dem täglichen Essen besteht, ist nichts Neues. Erst im Rückblick auf mein Leben und meine Vitalität wurde mir klar, welchen Einfluss überwallende Emotionen und die falschen Wegbegleiter auf den Körper ausüben können. Die Erkenntnis, dass wir als Menschen mehr als die Summe unserer Einzelteile sind, habe ich angenommen. Viel mehr. Bei unserem Auto werden wir aktiv, sobald Warnleuchten blinken. Wie viel Warnleuchten des Körpers kaschieren wir, bevor sich eine Krankheit entwickelt und möglicherweise chronisch festsetzt? Auf der Suche nach weiteren großen Krankmachern der heutigen Zeit stößt man auch unweigerlich auf die Nahrungsmittel und Gifte in unserer Umwelt. Noch nie musste der menschliche Körper mit solchen Unmengen an Toxinen und leeren Hülsen aus Fett und Zucker der Sättigungsmittel zurechtkommen.

Die unverzichtbare Leber und alles, was sie antreibt – die Bitterstoffe – bekommen ihre wohlverdiente Bühne. Heilpflanzen und verschiedenste Salate sind ein Pool an mehreren hundert Vitalstoffen. Deshalb wirken sie nicht nur auf die Leber, sondern haben zusätzliche Spezialgebiete, in denen sie ihre Kraft entfalten können. Bitter ist nicht immer offensichtlich und dominant, sondern versteckt sich vielfach im Hintergrund. Bitter ist eine Haltung. *Bitter* ist im Löwenanteil der Wildkräuter enthalten und deshalb eine große Einladung, sich wieder mehr der Natur zuzuwenden.

Ein entgifteter Körper geht anders mit den Herausforderungen im Leben um als ein belasteter. Ich nehme Pflanzen unter die Lupe, die Giftstoffe nicht nur aus der Leber entfernen, sondern aus dem ganzen Körper ausleiten. *Detox im Frühling*, wenn alle Heilpflanzen zu neuem Leben erwachen. *Aufbauen von Kraft und Substanz* und die Möglichkeit, die täglichen Einkäufe zu hinterfragen. *Abwehren – aus Liebe zu mir selbst*, um körperlich und mental in der eigenen Kraft zu bleiben.

In diesem Buch ist meine Essenz enthalten. Ein Teil meines Wissens. Die Grundzutaten, die meine Gesundheit erhalten. Gepaart mit kritischen Gedanken, Augenöffnern und möglichen Lösungsansätzen. Auf meinem Weg hat mich ein Zitat von Dr. Edward Bach, bekannt von den Bachblüten, zu neuen Ansichten inspiriert:

> *Krankheit ist einzig und allein korrektiv. Sie ist weder rachsüchtig noch grausam. Vielmehr ist sie ein Mittel, dessen sich unsere Seele bedient, um uns auf unsere Fehler hinzuweisen. Um uns davor zu bewahren, größeren Irrtümern zu verfallen, um uns daran zu hindern, größeren Schaden anzurichten, und um uns auf jenen Pfad der Weisheit und des Lichts zurückzuführen, den wir nie hätten verlassen sollen.*
>
> (EDWARD BACH: HEILE DICH SELBST. IN: GESAMMELTE WERKE, S. 152)

Im letzten Teil dieses Buches sind die möglichen Krankmacher der heutigen Zeit zusammengefasst. Alles, was chronische Krankheiten in der Zivilisation fördern kann. Zahllose Gründe, weshalb Bitterstoffe dringender benötigt werden denn je. In jedem von uns schlummert die Leber als eine besonders starke Partnerin. Unsere Wächterin für die Gesundheit und für ein energiegeladenes Leben.

Als gnadenlose Optimistin wünsche ich dir mit diesem Buch von Herzen Inspiration, strahlende Gesundheit, genussvolle Auszeiten und den Mut, deinen eigenen Pfad des Lichts zu gehen!

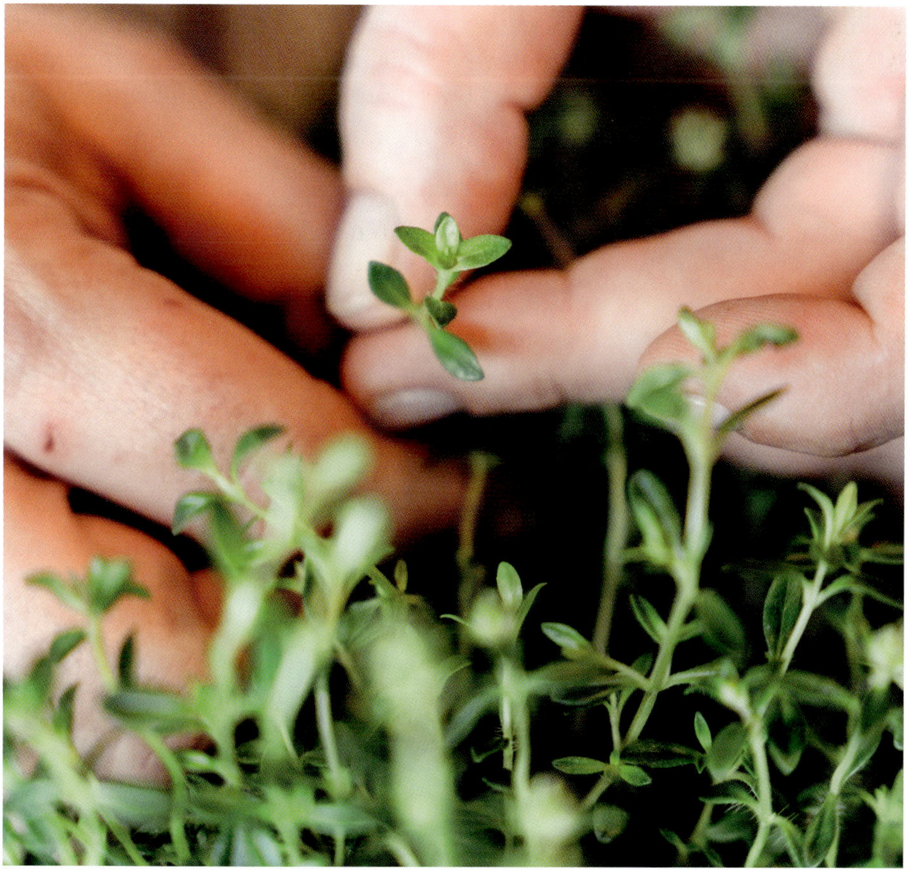

DEINE PERSÖNLICHE HELDIN

Die Leber und ihre Bitterstoffe

Superheld*innen braucht das Land

Wenn wir in dieser Welt tatsächlich etwas bewegen wollen, brauchen wir Mut zur Veränderung, Innovation, neue Ideen und Kreationen zum Wohl der Natur und der Menschheit. Vor allem benötigen wir eine gewaltige Portion Energie und unsere körperliche und mentale Gesundheit. Mit den Gefühlen, die die täglichen Nachrichten in uns schüren, und der Gehirnwäsche, die wir bereitwillig über uns ergehen lassen, erscheint es, als ob die Welt nur noch aus Krankheit, Gewalt, Wut, Angst, Krieg und Habgier besteht. Es wird uns permanent vermittelt, die Gefahr lauerte an jeder Ecke. Stimmt das? Wie schaffen wir es, mit unserem Leben nicht in die Defensive zu geraten? Wie schaffen wir es, aus der Deckung zu kommen und der Krankheit einen Schritt voraus zu sein?

Vielleicht sollten wir unseren Algorithmus neu ausrichten, denn es gilt, eines klarzustellen: Wir sind den unzähligen Krankheiten und Bedrohungen dieser Welt nicht schutzlos ausgeliefert und wir müssen uns der Opferrolle nicht bedingungslos hingeben. Gesundheit ist eine tägliche Entscheidung. Mit jedem Bissen, jedem Schluck, jeder Fitnesseinheit, jeder Energieinvestition und jedem Gedankengang. Wir haben zusätzlich alle eine unglaublich starke Streitmacht in uns, die für unsere Vitalität alles gibt! Sie ist unsere ständige Begleiterin. Eine Superheldin im Kampf für deine Gesundheit, die sich lieber selbst opfert, als die anderen Organe in Gefahr zu bringen. Eine Kraft, die dich sicher und unermüdlich durch dein Leben trägt.

Darf ich vorstellen: deine Leber!

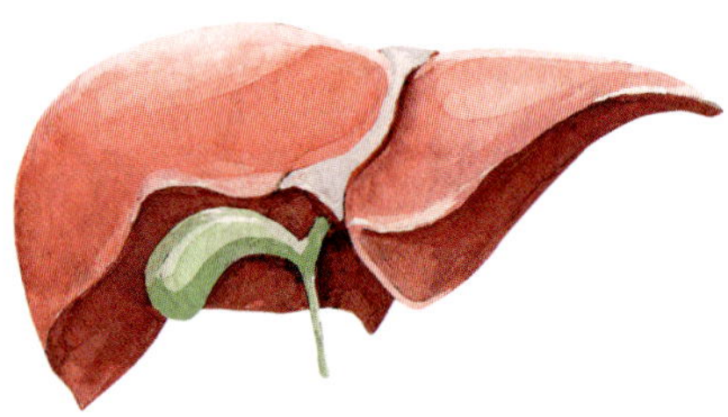

Sie gehört nicht zur High Society unter den Organen und das Rampenlicht ist sie auch nicht gewohnt – außer sie liegt gebraten mit viel Sauce auf dem Teller vor uns. Ansonsten hat sie eher einen mysteriösen Touch. Wir wissen, dass wir eine haben, aber damit hat es sich oftmals auch schon. Bringen wir etwas Klarheit ins Spiel, denn sie ist einer der Schlüssel für ein langes, aktives, gesundes und, wenn du dich dafür entscheidest, bedeutungsvolles Leben.

Aufgaben der Leber

Sie ist das Kraftwerk des menschlichen Körpers. Die Leber bildet gemeinsam mit der Gallenblase ein Organpaar, befindet sich im rechten Oberbauch und ist fast vollständig von den unteren Rippen umgeben. Durch Millionen Leberzellen werden pro Minute etwa 1,5 Liter Blut gefiltert, was über den Tag verteilt bei einem Erwachsenen über 2.000 Liter ausmacht. Eine ganze Badewanne voll. Das erklärt die dunkelrote, bräunliche Färbung. Durch die inneren Prozesse erzeugt sie Wärme, die auf den ganzen Körper ausstrahlt.

Stets im Kampf für das Gute sind die komplexen Aufgaben der Leber essenziell. Dazu gehören über 500 bisher erforschte chemische Prozesse. Unter anderem die Produktion von etwa 1 Liter Gallenflüssigkeit täglich für die Fettverdauung, die in der Gallenblase gespeichert wird. Sie organisiert den Energiehaushalt, die Hormonregulierung, die Blutbildung und den Kreislauf. Zusätzlich entgiftet sie das Blut aus dem Verdauungstrakt, baut beschädigte rote Blutkörperchen, Giftstoffe und Alkohol ab und kümmert sich so nebenbei noch um unser Immunsystem. 24/7. In der Schwangerschaft ist die Leber bis zum 7. Monat für die Blutbildung des Fötus verantwortlich. Ohne Leber sind wir nur wenige Tage überlebensfähig.

Als absolute Expertin auf ihrem Gebiet übernimmt sie mit etwa 1,5 bis 2 kg Kampfgewicht eine wichtige Speicherfunktion von Glukose und Fett als Energielieferant, die Speicherung von B-Vitaminen, fettlöslichen Vitaminen wie A, D, E, K sowie Kupfer und Eisen. Sie bildet Eiweißverbindungen, die für die Blutgerinnung notwendig sind, und dient als Kontrollbehörde für den Blutzuckerspiegel, damit unser Zellaufbau einwandfrei funktioniert.

Ihre Regenerationskraft ist unglaublich und besonders an der Lebendlebertransplantation ersichtlich! Wenn Teile des Organs entfernt werden, können diese in kürzester Zeit wieder nachwachsen und sich vollständig regenerieren. Aktuell belaufen sich die Kosten für eine Lebertransplantation in Deutschland auf bis zu € 200.000,00 – mit Vor- und Nachbehandlung. Hier geht es um Leben oder Tod, und auch wenn die Krankenkassen normalerweise die Kosten übernehmen, so ist es eine gute Investition, sich frühzeitig und ausgiebig um diese besondere Wächterin in unserem Inneren zu kümmern.

Mit einer gesunden Leber erwartet uns ein völlig neues Potenzial! Sie hält nicht nur allen Bedrohungen stand, sondern bietet durch ihren unermüdlichen Einsatz einen starken Schutz vor Krankheiten aller Art. Das Problem ist, dass bei den wenigsten Menschen die Leber gesund ist und sie im Stillen leidet. Es fehlt ihr an Nerven, die uns durch Schmerz mitteilen können, dass sie am Limit ist und dringend unsere Unterstützung braucht.

Sobald der Fettgehalt in der Leber die 5-%-Marke übersteigt, spricht man von einer Fettleber. Sie ist nur eine von vielen Krankheiten. Laut Schätzungen leiden in Deutschland etwa 23 % an einer Fettlebererkrankung und in der Schweiz um die 25 %. Österreich ist in der DACH-Region (Deutschland/Österreich/Schweiz) trauriger Spitzenreiter, und aktuell sind über 30 % der Bevölkerung von einer Fettleber betroffen. Zumindest 30 %, die davon wissen. In Amerika liegt der Durchschnitt bereits bei über 40 %. Tendenz, als stille Epidemie, in allen Ländern steigend.

Eine Fettleber, ob alkoholisch bedingt oder nicht, kann aus einer Kombination von ungesunder Ernährung, Übergewicht und Bewegungsmangel entstehen. Zu den frühen Anzeichen gehören Abgeschlagenheit, Konzentrationsstörungen und durch die Vergrößerung der Leber ein Druckgefühl im rechten Oberbauch.

Alle Krankheiten beginnen im Kleinen. Im Unscheinbaren, und wenn wir nichts verändern, entwickelt sich das Kleine möglicherweise zu etwas Großem. Zu etwas nicht mehr Kontrollierbarem. Viele von uns kennen den fehlenden Antrieb. Nicht nur im Frühling. Der Winter war lang, bewegungsarm, in der Komfortzone und mit deftigerem Essen verbunden. Natürlich spielt die fehlende Sonnenenergie auch eine Rolle, aber die Leber hat in dieser Zeit alle

Hände voll zu tun, unseren belasteten Körper halbwegs auf Spur zu halten. Als wichtigste Entgiftungsdrüse werden in der Leber Giftstoffe abgebaut, die über die Haut, die Luft, durch das Wasser und über die Nahrung aufgenommen werden.

Das können alle möglichen Stoffe sein, wie Pestizide aus der konventionellen Landwirtschaft, die direkt auf unseren Tellern landen. Hormon- und antibiotikageschwängerte Lebensmittel, denn das Auge kauft schließlich mit. Erdölprodukte, verarbeitet in Bademode, Polyester in Textilien, allgegenwärtiges Mikroplastik, Tenside in Reinigungsmitteln oder Körperpflegeprodukte auf Paraffinbasis, PFAS von Antihaftbeschichtungen und wasserabweisender Sportbekleidung, genauso Polymere in einem einfachen Kaugummi. In der Leber landen ebenfalls schädigende Rückstände von Impfstoffen und Medikamenten, Auto- und Industrieabgase, Giftstoffe in billig hergestellter Bekleidung, Alkohol, Stress, Wut, Leicht-, Halb- und Schwermetalle, um nur ein paar wenige zu nennen.

Das angereicherte Blut wird durch die Leber gepumpt, und so kann sie im Idealfall alle Giftstoffe herausfiltern. Solange das Blut dünnflüssig ist und wir emotional halbwegs mittig sind, wird die Leber ihren lebenswichtigen Auftrag für uns erledigen. Wenn durch ausgiebigen Fettkonsum der Cholesterinspiegel in anderen Sphären weilt, das Blut dickflüssig ist und wir uns täglich über die Welt und deren Bewohner aufregen, kommt unsere Leber irgendwann an ihre Grenzen. Durch Überlastung verstopft und verschmiert, kann auch unsere Superheldin die Blutreinigung nicht mehr gewissenhaft erledigen, und dann beginnt das Vernichtungswerk. Die Giftstoffe werden über die Blutbahnen, das Lymphsystem und sogar über das Rückenmark im ganzen Körper verteilt und wüten wie die Axt im Walde.

Dann geht es nicht nur um Verstopfungen, Blähungen, Hämorrhoiden und Völlegefühle nach dem Essen, sondern dann lautet die Diagnose möglicherweise Gicht, Diabetes, Fehlbesiedelungen, Reizdarm und mit einer angeschlagenen Bauchspeicheldrüse bis hin zu jeglichen Allergien und Krebs. Durch all diese Vorgänge kommt es auch zu unzähligen diffusen Krankheitsbildern, mit denen die westliche Medizin nur noch Symptombehandlung und deren Verschiebung betreiben kann. Auch wenn viele der chronisch kranken Menschen anderer Meinung sind, so ist unser Körper doch immer auf unserer Seite. Wie im Kriegsgebiet kommen die Angriffe von allen Seiten. Vielleicht ist unsere Hochleistungsmaschine einfach nur völlig überlastet und weiß sich nicht mehr zu helfen.

Die Möglichkeiten, die Leber zu unterstützen, beginnen mit kleinen, konstanten Schritten im Alltag. Wenn wir komplexe Kohlenhydrate wie Vollkorngetreide und Hülsenfrüchte bevorzugen, statt Weißmehl zu konsumieren. Zucker- und Fettzufuhr reduzieren, denn bereits 5 % weniger Körpergewicht kann den Leberfettgehalt um 30 % senken. Dazu mehrmals wöchentlich ein ausgedehnter Spaziergang. Nicht nur, um den Kopf frei zu bekommen, sondern auch für eine regelmäßige Entgiftung! Ich persönlich setze stark auf Wildkräuter, deren entlastende Wirkung und die Heilkraft der Bitterstoffe. Das ist Wellness pur für die Leber. In Summe geht es nicht um kurzfristig gesetzte aggressive Methoden, sondern um gesunde Gewohnheiten. Der Unterschied ist spürbar.

TCM-Organuhr

Wir alle unterliegen einem 24-Stunden-Rhythmus. Einem täglich neu einsetzenden Energiekreislauf. In gleicher Weise hat auch jedes einzelne Organ nach der Lehre der Traditionellen Chinesischen Medizin seine aktiven Phasen und seine Ruhephasen. Beschwerden, die immer wieder zu bestimmten Zeiten auftreten, weisen auf bestimmte Organe und eine mögliche Störung hin. Hier ein kleiner Überblick über die Uhrzeiten und aktiven Zeiten der Kraftzentren. Während dieser zwei Stunden laufen diese Organe auf Hochtouren.

In der Zeit von 01.00 Uhr bis 03.00 Uhr in der Nacht wird die Leber mit der größtmöglichen Energie geflutet. Mitten in der Tiefschlafphase. Dann geht es richtig zur Sache und viele Menschen wachen in diesem Zeitraum auf. Die Leber hat keine Nervenzellen und versucht, durch gewisse Anzeichen auf sich aufmerksam zu machen. Deshalb dürfen wir solche Hinweise auch als Weckruf sehen. Deine Leber braucht Hilfe. Etwa gegenüberliegend haben die Organe ihre Ruhephasen. Sobald wir zur Ruhe bzw. in die Stille kommen, ist es möglich, dass uns quälende Gedanken über den nicht idealen Job, die toxische Partnerschaft, die zu zahlenden Rechnungen, unterdrückte Wut und

ORGAN	HOCHPHASE	TIEFPHASE
GALLENBLASE	23.00–1.00 Uhr	11.00–13.00 Uhr
LEBER	1.00–3.00 Uhr	13.00–15.00 Uhr
LUNGE	3.00–5.00 Uhr	15.00–17.00 Uhr
DICKDARM	5.00–7.00 Uhr	17.00–19.00 Uhr
MAGEN	7.00–9.00 Uhr	19.00–21.00 Uhr
MILZ, BAUCHSPEICHELDRÜSE	9.00–11.00 Uhr	21.00–23.00 Uhr
HERZ	11.00–13.00 Uhr	23.00–1.00 Uhr
DÜNNDARM	13.00–15.00 Uhr	1.00–3.00 Uhr
HARNBLASE	15.00–17.00 Uhr	3.00–5.00 Uhr
NIERE	17.00–19.00 Uhr	5.00–7.00 Uhr
PERIKARD (Unterstützer des Herzens)	19.00–21.00 Uhr	7.00–9.00 Uhr
DREIFACHER ERWÄRMER (wichtige Rolle im Fluss der Lebensenergie)	21.00–23.00 Uhr	9.00–11.00 Uhr

gewisse Ängste beschleichen. Es ist ein Grund, weshalb viele von uns sich der Zerstreuung in den sozialen Medien hingeben oder sich lieber ausgiebig mit dem Leben anderer beschäftigen, als die eigenen Probleme in Angriff zu nehmen.

Hast du dein Handy immer griffbereit neben dem Bett? Schlafen wir generell noch so gut wie früher mit demselben Erholungsfaktor? Fühlst du dich am Morgen fit, ausgeruht, motiviert und freust dich auf den Tag mit all den Herausforderungen, die das Leben mit sich bringt? Durch Blaulichteinwirkung und elektronische Einflüsse von WLAN, Smartphone oder Tablet im Schlafzimmer wurde festgestellt, dass nicht nur bei Erwachsenen der Alterungsprozess und die Faltenbildung beschleunigt werden, sondern Kinder dadurch immer noch früher in die Pubertät kommen. Zusätzlich wird im Körper die Produktion von unserem Schlafhormon Melatonin, das hauptsächlich von der Zirbeldrüse produziert wird, gehemmt. Der Schlaf-Wach-Rhythmus kommt durcheinander. Die Lichteinwirkung über die Netzhaut des Auges spielt hier eine sehr große Rolle für gute Einschlaf- und Durchschlafphasen. Durch die ganzen Einflüsse fehlt unserem Körper die notwendige nächtliche Regeneration, um das bunte Leben mit allen Facetten lebenswert zu gestalten. So kann es passieren, dass wir mit übermäßiger Handynutzung, besonders vor dem Schlafengehen, am nächsten Morgen gerädert aufwachen.

Es ist eine Überlegung wert, die elektronischen und elektromagnetischen Einflüsse, besonders im Schlafzimmer, einzugrenzen und in Zukunft wieder auf den klassischen Wecker zurückzugreifen. Wir ernten, was wir säen, und ja, auch ich habe in meinem Leben schon Etliches geerntet. Vor allem die Erkenntnis, dass vor großen, aus drastischen und überzogenen Emotionen getroffenen Entscheidungen eine Notbremse gezogen werden kann! Besonders, wenn es um lieb gewonnene Menschen geht.

Von 01.00 bis 03.00 Uhr in der Nacht reinigt die Leber uns nicht nur körperlich, sondern auch emotional, seelisch und energetisch besonders intensiv. Eine Möglichkeit, das innere Feuer abzukühlen, ist tatsächlich, einfach eine Nacht darüber zu schlafen! Sag in der Hitze des Gefechts nichts, was dir am nächsten Tag leidtun könnte. Auch wenn es das Ego Überwindung kostet. Am nächsten Morgen sieht die Welt wieder anders aus und es ergeben sich neue Wege und Chancen. Schau dich mal um, was an chronischen Krankheiten bei uns mittlerweile grassiert. Man bekommt das Gefühl, bei jedem zwickt's, und die mitzuschleppenden Päckchen werden immer größer. Im schlimmsten Fall mit verwirrenden Symptomen, die die Ärzteschaft früher oder später an ihre Grenzen kommen lassen. Am Ende des Lateins angekommen, hört man oft: Das ist psychisch – und damit liegen sie vielleicht nicht ganz falsch. Symptome sind auch eine klare Ansage unserer Seele, und wenn ich nicht gelernt habe zuzuhören, reduziert dieses Leiden meine Lebensqualität massiv, bis der Tod dem Drama ein Ende setzt.

Eine gesunde Leber, sauberes Blut und kontrollierte, gesund gelebte Emotionen sind die Grundlage von Kraft, Vitalität, Optimismus, einem strahlenden Antlitz und einem lebenswerten, aufregenden Leben, in dem alle Potenziale ausgeschöpft und auf die Leinwand des Lebens gebracht werden können.

Potenziale einer gesunden Heldin

Was würde dich wohl erwarten, wenn du dich mal ausgiebig und richtig liebevoll diesem gigantischen Entgiftungsorgan widmest? Wenn du deiner persönlichen Superheldin mal etwas unter die Arme greifst?

Außer mehr Kraft, Energie, Tatendrang, klarer Entscheidungsfähigkeit und kreativem Unternehmungsgeist darfst du dich unter anderem auf einen natürlichen Anti-Aging-Effekt freuen. Die Angst vor dem Alt- und Runzeligwerden ist nichts Neues und kommt gleich hinter dem ängstlichen Mantra der Gesellschaft: *Hoffentlich passiert mir nichts.* Allein der Gedanke an den körperlichen Verfall und den bald nicht mehr vorhandenen Sex-Appeal lässt viele erschauern. Wie wäre es der Abwechslung halber, statt Anti-Aging mit Well-Aging oder Slow-Aging oder Healthy-Aging? Gutes Altern? Langsames Altern? Gesundes Altern?

Nicht nur weniger Falten, sondern auch kraftvoll, energiegeladen, mit einer starken Ausstrahlung und gutem Humor ausgestattet, bis deine letzte Stunde abgelaufen ist. Es gibt einen Geschmack, den liebt unsere Superheldin heiß und innig, und genau durch diesen besonderen Wirkstoff wird die Leberkraft aktiviert. Den finden wir im Reich der Wildkräuter – und das geht ganz einfach!

Bitter … eine Geschmacksrichtung, die meine Leber genussvoll anregt, und dadurch auch die körpereigene Entgiftung und Aktivierung der hauseigenen Quelle der Jugend. So können wir mit dem heilsamen Genuss nicht nur für eine einwandfreie Verdauung und Entgiftung sorgen, sondern auch dem verwitterten Äußeren entgegenwirken. Bei der Leber steht und fällt mit der Ernährung alles. Hier können wir eine klare Strategie an den Tag legen und die Vorgänge im Körper gezielt steuern.

Eine gesunde Leber stellt sicher:

- dass wir jederzeit genügend Energie zur Verfügung haben,
- dass Giftstoffe aus dem Blut gefiltert und unschädlich gemacht werden,
- dass uns ein starkes Immunsystem zur Verfügung steht,
- dass durch sauberes Blut Wunden schneller heilen,
- dass unser Hormonhaushalt ausgeglichen ist und wir körperlich und seelisch mittig sind.

In der TCM ist die Leber bedeutend mehr als ein braun-roter Lappen wie in der westlichen Medizin, der körperliche Vorgänge steuert. Hier nimmt sie Einfluss auf der spirituellen Ebene. Sie lässt uns Pläne schmieden und versorgt unseren Geist mit Inspiration und Kreativität. Diese Energie lässt uns die Richtung erahnen, die unser Leben nehmen kann, und deshalb ist eine entlastende Detoxkur so wichtig, denn kraftvoller kann ein Neustart kaum gelingen. Die Leber kann uns zusätzlich mit Lebensträumen versorgen.

Die Gallenenergie, ihre Organpartnerin, steht für Entscheidungsfähigkeit, um gewünschte Veränderungen überhaupt erst herbeizuführen. Die Galle verleiht Mut und Tatendrang, und so bewirkt eine schwache Galle Unentschlossenheit, Ängstlichkeit und lässt uns die weiße Fahne bei dem geringsten Widerstand hissen.

Eine starke Leber- und Gallenenergie sorgt dafür, dass wir mit unserer natürlichen Schaffenskraft kreativ Herausforderungen angehen können. Dass wir in die Bereitschaft und Motivation kommen, neue Projekte anzugehen und unser eigenes Leben in die Hand zu nehmen.

In einer Erzählung der griechischen Mythologie ist die Regenerationskraft der Leber mit Prometheus (übersetzt: der Vorsehende oder der Vorausdenkende) besonders bildlich beschrieben. Dieser Titan und Beschützer der Menschheit zog den Zorn des Göttervaters Zeus auf sich, indem er den Menschen das Feuer brachte und sie damit in die Lage versetzte, Fortschritt und Zivilisation zu entwickeln.

Als Strafe ließ Zeus Prometheus an einen Felsen im Kaukasusgebirge fesseln. Jeden Tag wurde Prometheus von einem Adler heimgesucht, der seine nachwachsende Leber fraß. Da sich die Leber jede Nacht regenerierte, war diese Qual endlos. Erst nach langer Zeit wurde Prometheus von dem Helden Herakles befreit, der den Adler mit einem Pfeil tötete und den Titanen von seinen Fesseln löste. Dort, wo das Blut von Prometheus auf den Boden tropfte, sei eine ganz besondere Pflanze gewachsen: *Protea cynaroides*, bekannt als die Königsprotea mit ihren kopfgroßen Blüten, die an Artischocken erinnern.

Der Aufgabenbereich, den die Leber für uns erfüllt, ist immens und ich freue mich, dass unsere Landesnachbarn diesem wertvollen Organ jeweils einen eigenen Tag widmen. In Deutschland findet der Tag der Leber jedes Jahr am 20. November statt, in der Schweiz wird der Schweizer Lebertag jeweils im November begangen. Österreich wiederum beteiligt sich am globalen Fettlebertag, der jedes Jahr am zweiten Donnerstag im Juni stattfindet.

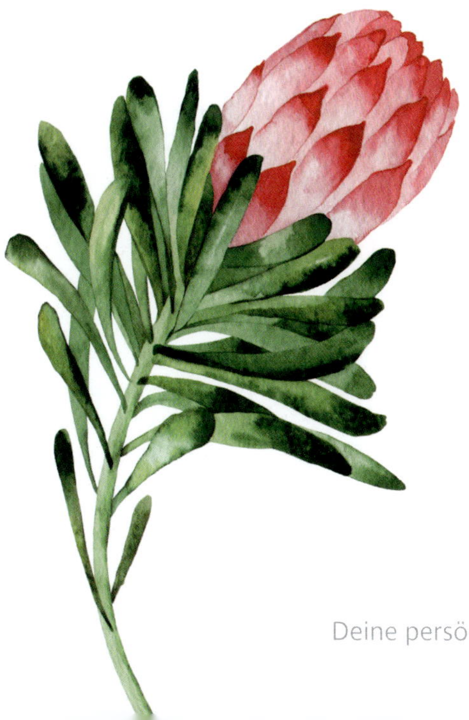

Bitter – ein Geschmack der Superlative

Mit was betankst du deinen Körper? Dieses Wunderwerk der Natur. Das große Geschenk, das dazu bestimmt ist, dich durchs Leben zu tragen!

Schön ausgewogen und herrlich bunt mit viel reifem Obst und saisonalem Gemüse aus deiner Heimat, damit du gut mit Vitalstoffen versorgt bist? Bewusstem Fleischgenuss, qualitativ hochwertig von Tieren aus der näheren Umgebung, die ein gewisses Alter erreichen durften? Gesunde Öle, Fette, Getreide und Nüsse von nährstoffreichen Pflanzen aus dem Bioladen um die Ecke? Frischer Fisch aus sauberen Gewässern vom Wochenmarkt oder gar selbst erlegt, daheim mit viel Liebe zubereitet und genügend Zeit um ohne Ablenkung das wertvolle, lebensspendende Mahl zu genießen?

Oder doch eher Fast Food, Tiefkühl- und Konservenware, Convenience-Produkte (englisch für: Bequemlichkeit) aus der Kühltheke, in Plastik verschweißtes und massiv behandeltes Gemüse von Übersee, verseuchtes Fleisch vom Großmarkt aus grausamen Tierfabriken? Industriell produzierte Sättigungs- statt Lebensmittel?

Welche der beiden Varianten macht glücklicher, erfüllter und vor allem dauerhaft gesund? Welches ist der passende Antrieb für eine Hochleistungsmaschine?

Gutes Essen bedeutet Wertschätzung mir selbst gegenüber. Das Ziel ist nicht nur, satt zu werden und ein paar Wochen zu überleben. Leben schafft Leben, und Tod schafft Tod, und ich mache einen großen Unterschied zwischen SÄTTIGUNGSmitteln und LEBENSmitteln. Sättigungsmittel machen uns nicht potent. Weder körperlich noch geistig. Tote Nahrung verhilft mir auf Dauer nicht zu Leistung, Motivation oder Lust am Leben.

Kommen Zivilisationskrankheiten, Allergien und Krebs möglicherweise von Zivilisationsernährung durch Sättigungsmittel? Falls ja, wo bleibt der Aufschrei der Nation? Wo bleibt der Widerstand? Denk nicht, du kannst nichts verändern. Du hast eine Stimme, also verwende sie! Jeder einzelne Einkauf zählt. Wenn du bei kleinen Geschäften oder direkt beim Produzenten in deiner näheren Umgebung einkaufst, ist das ein großer und wichtiger Schritt in die richtige Richtung!

Niemand braucht Erdbeeren und Spargel im Dezember zum Überleben. Heidelbeeren aus Peru, Bohnen aus Ägypten, schwermetallbelasteter Thunfisch aus der Dose oder verseuchtes Fleisch, das auch ohne Angebot des Handels billiger ist als frisches Gemüse vom Wochenmarkt.

Ich nehme es den wenigsten übel, dass sie es nicht aus der Komfortzone schaffen, denn der Großteil von uns ist mit der täglichen Nahrungsaufnahme so unterversorgt, dass wir vor vollen Töpfen verhungern. So bringen viele kaum den Antrieb für den Alltag auf. Geschweige denn, um einen berechtigten Widerstand anzuzetteln. So lassen wir uns leiten. Von der Regierung, den Medien, der Werbung, den neuesten Angeboten der Konsumgesellschaft und von den Meinungen anderer. Ohne nachzudenken. Ohne zu hinterfragen. Wie eine Herde Lämmer, die bewusst in einem gewissen Angstpegel gefügig gehalten werden.

Deshalb biete ich dir jetzt die Möglichkeit zum Aufstand an! Bist du bereit, dich auf ein neues Wagnis oder eher auf eine neue Geschmacksrichtung einzulassen? Was dieser Geschmack in unserem Körper auslöst, ist unglaublich und kann wirklich zum Widerstand aufrufen. Vor allem gegen eine kleine, beschränkte Komfortzone.

Das Geheimnis liegt in den hochkarätigen Bitterstoffen verborgen, mit denen unsere Superheldin, die Leber, aktiviert wird und deren Wirkung sich auf den gesamten Organismus ausweitet. Umso störrischer sie sich auf der Zunge anfühlen, umso gigantischer ist ihr Wirkbereich im Körper, und es ist höchste Zeit für ein Comeback in der Gesellschaft!

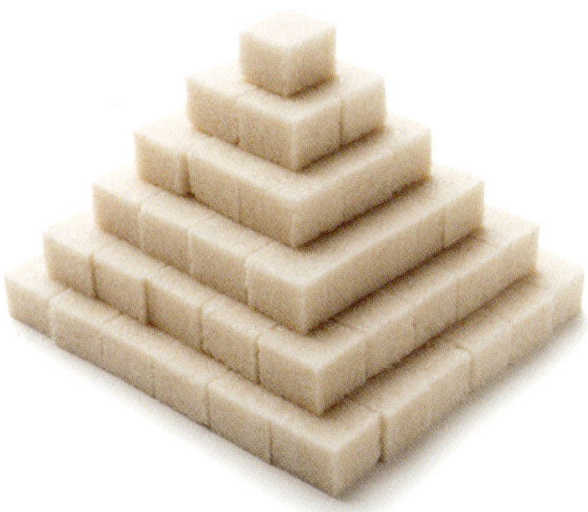

Einsatzgebiet Körper und Psyche

Als Erwachsene verfügen wir über mehrere tausend Geschmacksknospen, mit denen wir die fünf Grundgeschmacksrichtungen süß, sauer, salzig, bitter und umami wahrnehmen. Die meisten Geschmacksknospen liegen auf der Zunge, weitere im Rachenraum und am Gaumen. Besonders im hinteren Zungenbereich befinden sich viele für Bitteres empfindliche Knospen, deren Sinneszellen sich etwa alle ein bis zwei Wochen erneuern. Nehmen wir Bitterstoffe auf, werden entsprechende Rezeptoren aktiviert und Signale an das Gehirn weitergeleitet, wo diese verarbeitet und vielfältige physiologische Reaktionen angestoßen werden können. Sinnvoller ist es, mit kleinen Impulsen und milden Bitterstoffen zu beginnen. Von klein auf werden wir meist mit Süßem belohnt, daher jubeln die wenigsten spontan über puren Friséesalat oder Grapefruitsaft – selbst dann, wenn ihre gesundheitlichen Vorteile überzeugend sind.

Wichtig ist, die Zutaten und Pflanzen nach ein paar Wochen zu ändern, um sich nicht dagegen abzustumpfen. Es gibt wunderbare Bittertees in der Apotheke oder die Kräuter dafür können auch leicht selbst im Garten oder auf Balkonien angepflanzt werden. Hier kann ich dir empfehlen, den Tee für den Anfang nur 1 bis 2 Minuten ziehen zu lassen, um sich langsam an diese Wunderwaffe heranzutasten. Es lohnt sich!

· *Detox*

Steht ganz oben auf der Checkliste! Der Frühling ist ideal, um den Körper zu entgiften. Hier stehen alle Zeichen auf Neuanfang. Ein entgifteter Körper geht immer anders mit schweren Krankheiten und Herausforderungen um als ein belasteter. Toxine sind auch im Fettgewebe eingelagert. Durch Bitterstoffe und auch Gerbstoffe werden diese gelöst, gebunden und mit der Verdauung abtransportiert. Ich persönlich entgifte regelmäßig, das ganze Jahr über. Besonders die 14 Tage des abnehmenden Mondes ab dem Vollmond, um die Wirkung zu verstärken.

· *Speichelproduktion*

Bitterstoffe wirken anregend auf alle Verdauungssäfte von Magen, Galle und Pankreas. Das beginnt schon mit der Speichelproduktion. Viel Speichel bedeutet nicht nur, dass der Speisebrei besser flutscht, sondern auch im Magen zügig aufgespalten wird und die enthaltenen Nährstoffe im Dünndarm besser resorbiert werden können. Mehr Speichel bedeutet auch weniger Zahnstein, da hier eine Verbindung zur Galle besteht. Besonders Leber, Galle und Bauchspeicheldrüse werden für den Verdauungsprozess aktiviert, und die Motorik von Magen und Dünndarm nimmt zu.

· *Leber*

Die Leber liebt Bitterstoffe und kommt durch regelmäßige Gaben, wie bereits beschrieben, so richtig auf Touren.

· *Verdauungssäfte*

Bei einer Bitterstoffaufnahme etwa 30 Minuten vor dem Essen ist unser gesamter Verdauungstrakt perfekt vorbereitet auf das, was da kommen mag. Dadurch kann die Nahrung besser in ihre Einzelteile aufgespalten, und der Speisebrei kann schneller in den Darm weitergeleitet werden. Bei zu wenig Magensäure und Verdauungssäften ist der Speisebrei mit einem Wurstscheibchen an der Sonne vergleichbar. Das Fett trieft, und so kann es zu Fäulnisprozessen und Fehlgärungen kommen, die nicht nur das Herz, sondern den ganzen Organismus stark belasten und uns antriebslos machen. Mach's wie die Italiener und genieße einen Amaro als Apero.

· *Appetitzügler*

Ein guter Appetit bedeutet auch ein klares Ja zum Leben. Dass Bitterstoffe den Appetit zügeln, stimmt nicht wirklich. Im Gegenteil, sie fachen durch das Aktivieren des Verdauungsfeuers den Appetit an. Jedoch machen sie schneller satt und wirken Heißhungerattacken entgegen. Sie können den Blutzuckerspiegel regulieren und bringen uns mit mehr Leistungsfähigkeit durch das Nachmittagstief. Vor allem wirken sie den süßen Gelüsten entgegen. Es ist spannend zu erleben, was mit mir passiert, wenn ich statt Doppelnougat eine Prise Bitterkräuter zu mir nehme. Ich empfinde es als sehr positiv, dass die Lust auf Schokolade augenblicklich vergeht. Durch die Bitterstoffe wird der Darm mit ganz anderen, vor allem positiveren Darmbakterien besiedelt als mit Fett und Zucker. Auf einer intakten Darmschleimhaut finden Bakterien, Pilze und Viren kein passendes Milieu zur Besiedelung.

· *Immunsystem*

Die Bitterstoffe haben die Fähigkeit zur Tonisierung, zur Stärkung und werden gern in der Rekonvaleszenz, zum Aufbau nach schwerer Krankheit, eingesetzt. Genauso zur Stimulierung des Immunsystems. Unser Körper bringt den bitteren Geschmack mit Gift in Verbindung. Ja, es gibt giftige Pflanzen, die Bitterstoffe enthalten. Sonst würde unser Körper nicht so reagieren. Jedes Mal, wenn die Bitterstoffrezeptoren auf unserer Zunge aktiviert werden, gerät unser Immunsystem in Aufregung und fährt sofort die komplette Abwehr hoch. Es könnte ja sein, dass ich wirklich etwas Lebensbedrohliches zu mir genommen habe und der Tod lauert.

Stell dir dein Immunsystem wie einen Kämpfer im Boxring vor. Wie sieht er aus? Wie ist es um dein Immunsystem bestellt?

Schlaffe Muskeln, hängende Arme, zerfetztes Outfit, ein panischer Blick, der eine Vorahnung auf die nächste Tracht Prügel von Viren und Bakterien signalisiert, die sicher kommen wird? Willst du so einen Beschützer an deiner Seite? Oder hättest du lieber den hochmotivierten Weltmeister im Schwergewicht, der vor deiner Tür Wache steht?

Keine Angst, auch du kannst dein Immunsystem wieder aktivieren und auf Vordermann bringen. Durch regelmäßige Impulse an Bitterstoffen, die dein Immunsystem immer wieder in die Aufwärmrunde und zu Trainingseinheiten schicken, bis ein kraftvoller und energiegeladener Muskelbolzen den Eingang bewacht. Umso öfter du dein Immunsystem aktivierst, umso schneller, kraftvoller und schlagkräftiger wird es reagieren, wenn es wirklich drauf ankommt. Die ersten Anzeichen für ein schwaches Immunsystem können Fußpilz und Herpesbläschen sein. Herpes hat man oder nicht. Der Virus bleibt ein Leben lang im Körper. Ein starkes Immunsystem hält ihn allerdings in Schach. Der Ausbruch, erkennbar an den Bläschen, hängt oft mit Stress, Ekel, psychischer Belastung und nicht ganz idealer Ernährung zusammen.

· *Atemwege*

Oftmals findet man in alten Schriften Bitterstoffdrogen in Hustenteemischungen und lange Zeit hat mir das Verständnis dafür gefehlt. Forscher von der Universität Maryland haben eine neue Entdeckung gemacht. Sie haben auf der glatten Muskulatur der Bronchien Bitterstoffrezeptoren gefunden. Bei einem Asthma-Anfall zieht sich diese Muskulatur zusammen und erschwert das Atmen. Die Bitterstoffe wirken genau gegenteilig: Sie öffnen die Bronchien, und das Luftholen fällt leichter. Die Atemwege entspannen sich.

· *Haut*

2015 wurde erstmals der Nachweis von Bitterstoffrezeptoren in der menschlichen Epidermis (Oberhaut) erbracht. Auch hier steckt die Forschung noch in den Kinderschuhen. Eine klinische Studie mit äußerlich angewendeten Bitterstoffen und Süßholzextrakten zeigt bei Patienten mit leichter Neurodermitis bereits nach einwöchiger Anwendung eine rasche Besserung der Symptome. Die lokale Anwendung von Bitterstoffen und Süßholzextrakt wirkt entzündungshemmend.

· *Krebs*

Die Forschungen der letzten Jahre zeigen, dass viele Krebszellen Bitterstoffrezeptoren tragen – wenn auch oft in geringerem Maß als gesunde Zellen. Erste Studien deuten darauf hin, dass die Aktivierung dieser Rezeptoren die Teilung und Wanderung der Tumorzellen hemmt und den Zelltod steigert. Diese Erkenntnisse eröffnen einen spannenden und vielversprechenden Ansatzpunkt für zukünftige Therapien.

· *Kontra*

Bitterstoffe sind wertvoll für Verdauung und Stoffwechsel, doch es gibt Situationen, in denen sie eher kontraindiziert sind. Hochkonzentrierte Präparate sollten während Schwangerschaft und Stillzeit, bei empfindlichem Magen, akuten Leber- oder Gallenproblemen oder bei bekannten Allergien nur mit ärztlicher Rücksprache eingesetzt werden. In diesen Fällen kann ihre Wirkung Beschwerden verstärken oder Risiken bergen.

· *Psyche*

Bitterstoffe sorgen für Antrieb und können deine Konzentration und Willenskraft heben. Sie sorgen für Klarheit, stärken deine Entscheidungsfähigkeit und sind ein grandioser Mutmacher! Es ist einen Versuch wert, wenn du mit Stimmungsschwankungen zu kämpfen hast oder dir die Lebensenergie fehlt. Sie fachen unser inneres Feuer an, machen wach, fokussieren im Augenblick und sind einmalig, um Herz, Geist und Seele auf einen Nenner zu bringen!

Ein Vorteil jagt den nächsten und bitte merk dir: Vorbeugen ist immer einfacher als heilen und es kann so einfach sein, diesen Inhaltsstoff in den Alltag zu integrieren. Bitter als das neue Süß! Das Wissen um die Heilkraft der Bitterstoffe ist so alt, und doch fühlt es sich wie eine unfassbare Revolution an.

VOM URSPRUNG BIS HEUTE

Unsere Vorfahren haben sich hauptsächlich von Nüssen, Samen, Früchten, Blättern, Wurzeln und Insekten ernährt. Bei Ausgrabungsstätten in Israel wurden 780.000 Jahre alte Überreste gefunden mit 55 unterschiedlichen Nahrungspflanzen. Mit der Handhabung von Feuer, Werkzeugen und Waffen schafften es dann auch Fleisch und Fisch auf den Speiseplan. Bitterstoffe nehmen seit Jahrtausenden einen wichtigen Stellenwert ein und sind unverzichtbar in der traditionellen Naturheilkunde rund um den Erdball.

In der TCM fest verankert, wird Bitter dem Element Feuer, der roten Farbe und der Hitze zugeschrieben, sowie dem Intellekt, der Freude, dem Lachen, dem Handeln und dem Wachstum.

Die ayurvedische Medizin begleitet die Menschheit seit etlichen Jahrtausenden, und auch hier spielen bitter schmeckende Heilkräuter eine wichtige Rolle. Sie werden als eine der sechs Geschmacksrichtungen angesehen, die das Gleichgewicht der Doshas (biologische Energien) fördern. Genauso wie in der Traditionellen Chinesischen Medizin liegt hier der Fokus auf geistiger, körperlicher und seelischer Gesundheit, und es sollte auch unser Fokus sein.

Die Dosierung macht den Unterschied.

Viele Größen der Naturheilkunde haben die Wirksamkeit der Bitterstoffe für sich entdeckt, wie Hippokrates, Hildegard von Bingen und Paracelsus. Genauso vermutlich Dr. Urban Hjärne, den die wenigsten von uns kennen. Erst Maria Treben hat die Rezepturen des Schwedenbitters bei uns richtig bekannt gemacht oder Bertram Heidelberger, der uns ein wertvolles Erbe in Form des Heidelberger 7-Kräutersterns hinterlassen hat.

Es sind nur ein paar wenige der grandiosen Vorreiter, die für ihre Bestimmung und unsere Gesundheit alles gegeben haben. Starke Vorbilder – und auch die Natur zeigt uns, wie einfach es gehen kann.

SEKUNDÄRE PFLANZENKRAFT

In Pflanzen gibt es stets primäre und sekundäre Inhaltsstoffe. Die primären sorgen für Antrieb und sind Hauptbestandteil des Pflanzengerüstes. Die Pflanzen benötigen sie für den Aufbau, und dazu gehören Eiweiß, Fett und Kohlenhydrate, die der Mensch als Nährstoffe nutzen kann.

Die sekundären Inhaltsstoffe haben arzneilichen Wert und sind nur in ganz geringen Mengen und in völlig unterschiedlichen Teilen der Pflanze enthalten. Hier begegnen uns Begriffe wie Flavonoide, ätherische Öle, Gerbstoffe, Saponine, Anthocyane, Carotinoide, Chlorophyll, Phytoöstrogene und unter anderem auch Bitterstoffe.

Je härter die äußeren Umstände für eine Pflanze sind, umso kraftvollere und intensivere Inhaltsstoffe bildet sie aus. Als Schutz vor Fressfeinden oder Schädlingen, UV-Strahlung, äußeren Einflüssen und Krankheiten. Tatsächlich macht sie das nicht aus reiner Menschenfreundlichkeit. Hier sind wir bei einem unschlagbaren Vorteil der Wildkräuter, die selbstbestimmt ihr Leben in Angriff nehmen. Es ist eine Energie, die ich mir unglaublich gern in allen möglichen Varianten einverleibe. Alle Wildpflanzen haben einen gewissen Anteil an Bitterstoffen. Oftmals sind sie mit anderen Bausteinen kombiniert oder überlagert und haben deshalb eine andere Wirksamkeit im menschlichen Körper.

Die Definition für Bitterstoffe ist ganz einfach: Es ist ein Sammelbegriff für chemische Verbindungen, die für den Menschen bitter schmecken. Ein anderer Begriff dafür ist *Amara*, der sich vom lateinischen Wort *amarus* ableitet, und diese lassen sich in verschiedene Wirksamkeiten aufteilen.

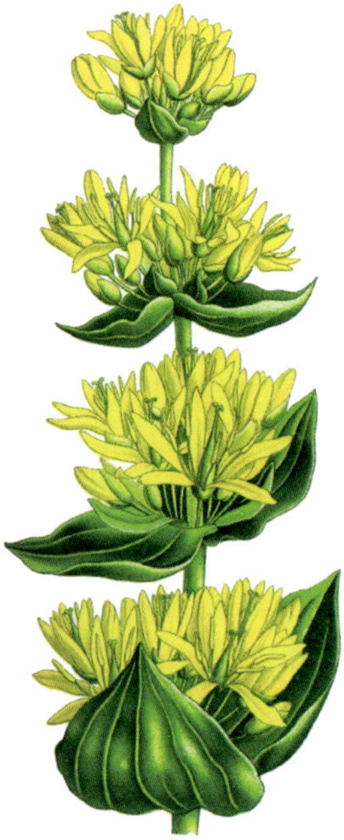

· *Amara pura (Amara tonica)*

Hier finden sich die Pflanzen mit dem höchsten gemessenen Bitterwert wieder, wie z. B. der Gelbe Enzian (*Gentiana lutea*). Der Bitterwert dieser geschützten Alpenpflanze beträgt 10.000 bis 25.000. Das bedeutet, dass 1 Gramm der Enzianwurzel in bis zu 25.000 ml Wasser immer noch als bitter wahrnehmbar ist. Würde der Hauptbitterstoff Amarogentin isoliert werden, wäre der Bitterwert sogar bei 58 Millionen. In einem Destilliervorgang werden ausschließlich ätherische Öle transportiert. Keine Bitterstoffe. Deshalb hat ein Enzianbrand nichts mit der bitteren Heilkraft zu tun. Zu dieser Gruppe gehört auch das Tausendgüldenkraut (*Centaurium erythraea*), Artischockenblätter (*Cynara cardunculus* subsp. *scolymus*), Andorn (*Marrubium vulgare*) und Fieberklee (*Menyanthes trifoliata*).

Alles reine *Amara tonica* mit, wie der Name schon ausdrückt, tonisierender Wirkung.

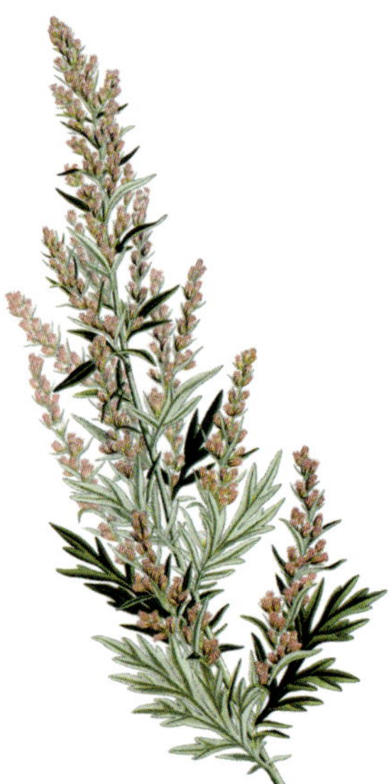

· *Amara aromatica*

Aromatica für aromatisch. Hier finden wir die meisten Pflanzen, denn zusätzlich zu den Bitterstoffen kommen noch ätherische Öle hinzu. Die Aromatica bewirken eine lokale Wirkung auf den Magen und verbessern die Durchblutung im oberen Verdauungstrakt. Wie weise, einen Amaro als Aperitif zu genießen, um die Verdauung anzuregen, bevor das 300-g-Steak im Magen landet. Beifuß (*Artemisia vulgaris*), Wermut (*Artemisia absinthium*), Schafgarbe (*Achillea millefolium*) und Engelwurz (*Angelica* spp.) finden sich in sehr vielen sogenannten Lebenselixieren, die dem Körper die Verdauung vereinfachen. Teilweise mit ausgleichender Wirkung auf die Magensäure.

· *Amara acria*

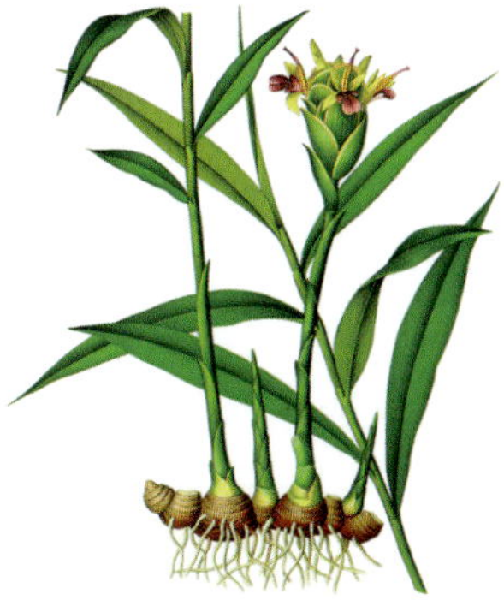

Hier finden sich Schärfe und Bitterkeit in einer Pflanze wieder. Es hat sicher jeder von uns schon einmal frischen Ingwer (*Zingiber officinale*) genascht, der wunderbar gegen Reiseübelkeit hilft. Vielleicht sogar Galgant (*Alpinia officinarum*) aus der Hildegard-Medizin oder Gelbwurz (*Curcuma longa*) in indischen Currygerichten. Diese Gruppe der Bitterstoffe regt die Darmperistaltik und die Verdauungssekrete an und wirkt keimtötend und blähungswidrig.

Und die letzte im Bunde ...

· *Amara mucilaginosa*

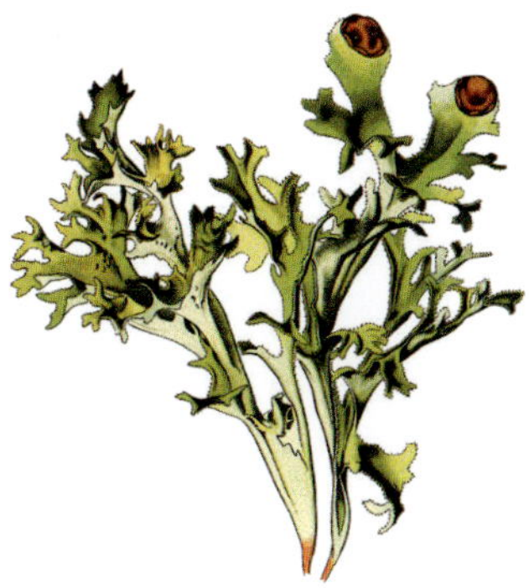

Das ist eine kleine Gruppe, in der fast ausschließlich das Isländische Moos (*Cetraria islandica*) vertreten ist.

Bitter- und Schleimstoffe binden die Magensäure und geben gereizten Schleimhäuten einen zusätzlichen Schutz vor weiteren reizenden Einflüssen.

PFLANZENKRAFT FÜR DIE LEBER

Die Leber ist unsere kraftvolle und unermüdliche Mitstreiterin für das innere Gleichgewicht und die Gesundheit unseres gesamten Körpers. Für ihre Vitalität und optimale Funktion schenkt uns die Natur kräftige Verbündete.

Ganz besonders stechen dabei die Bitterstoffe hervor, die in vielen Heilpflanzen sowie in bitter schmeckenden Salaten stecken. Der bittere Geschmack auf der Zunge wirkt dabei wie ein Weckruf an unseren Körper und setzt eine ganze Reihe lebenswichtiger Signale frei, die die Leberfunktion ankurbeln und die Ausscheidung von Giftstoffen erleichtern.

Bitterstoffe sind weit mehr als nur ein Genuss für die Leber – sie sind wahre Aktivatoren für den gesamten Verdauungsapparat und das Immunsystem. Sie bringen den Stoffwechsel in Schwung, regulieren den Appetit und helfen, lästige Heißhungerattacken in Schach zu halten. Pflanzliche Schätze wie Endivien, Radicchio, Mariendistel, Löwenzahn und Enzian sind wahre Tankstellen dieser Bitterstoffe und begleiten unsere Leber auf sanfte und wirksame Weise durch den Alltag.

Diese Pflanzen sind seit Jahrhunderten treue Begleiter der Menschen – ob als bittere Genuss auf dem Teller, wohltuende Tees, kräftigende Essenzen oder natürliche Nahrungsergänzungen. Die wertvollen Inhaltsstoffe aktivieren die natürlichen Entgiftungs- und Regenerationskräfte der Leber und verleihen dem gesamten Körper Stärke und Widerstandskraft, um die vielfältigen Belastungen des Lebens auszubalancieren.

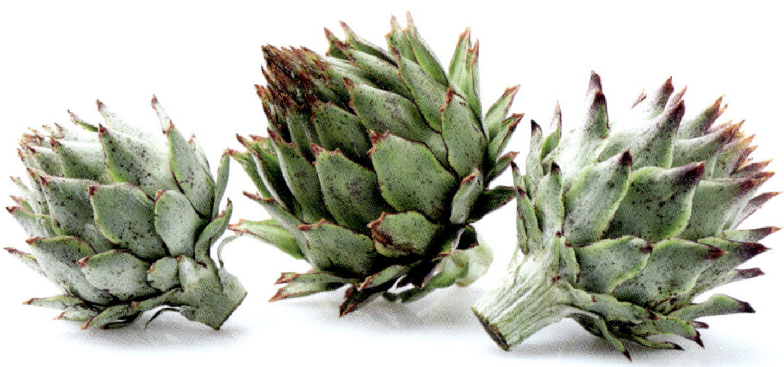

Trotzdem gilt es, ein paar Punkte zu beachten. Vorsicht ist geboten bei:

- Magen- und Zwölffingerdarmgeschwüren. Genauso bei einem übersäuerten Magen. Bitterstoffe regen die Magensäurebildung an. In diesen Fällen wären Schleimstoffe ratsamer, die die Säuren dämpfen und nicht zusätzlich anfeuern.
- Gallensteinen, da sich durch die Anregung der Gallenproduktion die Steine verschieben können
- Überempfindlichkeit oder Allergien gegen bestimmte Pflanzen
- Wechselwirkungen mit Medikamenten, z. B. mit Kalziumkanalblockern, Statinen oder der Antibabypille (besonders bei Bitterstoffen aus Grapefruit)
- In Schwangerschaft und Stillzeit, genauso bei Kindern und Jugendlichen

Aktuell sind bereits über 1.000 unterschiedliche Bitterstoffe bekannt und teilweise erforscht.

In diesem Kapitel widmen wir uns einem ganz kleinen Teil jener Pflanzen, die als echte *Unterstützer der Leber* das Gleichgewicht fördern und den Weg zu mehr Vitalität, Wohlbefinden und innerer Harmonie ebnen. Die Grundrezepte sind in einem eigenen Kapitel zu finden, aber nicht nur dort. Einige Rezepturen sind auch bei den einzelnen Pflanzen, und damit du dich besser durch das Dickicht an geschmackvollen Möglichkeiten navigieren kannst, ist im hinteren Teil noch ein zusätzliches Rezeptverzeichnis. Generell macht es wirklich Spaß, auf Entdeckungsreise zu gehen, die einzelnen Pflanzen als Tee zu verkosten und die einzigartige Energie sowie die Wirkungsweise im Körper zu spüren. Alle Bitterpflanzen aus diesem Kapitel sind miteinander kombinierbar und auch als Einzelsorte eine Erfahrung wert.

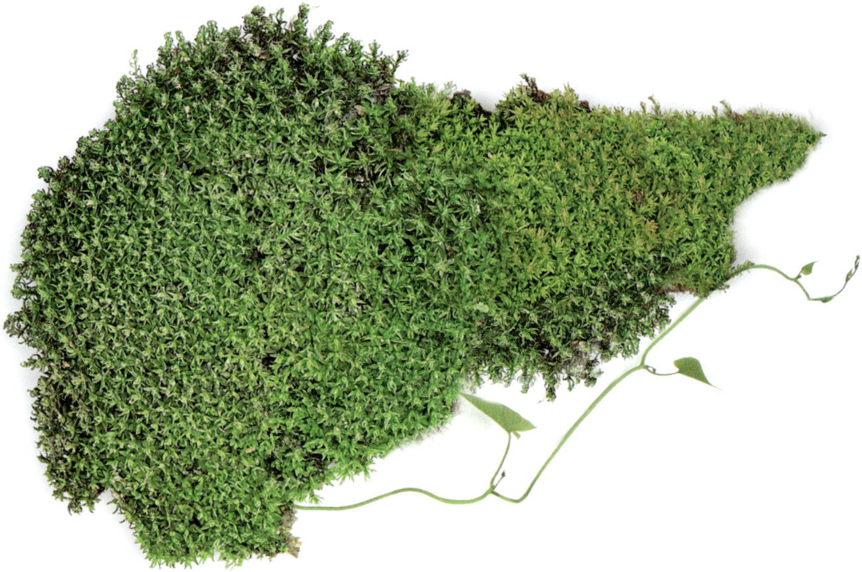

BITTERE PFLANZEN FÜR NEUE GESCHMACKS-ERLEBNISSE

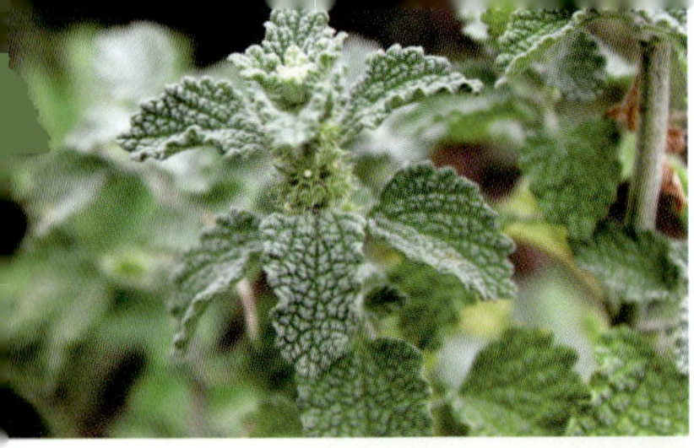

ANDORN, GEMEINER

Mehr Schwung für Leber und Atemwege

Wissenschaftlich:
Marrubium vulgare
Lippenblütler / *Lamiaceae*

Verwendete Pflanzenteile:
Kraut

Inhaltsstoffe: Bitterstoff Marrubiin, Gerbstoffe, Flavonoide, Schleimstoffe, ätherische Öle

Anwendungsgebiete: Verdauungsbeschwerden, Gallenfunktionsstörung, leberstärkend, Atemwegserkrankungen, Asthma, Durchfall, bei schwachem Immunsystem, schlecht heilende Wunden, menstruationsfördernd

Verwendung: Tee, Essenz, Wundauflagen, Frischpflanzenpresssaft

Vorsicht: bei Magen-Darm-Geschwüren, Gallensteinen und anderen -beschwerden, ungeeignet in der Schwangerschaft, Andorn kann die Gebärmutter stimulieren.

Der Andorn ist eines jener alten Heilkräuter, die den Atem vergangener Zeiten in sich tragen – herb, bitter, reinigend und zugleich voller innerer Kraft. Andorn ist nicht nur optisch mit seiner kräftigen Nervatur ein außergewöhnliches Kraut. Auf körperlicher Ebene unterstützt er vor allem die Bereiche Leber, Galle, Lunge und Verdauung kraftvoll. Andorn liebt sonnige, mediterrane Standorte, und genau diese verleihen ihm Robustheit und Widerstandskraft.

Der Gattungsname *Marrubium* reicht weit zurück in die Antike. Er stammt vermutlich aus dem hebräischen Wort *marrob* oder *maror*, das schlicht *bitteres Kraut* bedeutet. Damit gehört der Andorn zu jenen Pflanzen, die schon in biblischer Zeit als reinigende und schützende Kräuter verehrt wurden – als Zeichen der Läuterung und Erneuerung. Auch in lateinischen Quellen erscheint *Marrubium* als Bezeichnung für ein stark aromatisches, heilkräftiges Kraut, das zur Reinigung von Haus, Tempel und Körper diente. Der Artname *vulgare* kommt vom lateinischen *vulgaris*, was *gewöhnlich* oder *allgemein verbreitet* bedeutet. Damit wird der Andorn nicht abgewertet, sondern im Gegenteil: Er war das Kraut des Volkes, allgegenwärtig in Gärten und an den Wegesrändern Europas. Er war das bittere Heilkraut der Menschen, das überall wuchs, wo Heilung gebraucht wurde.

Heute wissen wir um seine herausragende Kraft in der Unterstützung der Leber. Der Bitterstoff Marrubiin fördert die Produktion von Gallenflüssigkeit und hilft so der Leber bei der Entgiftung. Zugleich regt Andorn die Magensaftbildung an, was Blähungen, Völlegefühl und Appetitlosigkeit lindert und die Verdauung sanft in Schwung bringt.

In der Traditionellen Chinesischen Medizin dient der Andorn bei schweren Erkrankungen wie Tuberkulose, Hepatitis und Gastritis, und schon Paracelsus nannte ihn die *Arznei der Lunge*. Moderne Studien bestätigen zusätzlich seine antiasthmatische Wirkung: Seine Bitterstoffe aktivieren spezielle Rezeptoren in den Bronchien, weiten sie und fördern so das Lösen von Schleim – ideal bei hartnäckigem Husten.

Auch bei Mund- und Halsentzündungen zeigt Andorn seine Wirkung, zum Beispiel als Gurgeltee. Er besitzt entzündungshemmende, zusammenziehende und keimhemmende Eigenschaften. Gerbstoffe wirken zusammenziehend – das macht sie zu einer guten Wahl als Auflage mit einem kräftigen Tee bei Hautproblemen wie Geschwüren oder schlecht heilenden Wunden.

Hildegard von Bingen schätzte Andorn als vitalisierenden Wein und kräftigende Suppe – ein genussvoll-guter Plan! In der antiken Pflanzenkunde galt der Andorn als Kraut des Merkur, des Gottes der Luft, der Sprache und der Heilkunst. Ihm wurde die Gabe zugeschrieben, die Atemwege zu befreien, das Denken zu klären und den Geist zu beleben. In dieser Symbolik lebt der Andorn bis heute fort: Er reinigt das, was trüb und verstopft ist, und bringt neuen Fluss, neue Klarheit, neues Leben.

So bedeutet *Marrubium vulgare* im übertragenen Sinn *das allgemein verbreitete Bitterkraut* oder, schöner gesagt: *Das Heilkraut des Volkes, das Bitterkeit in Segen verwandelt*. Seine Bitterkeit ist keine Strenge, sondern eine sanfte Lehre – sie erinnert daran, dass Heilung oft im Unbequemen liegt. Wer den Andorn kennt, weiß: Er wirkt nicht süß, sondern ehrlich. Er schenkt keine Flucht, sondern Kraft. Ein oft übersehenes Kraut mit großer Heilwirkung, das jeder in seinem Garten wachsen lassen kann. Für einen wirkungsvollen Lebertee kannst du die Pflanzen aus diesem Kapitel wunderbar miteinander kombinieren. Nimm, was du zur Verfügung hast.

Meine Lieblingsmischung für einen leberaktivierenden Tee ist: Andorn, Löwenzahnblätter, Schafgarbe und Pfefferminze. Entweder wie ein Apero 30 Minuten vor dem Essen oder einfach kurmäßig: 3 Tassen täglich für 3 bis 4 Wochen lang. Spätestens nach der ersten Woche steigt mein Energielevel wieder, und die Haut wird klarer.

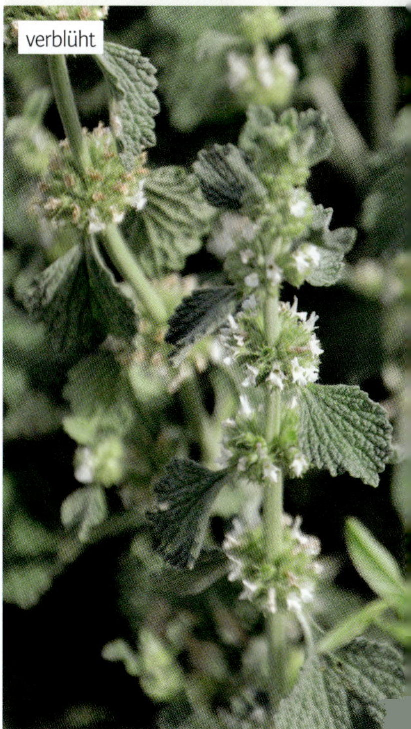

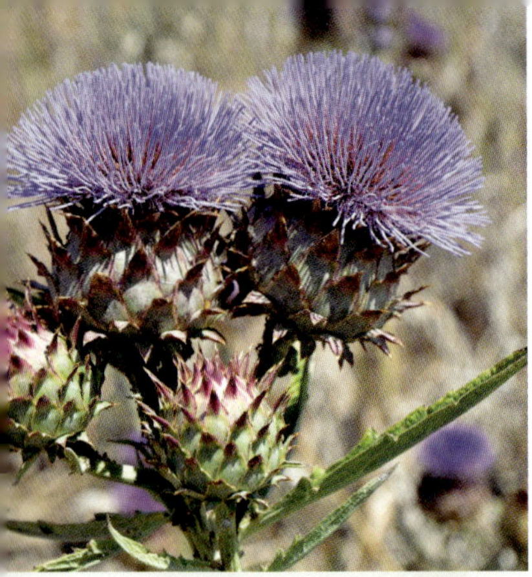

ARTISCHOCKE

Die Meisterin der Verdauung

Wissenschaftlich:
Cynara cardunculus subsp. *scolymus* – Korbblütler / *Asteraceae*

Verwendete Pflanzenteile: Laubblätter haben die meisten Bitterstoffe, Blütenhüllblätter als Presssaft, Blütenboden in der Küche

Inhaltsstoffe: Bitterstoffe, Flavonoide, ätherische Öle, Ballaststoffe, Gerbstoffe

Anwendungsgebiete: Völlegefühl, Blähungen, Übelkeit, Sodbrennen, hoher Cholesterinspiegel, Leberschutz, Fettstoffwechselstörung, Reizmagen, Appetitlosigkeit, Rekonvaleszenz

Verwendung: Tee, Essenz, Tinktur, Pflanzenpresssaft, Fertigarznei, Likör

Die Artischocke ist ein wahres Wunderwerk der Natur – eine prachtvolle, zweijährige Pflanze, deren imposante Blüte schon von einer Kursteilnehmerin treffend als *Bienenparty* bezeichnet wurde. Und genau das ist sie auch: ein üppiges Fest für die Sinne und zugleich eine tiefwirksame Heilpflanze mit erstaunlichem Potenzial für unsere Gesundheit.

In der Antike galt die Artischocke als Pflanze der Venus, der Göttin der Liebe und Lebensfreude. Ihre Form erinnerte an eine Blüte des Überflusses, ihre Wirkung an das Erwachen der Sinne. Wegen ihrer bitteren Blätter und der inneren Zartheit wurde sie auch als Pflanze der Erkenntnis gedeutet – sie lehrt, dass Bitterkeit zur Klärung führt und Genuss erst dann tief wirkt, wenn man den Weg dorthin bewusst geht.

In der griechischen Mythologie war Kynara eine wunderschöne Sterbliche, die das Herz des Göttervaters Zeus eroberte. Er holte sie auf den Olymp, doch als sie sich nach der Erde sehnte und heimlich dorthin zurückkehrte, verwandelte Zeus sie aus Zorn in eine Distel – stolz, stachelig und schön. So wurde die Artischocke zur Pflanze der widerspenstigen Liebe, der Eigenständigkeit und der weiblichen Stärke. Sie erinnert daran, dass selbst in Wehrhaftigkeit Anmut und Leben stecken.

Verwendet werden in der heutigen Zeit vor allem die Laubblätter und das Besondere an der Artischocke ist ihre Fähigkeit, den Gallenfluss in Schwung zu bringen. Die Pflanze fördert die Entleerung der Gallenblase und die Anregung der Gallenproduktion in der Leber. Das kurbelt nicht nur die Verdauung an, sondern erleichtert dem Körper auch den Umgang mit fettreichen Speisen. Doch das ist längst nicht alles. Die Artischocke regt die Darmperistaltik an, sie wirkt krampflösend, blähungsmindernd und lindert Übelkeit sowie Erbrechen. Ihre Bitterstoffe fördern den Appetit und stärken nach langer Krankheit in der Rekonvaleszenz.

Ihre Wirkung auf die Leber ist besonders bemerkenswert: Die Artischocke beeinflusst den Fett- und Zuckerstoffwechsel, steigert die Ausscheidung von Gallensäuren und unterstützt so einen verstärkten Abbau von Cholesterin. Auf diese Weise kann sie zur Senkung erhöhter Blutfettwerte beitragen – ein bedeutsamer Schritt zur Vorbeugung von Herz-Kreislauf-Erkrankungen. Darüber hinaus hemmt sie die für die Entwicklung einer Arteriosklerose wichtige Oxidation von LDL und kann sogar bestehende Cholesterinablagerungen teilweise wieder auflösen.

Verantwortlich dafür sind vor allem gewisse Inhaltsstoffe mit stark antioxidativer Wirkung: Sie fangen freie Radikale ab, schützen Zellmembranen und verhindern oxidativen Stress. Dadurch werden die Zellen entlastet, Reparaturmechanismen unterstützt und die Leber insgesamt regeneriert. Studien zeigen, dass Artischockenextrakte die Zellteilung stimulieren und so Durchblutung sowie Energiespeicher der Leber anregen. Zusätzlich wirken die Extrakte blutzuckersenkend und zellschützend – sie bremsen also unkontrollierte Zellschädigungen und schützen auf breiter Ebene.

In der Praxis wird die Artischocke vor allem bei Beschwerden im Verdauungstrakt eingesetzt – das betrifft rund 20 % der Bevölkerung. Magenbeschwerden wie Völlegefühl, Aufstoßen, Sodbrennen und Blähungen lassen sich mit pflanzlichen Zubereitungen aus der Artischocke spürbar lindern. Nebenwirkungen sind keine bekannt, was die Pflanze zu einem ausgesprochen gut verträglichen Heilmittel macht.

Vorsicht: bei Allergien gegen Korbblütler, Gallensteinen, Gallenwegverschluss, Schwangerschaft und Stillzeit, mögliche Wechselwirkungen bei Blutgerinnungshemmern

Ob als Essenz, Tinktur, Tee, Heilwein oder standardisiertes Fertigarzneimittel – die Artischocke ist unglaublich wertvoll und wie ein Geschenk für Leber und Galle.

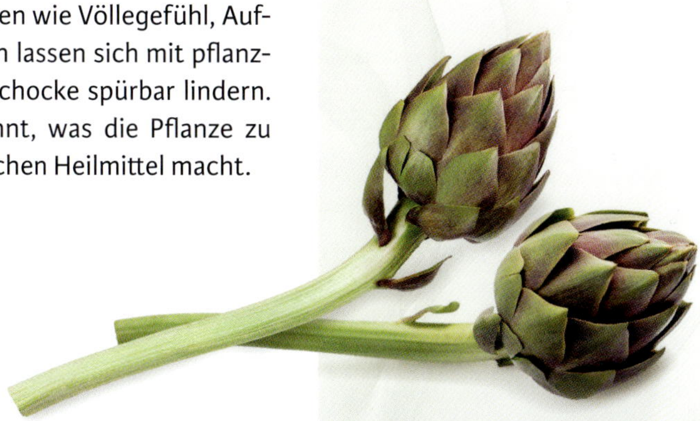

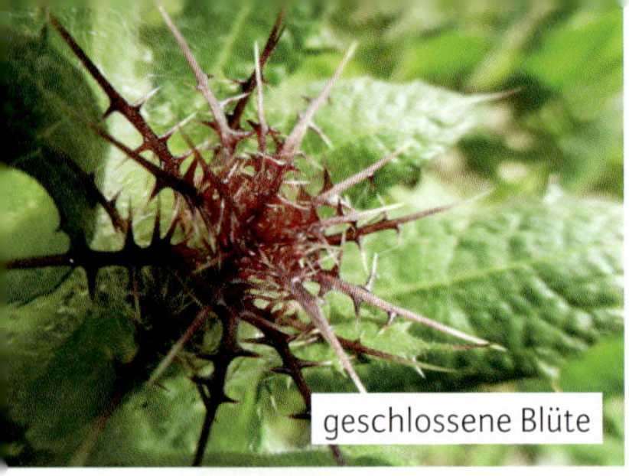
geschlossene Blüte

Wissenschaftlich:
Cnicus benedictus
Korbblütler / *Asteraceae*

Verwendete Pflanzenteile:
blühendes Kraut

Inhaltsstoffe: Bitterstoffe (v. a. Cnicin), Gerbstoffe, Flavonoide, ätherische Öle, Harze, Schleimstoffe und Lactone

Anwendungsgebiete:
appetitanregend, verdauungsfördernd, bei Blähungen und Völlegefühl, leberstärkend, gallenflussanregend, entgiftend, bei Erschöpfungszuständen, immunstärkend

Verwendung: Tee, Essenz, Kräuterlikör, Bitterelixiere

Vorsicht: nicht bei Magengeschwüren, Reizmagen oder zu viel Magensäure, nicht in der Schwangerschaft

BENEDIKTENDISTEL

Reinigend für Körper und Geist

Die Benediktendistel – das segensreiche Bitterkraut aus den alten Klostergärten – ist seit Jahrhunderten ein Symbol für Reinigung, Lebenskraft und geistige Klarheit. Schon die Benediktinermönche ehrten sie als *Herba benedicta*, das gesegnete Kraut, und sahen in ihr ein Geschenk Gottes zur Stärkung von Körper und Seele.

Der Gattungsname *Cnicus* stammt vom Griechischen *kníkos* oder *kníza* und bedeutet *Distel* – eine Pflanze voller Stacheln, Kraft und Schutz. Der Artname *benedictus* heißt *gesegnet* oder *heilig*, abgeleitet vom lateinischen *benedicere, segnen* oder *Gutes sprechen*. In alten Kräuterbüchern heißt es: *Von Gott gesegnet ist dieses Kraut, das den Leib stärkt und das Herz erfreut.*

Ursprünglich stammt die Benediktendistel aus dem östlichen Mittelmeerraum, wo sie auf trockenen, sonnigen Hängen wächst. Sie gelangte in die Klostergärten Mitteleuropas und wurde fester Bestandteil der Heilkunde nach Hildegard von Bingen, Paracelsus und Tabernaemontanus. Sie galt als Heilmittel gegen Pest, Fieber und alle *bösen Säfte des Körpers*. 1485 wird sie sogar als Glücks- und Schutzpflanze beschrieben: *Wer sie trägt, bleibt gesund und fröhlich.*

Bitterstoffe galten im Mittelalter als Gegengift gegen Übermaß, sowohl körperlich als auch seelisch. So steht die Benediktendistel symbolisch für Maßhalten, Reinheit und Willenskraft. Nach der alten Signaturenlehre verrät schon ihr Erscheinungsbild ihre innere Bedeutung: Die Stacheln stehen für Schutz, Abwehrkraft und Widerstandsfähigkeit, während die goldgelben Blüten als Zeichen der Sonne und Lebenskraft gelten – sie reinigen das *innere Feuer* und verleihen Mut und Klarheit. Als Mars-Pflanze wird sie mit Energie, Tatkraft und innerer Stärke verbunden.

Der Bitterstoff Cnicin regt Verdauung, Leber und Galle an. Gerbstoffe und Flavonoide wirken schützend und entzündungshemmend, ätherische Öle und Harze unterstützen antibakterielle Prozesse und Schleimstoffe beruhigen gereizte Schleimhäute. Diese Kombination macht sie einzigartig: bitter, reinigend, stärkend, zugleich sanft schützend.

Die Benediktendistel fördert die Verdauung, regt den Appetit an, unterstützt Leber und Galle, hilft bei Völlegefühl und Schwäche und wirkt tonisierend auf Körper und Geist. Früher verwendete man sie auch zur Milchbildung bei stillenden Frauen. Äußerlich wird sie bei Wunden und Entzündungen aufgelegt.

Besonders beliebt ist sie als Zutat in Bitterweinen und Kräuterelixieren. Junge Blätter fanden in winzigen Mengen sogar ihren Weg in Salate – als bittere, reinigende Kostbarkeit.

Die Benediktendistel ist auch spirituelle Schutzpflanze. Als Amulett gegen Krankheiten, seelische Trägheit und böse Einflüsse soll sie Kraft, Klarheit und Mut verleihen. In der Symbolik steht sie für Reinigung, für Klarheit und Willenskraft, aber auch für Demut und Dankbarkeit. *Was bitter schmeckt, ist oft heilsam – denn es reinigt und stärkt*, heißt es in alten Schriften.

Heute erlebt die Benediktendistel eine Renaissance in modernen Leber- und Detox-Tees, in Bittertropfen und Klosterelixieren. Ihr Bitterstoff Cnicin ist so intensiv, dass bereits 1 Milligramm pro Liter Wasser deutlich schmeckbar ist. Ihre Bitterkeit ist ein Geschenk, das lehrt: Heilung liegt oft im Unangenehmen, Stärke entsteht aus Klarheit.

Die Benediktendistel ist weit mehr als ein Verdauungskraut. Sie ist ein Sinnbild für das Lernen aus dem Bitteren, für innere Reinigung und Erneuerung. Bitterkeit reinigt – innen wie außen. Sie stärkt, klärt und heilt – und erinnert uns daran, dass in der Bitterkeit oft der tiefste Segen verborgen liegt.

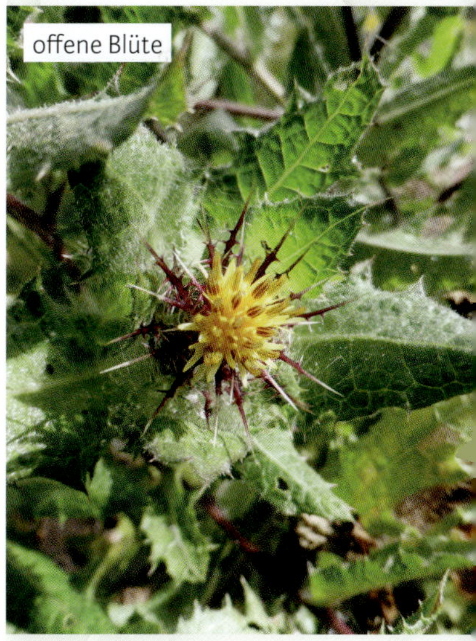

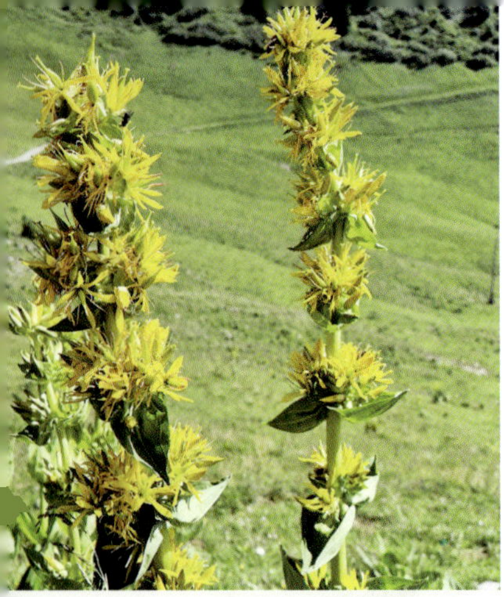

Wissenschaftlich:
Gentiana lutea, streng geschützte Pflanze – Enziangewächse / *Gentianaceae*

Verwendete Pflanzenteile:
Wurzel und teilweise Blätter

Inhaltsstoffe: Bitterstoffe, Amarogentin, Xanthoderivate, Triterpene, ätherisches Öl

Anwendungsgebiete:
appetitanregend, verdauungsfördernd, tonisierend, pilzwidrig

Verwendung: Essenz, Tinktur, Wein, Bachblüten (Herbstenzian)

Vorsicht: Kontraindikationen von Seite 33 beachten

ENZIAN, GELBER

Das Schwergewicht an Bitterkraft

Wer an die Alpen denkt, sieht sie sofort vor sich: die Hänge mit zauberhaften Alpenrosen und den sonnengelben Enzianblüten. In Summe eines der schönsten Postkartenbilder. Doch so romantisch diese Pflanzen wirken, so selten sind sie teilweise geworden. Von den über 300 Enzianarten der Nordhalbkugel stehen viele heimische Arten unter Naturschutz. Im Bregenzerwald braucht es schon eine Portion Glück, um den rot blühenden, Pannonischen Enzian zu entdecken. Etwas häufiger zeigt sich der Punktierte Enzian, während der Gelbe Enzian die sonnenverwöhnten Berghänge bis auf 2.500 Höhenmeter erobert und dort ungeniert seine Pracht entfaltet.

Viele Generationen von Kräuterkundigen haben die Blätter als Auflagen verwendet, um schlecht heilende Wunden zu behandeln. Mit großem Erfolg. Heutzutage steht der mächtige Wurzelstock im Fokus. Ein Schwergewicht, das mehrere Kilo wiegen kann und den höchst gemessenen Bitterwert aller bekannten Pflanzen enthält. Verantwortlich dafür ist der Inhaltsstoff Amarogentin.

In unserer Region und auch in vielen anderen Alpentälern gilt der Enzianbrand als flüssiges Kulturgut. Wo anderen Kranken eine Haferschleimsuppe serviert wird, trinkt man bei uns prophylaktisch *a Schnäpsle*. Vielfach vom Enzian und vor allem in Ansteckungszeiten. Ich kann mir gut vorstellen, dass die Lockdowns für guten Aufschwung bei Brennern gesorgt haben. *Nichts so schlecht, dass es nicht für etwas gut ist.* Manchmal ist das Gute eben hochprozentig.

Das Pflücken oder Wurzelgraben dieser geschützten Alpenpflanze ist nicht erlaubt, und nachdem lange nicht jeder den Unterschied zwischen dem giftigen Germer und dem heilsamen Enzian kennt, auch kein guter Plan. Es gibt Genossenschaften, bei denen ein Mal im Jahr das Los entscheidet, wer von den Eigentümern Enzian graben gehen darf. Alles unter strengen Auflagen. Seit jeher ist der Enzian, ob als Tee oder alkoholischer Ansatz, als Magenmittel im Einsatz. Er regt auf der körperlichen Ebene alle Verdauungssäfte an, wirkt entzündungshemmend, fiebersenkend, kräftigend und überwiegend immunmodulierend. Durch seine maskulinen Bitterstoffe wird die Leber angeregt und deren Funktion verbessert.

Der Enzian trägt einen Namen, der sinnbildlich für Erkenntnis, Mut und Heilkraft steht. Denn wer Bitterkeit als Heil erkennt, besitzt wahrlich königliche Einsicht.

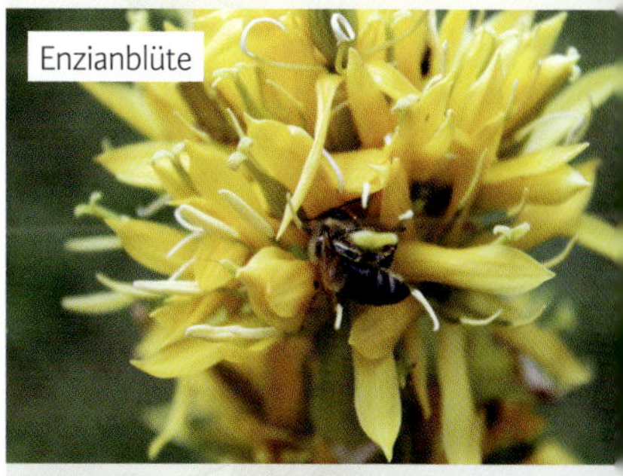
Enzianblüte

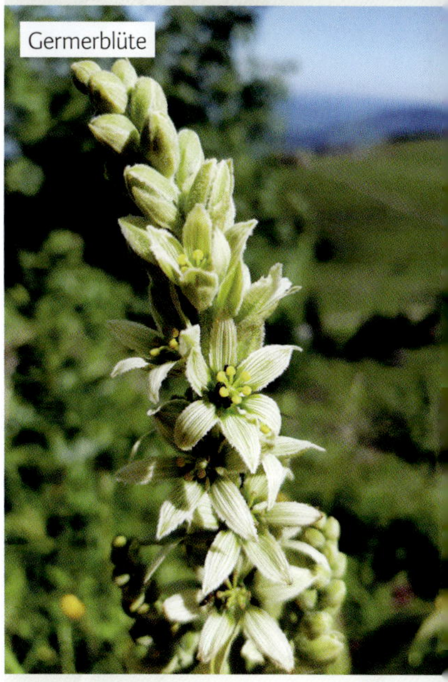
Germerblüte

Bereits 1912 hat Sebastian Kneipp in seinem Buch über Gesunde und Kranke geschrieben: *Nervosität ist heutzutage die Modekrankheit, an der Hunderttausende leiden und frühzeitig verkümmern. Diese Krankheit hat aber ihre Grundursache in der schlechten Blutbereitung. Wenn die Enzianwurzel aber der Natur gutes Blut verschafft, so wird diese dadurch gegen krampfhafte Zustände widerstandsfähiger.* (KNEIPP, KNEIPPBUCH. S. 1181)

Vielleicht ist Stress also doch kein neuzeitliches Phänomen? Heutzutage werden ganz besondere Heilpflanzen unter dem Begriff *Adaptogene* zusammengefasst. Diese Gewächse helfen uns, besser mit Stress umzugehen. Sie wirken wie mentale Mini-Impfungen gegen den Wahnsinn des Alltags und sorgen für mehr Gelassenheit. Sie machen uns resistenter gegen Einflüsse von außen, und das wirkt sich auf die Gesundheit aus. Zu den Adaptogenen gehören unter anderem die Rosenwurz, Ginkgo, Weißdorn, Ginseng und dank der neuesten Erkenntnisse der japanische Staudenknöterich.

Obwohl der Gelbe Enzian nicht eindeutig in diese Gruppe eingegliedert ist, so spielt er doch mit seinen tonisierenden, kräftigenden und energiesteigernden Eigenschaften in derselben Liga. So nebenbei sorgt er für ein Immunsystem, das auch mal *Nö danke* zur nächsten Viren-Welle sagen kann. Beim Destillieren werden nur die ätherischen Öle trans-

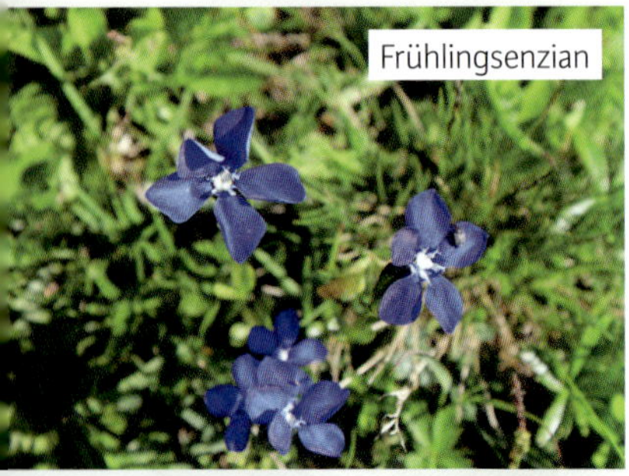

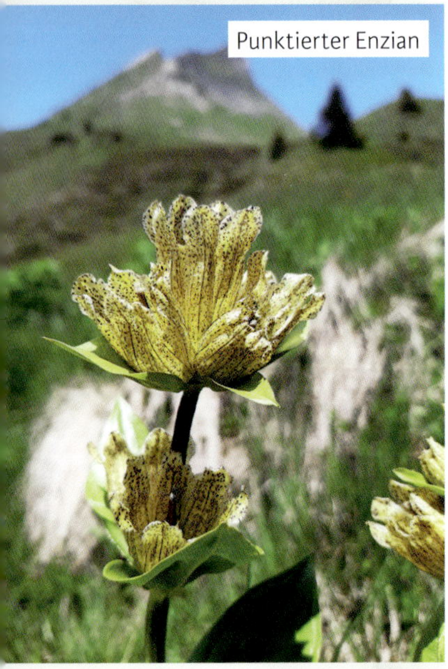

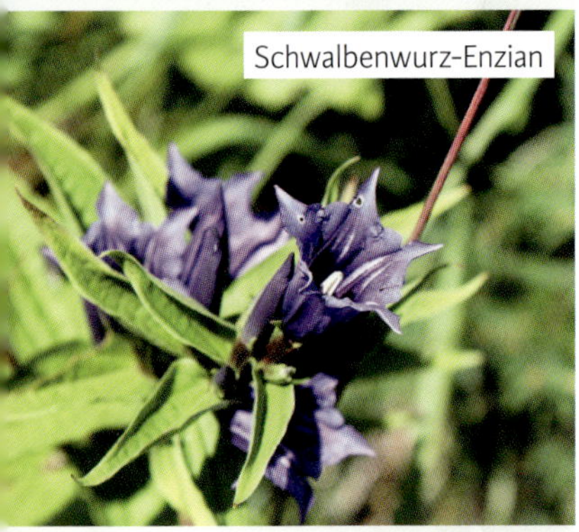

portiert. Nicht die wertvollen Bitterstoffe. Wer an die volle Heilkraft gelangen möchte, setzt auf kurz gezogenen Tee oder einen Ansatzschnaps, der tropfenweise eingenommen werden kann. Für einen Heilwein reicht ein kleines Stück der Wurzel auf eine Flasche Rotwein.

Auf der seelischen Bühne ist *Gentian*, der Herbstenzian, die Nr. 12 aus der Bachblüten-Apotheke, ein besonders wertvoller Unterstützer. *Gentian* ist ideal für die Dauernörgler, Trübsalbläser, Montagsmuffel und Schwarzseher des Landes. Für Menschen, die sich dank der negativen Presse und sozialen Medien täglich bestätigt fühlen, dass die Welt jetzt endgültig den Bach runtergeht. Für Menschen, die am Morgen als Erstes die Todesanzeigen lesen. Eine schöne Blüte auch für Kinder im Schulalter, die sich von Systemen überfordert fühlen, die nicht für Individualisten gemacht sind. Diese Bachblüte schenkt Hoffnung. Hoffnung, dass sich die Erde immer weiterdreht und wir unser Leben auf der sonnigen Seite gestalten dürfen.

Der Enzian mit all seinen bunten Vertretern ist mehr als ein Symbol der Alpen. Er ist Kraftspender, Verdauungsspezialist, Hoffnungsträger und das Ganze sogar aus königlichem Hause: Der Gattungsname *Gentiana* geht zurück auf *Genthios*, den letzten König des illyrischen Volkes (im Gebiet des heutigen Albanien und Montenegro), der im 2. Jahrhundert v. Chr. lebte. Nach antiker Überlieferung war König Genthios der Erste, der die heilkräftigen Eigenschaften des Enzians erkannte und nutzte. Er entdeckte, dass die bittere Wurzel fiebersenkend und verdauungsfördernd wirkt – ein Geschenk der Berge für die Menschen.

Der Artenname *lutea* stammt vom lateinischen Wort *luteus – gelb*. Es beschreibt die strahlend gelben Blüten, die zwischen den kräftig-grünen Blättern wie goldene Sonnen in der Bergwiese leuchten. Die Farbe Gelb wurde in der Symbolik der Antike als Ausdruck von Licht, Reinigung, Lebensenergie und göttlicher Klarheit verstanden.

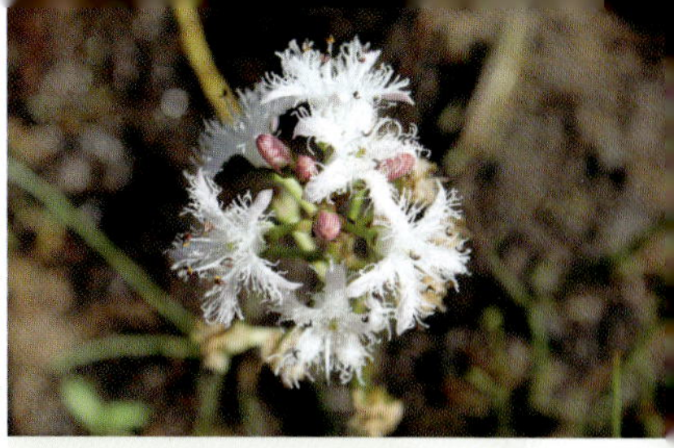

FIEBERKLEE / BITTERKLEE

Aufbruch und Neubeginn

Der Fieberklee ist eine Pflanze, die Gegensätze verbindet – er wurzelt im Sumpf und strebt doch dem Licht entgegen. An den Rändern von Mooren, in flachen Gewässern und auf feuchten Wiesen entfaltet er seine unscheinbare Kraft. Wo der Boden arm an Nährstoffen, aber reich an Leben ist, breitet er mit kriechenden Rhizomen dichte Teppiche aus. Zwischen diesen steigen aufrechte Blüten in die Höhe, umzingelt von dreigeteilten Blättern – *trifoliata*.

Wenn sich im Frühjahr die Blüten öffnen, erscheint eine einzigartige Schönheit: feine, weiß bis rosafarbene Sterne mit zarten Fransen. Ihr zerbrechliches Aussehen täuscht über die zähe Natur der Pflanze hinweg. Unter ihrer sanften Erscheinung verbirgt sich eine kraftvolle Bitterkeit, die belebt und reinigt.

Der Name *Menyanthes* stammt aus dem Griechischen – von *menyein – offenbaren* und *anthos – Blüte*. Wörtlich bedeutet er *die offenbarende Blume* – eine, die das Wiedererwachen der Natur verkündet. Zusammen mit *trifoliata – dreiblättrig* – ergibt sich ein Name, der klingt wie ein Vers aus der alten Botanik: die dreiblättrige Offenbarungsblume, Sinnbild für Neubeginn und Klarheit.

In ihren Blättern birgt der Fieberklee starke Bitterstoffe, allen voran Menyanthin. Sie fördern die Bildung von Magensaft, Galle und Verdauungsenzymen, wecken den Appetit und beleben den trägen Stoffwechsel. Früher galt dieser Klee als klassisches Reinigungskraut, das den Körper aus dem Winterschlaf rüttelt und die Lebenskräfte neu ordnet.

Wer Fieberklee trinkt, so hieß es in alten Kräuterbüchern, *klärt nicht nur sein Blut, sondern auch den Geist*. Diese Beobachtung hat bis heute Gültigkeit: Seine Bitterstoffe stärken

Wissenschaftlich:
Menyanthes trifoliata
Fieberkleegewächs /
Menyanthaceae

Verwendete Pflanzenteile:
Blätter (Naturschutz beachten)

Inhaltsstoffe: Bitterstoffe, besonders Menyanthin, Flavonoide, Gerbstoffe, Phenolcarbonsäure und Spuren von ätherischem Öl

Anwendungsgebiete: fördert den Gallenfluss und unterstützt die Leber, Appetitlosigkeit, Blähungen, bei Stoffwechselträgheit und Frühjahrsmüdigkeit, bei leichten Fieberzuständen und Erkältungen, bei geistiger Erschöpfung und in der Rekonvaleszenz

Verwendung: Tee, Pulver, Heilwein, Bitterelixier

Vorsicht: nicht in der Schwangerschaft und bei zu viel Magensäure

Der Fieberklee ist eine Pflanze, die das Gleichgewicht liebt: Er wächst im Wasser, doch strebt er nach Luft und Licht. Seine Bitterkeit ist kein Gegensatz zur Schönheit – sie ist Teil seiner Wahrheit. In ihr schwingt die Erinnerung daran, dass Heilung oft dort beginnt, wo man bereit ist, das Bittere anzunehmen.

und schärfen – sie holen den Menschen aus der Schwere zurück in Bewegung.

Auch Leber und Galle profitieren von seiner anregenden Wirkung. Der Fieberklee fördert den Gallenfluss, unterstützt die Entgiftung und sorgt für Balance im Verdauungssystem. Kein Wunder, dass er einst fester Bestandteil von Frühlingskuren, Magenbittern und Klosterelixieren war – als Helfer für Klarheit, Energie und Leichtigkeit.

Sein Name erinnert an eine frühere Anwendung gegen Fieber und *inneres Feuer.* Zwar wirkt er nicht direkt fiebersenkend, doch seine tonisierende Kraft stabilisiert den Organismus und stärkt die Regeneration. Verwendet werden die Blätter, sorgfältig geerntet (dort, wo er nicht unter Naturschutz steht!) und getrocknet, sobald die Pflanze in voller Blüte steht. Aus ihnen entstehen Tees, Tinkturen, Pulver oder Trockenextrakte, die auch in modernen Detox- und Bitterpräparaten ihren Platz gefunden haben.

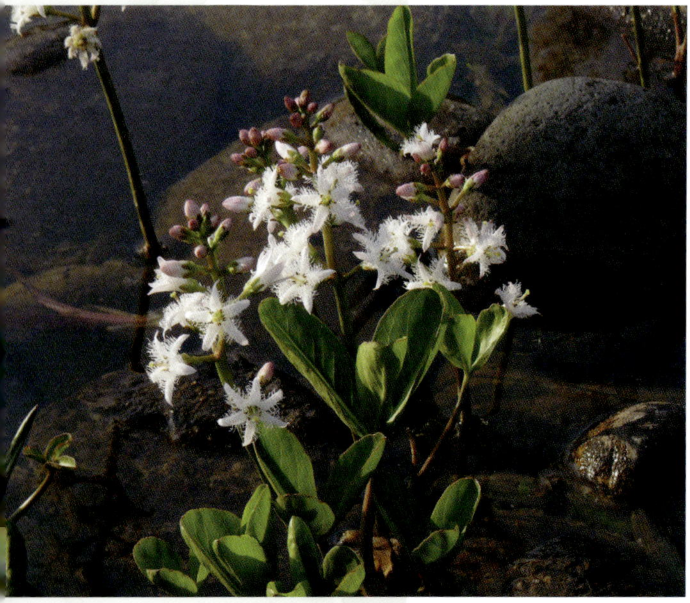

Früher wurde Fieberklee auch äußerlich bei Wunden oder Hautunreinheiten eingesetzt.

Seine leicht adstringierenden, entzündungshemmenden Eigenschaften machten ihn zu einem vielseitigen Begleiter der alten Volksmedizin.

ISLÄNDISCH MOOS

Sinnbild für die Regeneration

Hoch oben in den Alpen, wo die Luft klar ist und der Boden karg, wächst eine Pflanze, die zu den stillen Überlebenskünstlern der Gebirgswelt gehört: das Isländisch Moos.

Es ist kein echtes Moos, sondern eine Flechte – eine Lebensgemeinschaft aus Pilz und Alge. Der Pilz schützt und speichert Feuchtigkeit, die Alge betreibt Fotosynthese und liefert Nährstoffe. Gemeinsam bilden sie ein widerstandsfähiges Ganzes, das sich mit Vorliebe unter Heidelbeerbüschen versteckt.

Der Name *Cetraria islandica* spiegelt Gestalt und Herkunft wider: *Cetraria* leitet sich vom lateinischen *caetra* (*Schild*) ab und verweist auf die lederartigen, schildförmigen Lappen der Flechte. *Islandica* erinnert an ihre nordische Heimat – doch auch in den Alpen hat sie ideale Bedingungen gefunden: klare Luft und einen nährstoffarmen, sauren Untergrund.

Die Pflanze bildet flach aufliegende, graugrüne bis bräunliche Lappen, die im Trockenen spröde und brüchig erscheinen, bei Feuchtigkeit jedoch rasch aufquellen und geschmeidig werden. Diese Eigenschaft macht sie zum Sinnbild für Anpassung und Regenerationsfähigkeit in rauer Umgebung.

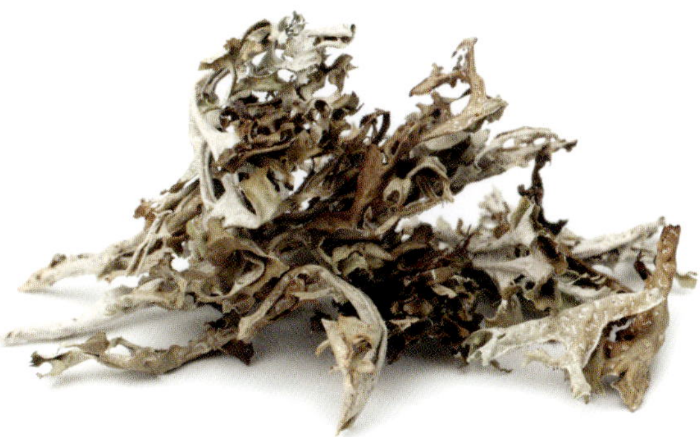

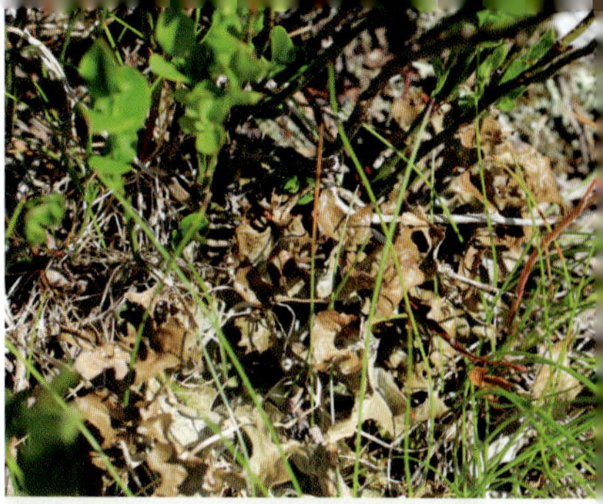

Wissenschaftlich:
Cetraria islandica
Schildflechtengewächse / *Parmeliaceae*

Verwendete Pflanzenteile: getrockneter Thallus – gesamte oberirdische Flechte

Inhaltsstoffe: Schleimstoffe, Flechtensäuren wie Usninsäure, Bitterstoffe, Mineralstoffe wie Kalzium, Kalium und Jod

Anwendungsgebiete: Reizhusten, Heiserkeit, Halsentzündung, anregend auf Magen, Appetit und Gallenfluss, traditionell als Stärkungsmittel in der Rekonvaleszenz, früher zur Wundreinigung und bei entzündlichen Hauterkrankungen

Verwendung: Tee, Hustensaft, Pulver, äußerlich als Umschlag für die Haut

Das Isländisch Moos ist eine Pflanze der Klarheit und der Beständigkeit – tief verwurzelt in der alpinen Flora. Es schützt die Atemwege, stärkt die Stimme und unterstützt die Erholung nach Erkältungen oder körperlicher Schwäche. Seine Bitterstoffe regen die Lebenskräfte an, seine Schleimstoffe lindern und beruhigen. Eine völlig unscheinbare Expertin für Atem, Stimme und Widerstandskraft – und doch eine der verlässlichsten Heilpflanzen der Berge.

In der Alpenheilkunde gilt das Isländisch Moos seit Jahrhunderten als Kraut für Atemwege und Stimme. Es wird als *Amara mucilaginosa* = Bitter + Schleimstoffe vor allem eingesetzt bei Reizhusten, Heiserkeit, Halsschmerzen und trockener Schleimhautreizung. Seine Schleimstoffe legen sich wie ein schützender Film über Rachen und Bronchien, lindern den Hustenreiz und fördern die Regeneration der Schleimhäute.

Während andere Bitterpflanzen für Leber oder Verdauung bekannt sind, ist das Isländisch Moos ein Spezialist für die Lunge. Es unterstützt hauptsächlich die Atemwege, beruhigt und klärt den Atem – besonders in den kühlen, feuchten Höhenlagen, wo Husten und Heiserkeit häufig sind.

In den Alpenregionen war das Isländisch Moos nicht nur Heilmittel, sondern auch Teil der Ernährung. Man trocknete und mahlte die Flechte, um sie dem Brotteig beizumischen – so wurde das Brot haltbarer und zugleich stärkend für Lunge und Brust.

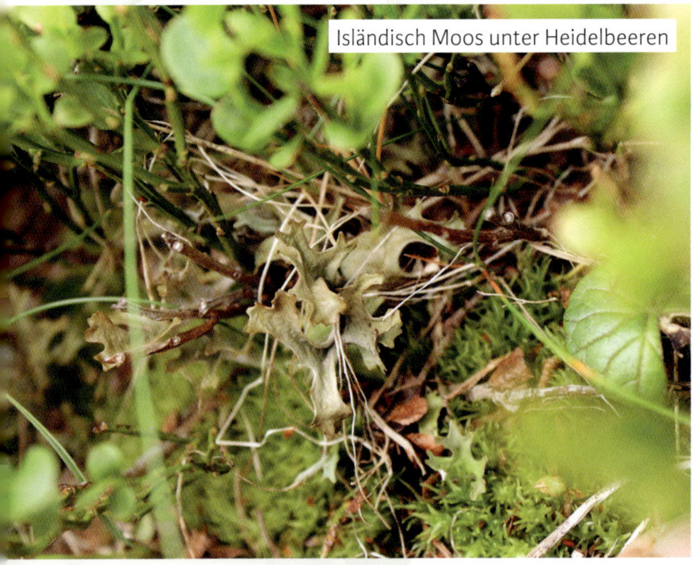
Isländisch Moos unter Heidelbeeren

Diese Verwendung zeugt von der engen Verbindung zwischen Heilkunde und Alltagsleben in den Bergregionen. Auch als kräftigendes Mittel nach Krankheiten fand es Verwendung – besonders in den langen Wintern, wenn Atemwegserkrankungen häufig waren.

LÖWENZAHN

Superfood und Wissenschaftswunder

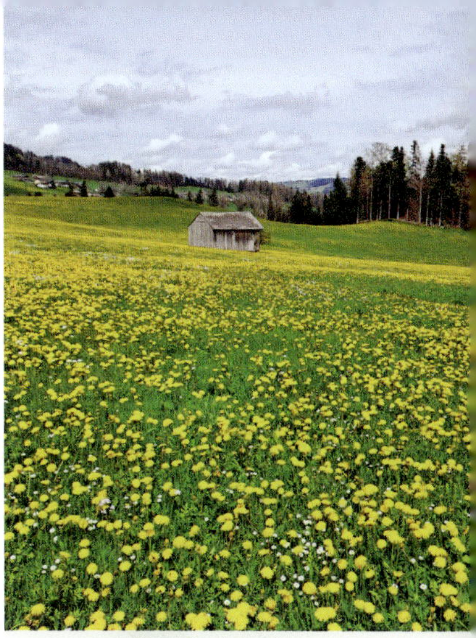

Was wäre der Frühling ohne die gelben Sonnenblüten auf der Wiese? So massiv wie der Löwenzahn bei uns im Frühjahr blüht, könnte man meinen, Mutter Natur hätte einen geheimen Plan. Ausgerechnet jetzt, nach dem langen Winter, wird uns die Wirkkraft der Bitterstoffe so ausgiebig zur Verfügung gestellt. Genau dann, wenn wir sie am meisten brauchen. Der berühmte Kräuterexperte und Begründer des FNL, Ignaz Schlifni, sagt einmal: „Das Heilmittel darf nicht weit weg vom Haus sein."

Der Name *Taraxacum officinale* trägt die Spur einer langen Heilkultur in sich. *Taraxacum* – ein Wort, das schon in arabischen und spätlateinischen Schriften auftaucht – bezeichnete einst ein bitteres Kraut, das Unruhe vertreibt und Ordnung in die Körpersäfte bringt. *Officinale* wiederum ist das Siegel der Klosterapotheken – es kennzeichnet Pflanzen, die als geprüft und heilkräftig galten. Löwenzahn wächst, wo er will, und doch wurde er seit Jahrhunderten mit Ehrfurcht gesammelt. Zumindest bis vor einigen Jahrzehnten.

Hier ein Text aus der landwirtschaftlichen Lehrbuch-Reihe aus dem Jahr 1943: „Der Löwenzahn ist ein ausdauerndes Unkraut mit tiefgehender Pfahlwurzel und Blattrosette, macht auf trockenen, armen Wiesen wertvollen Pflanzen den Platz streitig. Durch Düngung der Wiese wird seine Blattrosette unterdrückt ... Wir müssen diese Unkräuter, die leider auf vielen Wiesen stark verbreitet sind, mit allen Mitteln bekämpfen. Zur Einschränkung dieser Unkrautplage müssen wir alles tun, um das Wachstum der wertvollen Gräser und Kräuter zu fördern." (DIE PFLANZEN, S. 145)

Laut dieser Lektüre gehören auch der scharfe Hahnenfuß, Wiesenkerbel und der Wiesenbärenklau zu den Unkräutern.

Wissenschaftlich:
Taraxacum officinale
Korbblütler/ *Asteraceae*

Verwendete Pflanzenteile:
die ganze Pflanze

Inhaltsstoffe: Vitamine A, C, E, B-Komplex und K, Kalium, Kalzium, Magnesium, Eisen, Bitterstoffe, Flavonoide

Anwendungsgebiete: verdauungsfördernd, harntreibend, leberentlastend und leberstärkend, ausleitend, antirheumatisch, gallenfördernd und gallebildend

Verwendung: frisch in der Küche, Tee, Essenz und Oxymel

Der Löwenzahn ist alles andere als ein Unkraut. Er ist für mich ein Geschenk der Natur, ein genussvolles Superfood, ein Heilmittel und ein Hoffnungsträger.

Wenn ich mir die landwirtschaftlich genutzten Wiesen anschaue, wächst denn da noch was anderes? Wenn der Löwenzahn nicht wäre, könnten unsere Bienen gänzlich einpacken. Es wäre spannend, was der Autor dieser Zeilen zum aktuellen Zustand der Natur sagen würde.

Zurück zu den guten Nachrichten: Der kürzeste Weg vom Garten in den Mund ist der gesündeste, und genau diese Pflanze ist ein Spezialist für eine intensive Tiefenreinigung der Leber, zur Blutreinigung und somit des ganzen Körpers. In der Signaturenlehre bilden gelb blühende Pflanzen eine Verbindung speziell zur Galle, und das ist hier der Fall. Du kannst dir die Gallenflüssigkeit wie ein Spülmittel vorstellen, das das Fett für den Körper leichter aufnahmefähig macht. Zusätzlich eliminiert sie giftige Substanzen im Darm.

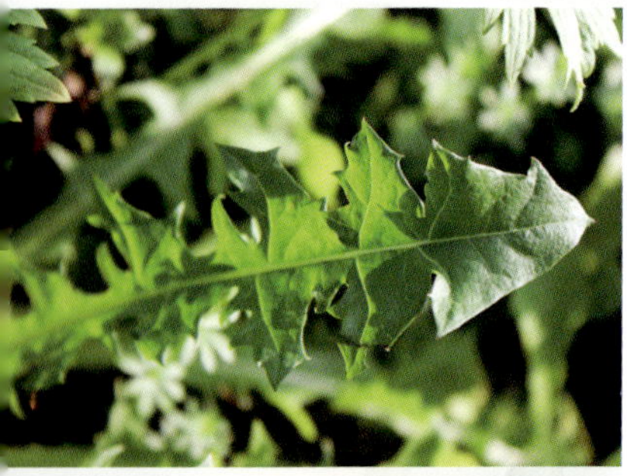

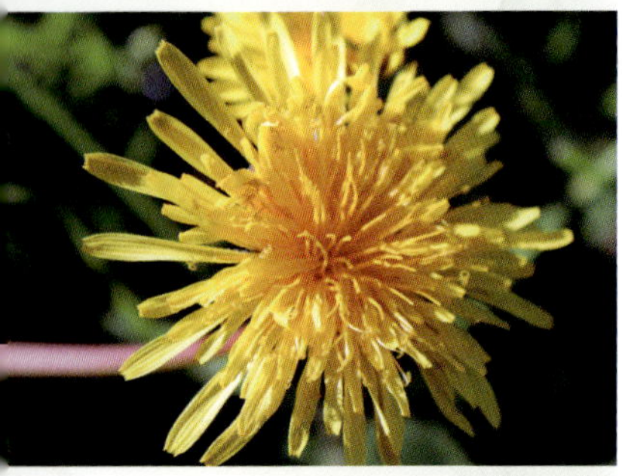

Der Löwenzahn ist wie ein Jungbrunnen und hilft bei Erschöpfungszuständen, Antriebsschwäche, Gelenkentzündungen und rheumatischen Erkrankungen. Da beißt der Löwenzahn so richtig zu. Gemeinsam mit der Brennnessel ist er DAS Superfood im Frühling. Er hilft bei ständigem Völlegefühl, Blähungen und unterschwelligem Unwohlsein, bei dem man nicht weiß, wo es herkommt. Er hilft, die Giftstoffe im Körper zu lösen, im Darm zu binden, und dank der regulierenden Wirkung auf die Verdauung sorgt er für einen zügigen Abtransport. Eine wunderbare Vorbeugung gegen Mastdarmkrebs.

Seine Breitbandwirkung erstreckt sich auf alle Entgiftungsorgane, und laut Studien der Uni Freiburg verhindert er in vitro die Bindung von Spike-Proteinen (auch der mutierten Varianten) an die ACE-2-Rezeptoren. Das bedeutet, dass diese Proteine nicht mehr an die menschlichen Zellen andocken können. Für diese Wirkung muss allerdings der Löwenzahn zu jeder Mahlzeit verabreicht werden. Trotzdem ist er ein ganz großer Hoffnungsschimmer am Covid-Horizont!

Löwenzahn hilft auch bei gewissen emotionalen Aspekten, wie bei Kritikhaftigkeit und mangelnder Flexibilität. Durch die entgiftende Wirkung fördert er die Kreativität, wir kommen wieder ins Fließen oder, wie man heute so schön sagen würde: in einen Flow.

Vom Löwenzahn können wir alles verwenden und besonders spannend finde ich seine Entwicklung. Im Frühling strotzt er nur so vor Bitterstoffen, die ich gern als Salat aus den jungen Blättern oder als Pesto mit kalt gepresstem Walnussöl genieße. Die Blütensaison ist kurz – genau so lange, bis die Temperatur nachts unter 12 Grad bleibt. Aus ihnen mache ich Sirup, Likör, Kräutersalz und Honigersatz, gemeinsam mit den Tannenwipfeln.

Warum nicht einmal ein Kaffee aus der getrockneten Wurzel oder *Spaghetti* aus den gezupften und gewässerten Blütenstielen? Die Fantasie kennt keine Grenzen!

Über das Jahr verändern sich die Inhaltsstoffe, besonders die der Wurzel, und hier steht ab Herbst das Inulin zur Verfügung. Ein Kohlenhydrat, dass das Kommando übernimmt und für dessen Verstoffwechselung kein Insulin von der Bauchspeicheldrüse produziert werden muss.

Der wahre Grund für mich, weshalb das pflanzliche Inulin Sinn macht, ist, dass es die Lust auf Süßes nimmt. Ein paar Tropfen einer solchen Essenz, und das Verlangen nach Doppelnougat oder Gummibärchen verschwindet. Wollen und Tun werden einfacher und es fällt bedeutend leichter, den Neujahrsvorsätzen treu zu bleiben.

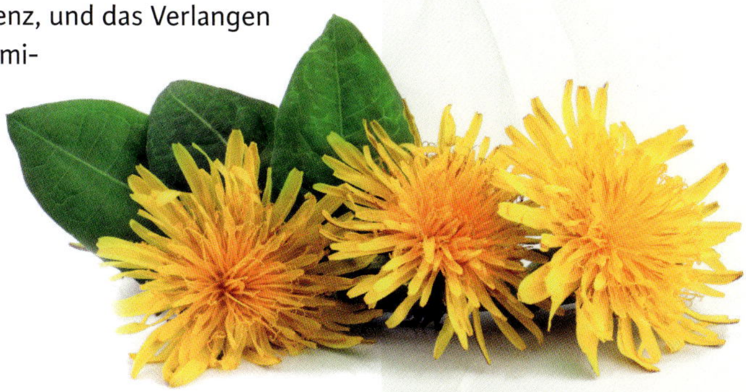

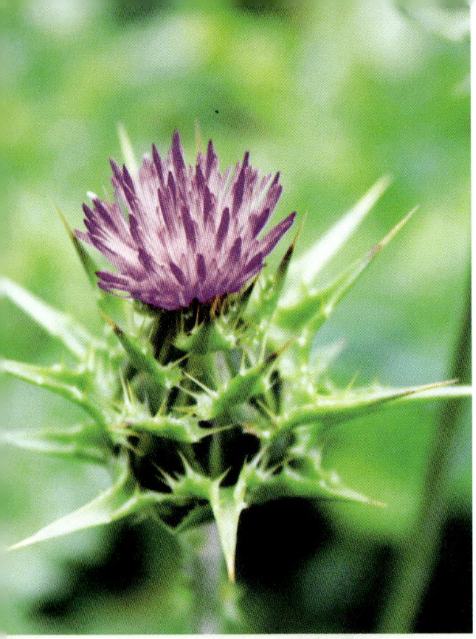

MARIENDISTEL

Kardinal der Leber

Deine Leber hat eine Schutzpatronin. Wusstest du das? Eine mit Stachelkrone, schimmernd grün-weißem Umhang, violetten Blüten und samt Kardinalstitel. Voilà: die ehrwürdige Mariendistel. Mit ihren markant marmorierten Blättern und wehrhaften Dornen ist sie nicht nur ein ordentlicher Hingucker in jedem Garten, sondern ein besonders wertvolles Gewächs für deine Leber.

Der Titel Kardinal ist hier übrigens nicht kirchlich gemeint. In der Pflanzenheilkunde steht dieser Begriff für die erste Wahl von wenigen herausragenden Pflanzen und deren kraftvolle Unterstützung von lebenswichtigen Organen. So wie die Goldrute für Niere und Blase oder Ginkgo für die Gehirnleistung steht, ist die Mariendistel die erste Wahl für die Leber.

Ob nach feucht-fröhlichen Nächten in Dauerschleife, hohem Medikamentenkonsum oder kulinarischen Begegnungen mit einem Knollenblätterpilz – die Mariendistel ist zur Stelle, wenn die Leber in Not ist. Die Hauptrolle in der Geschichte spielen die Samen. Die kleinen Kraftpakete, die

Wissenschaftlich:
Silybum marianum
Korbblütler / *Asteraceae*

Verwendete Pflanzenteile: Samen, weniger gebräuchlich das Kraut

Inhaltsstoffe: Silymarin, Silybin, Silychristin, Silydianin, fettes Öl, Eiweiß, Bitterstoffe, Gerbstoffe, Flavonoide, ätherisches Öl

Anwendungsgebiete: Leber- und Gallenbeschwerden, Lebererkrankung, Fettleber, Hepatitis, Knollenblätterpilzvergiftung, Diabetes

Verwendung: Tee, Tinktur, Fertigpräparate

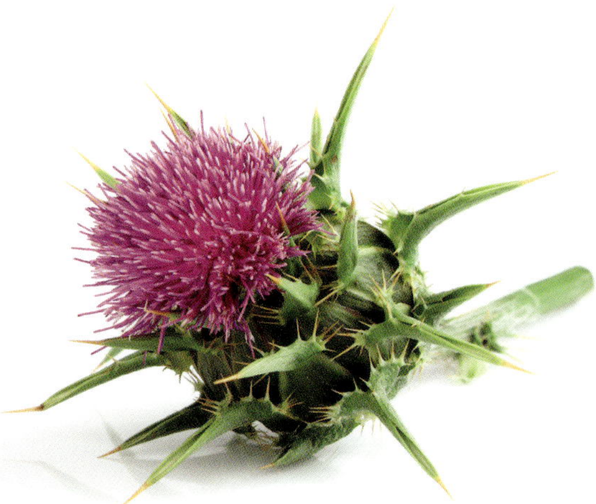

die Leberzellen schützen, zur Regeneration anfeuern und sogar bei Hepatitis und einer Fettleber zeigen, was in ihnen steckt. Die Samen stimulieren die Regeneration und wirken zellschützend gegen Lebergifte.

Die Inhaltsstoffe sind im Wasser nur schwer löslich. Deshalb werden vielfach alkoholische Extrakte verwendet oder Fertigarzneien. Wenn eine schwere Lebererkrankung vorliegt, machen natürlich standardisierte Fertigarzneien Sinn, damit die Leber nicht noch zusätzlich durch Alkohol belastet wird. Auch die Traditionelle Chinesische Medizin weiß um die kühlende Wirkung der Mariendistel, besonders bei zu viel Leberfeuer und Reizbarkeit. Für mehr Gelassenheit, wenn es wieder einmal heiß hergeht.

Alle Fäden laufen in der Leber zusammen. Damit der Auszug als Tee oder Tinktur aber auch die volle Wirkung zeigt, sollten die Samen unbedingt im Mörser zerkleinert werden.

Mein persönlicher Geheimtipp für alle, die ihre Leber lieben: ein Gemmomazerat aus Mariendistelsamen und Rosmarin. So quasi Schutzengel und Motivationscoach in einer Flasche. Dank dem enthaltenen Glycerin werden sowohl wasser- als auch fettlösliche Inhaltsstoffe extrahiert und landen dort, wo sie dringend gebraucht werden. Die Mariendistel, als pflanzliche Eminenz im schicken Dornenkleid, hat es in sich und ist meine persönliche erste Wahl bei allen Belangen rund um die unverzichtbare Leber.

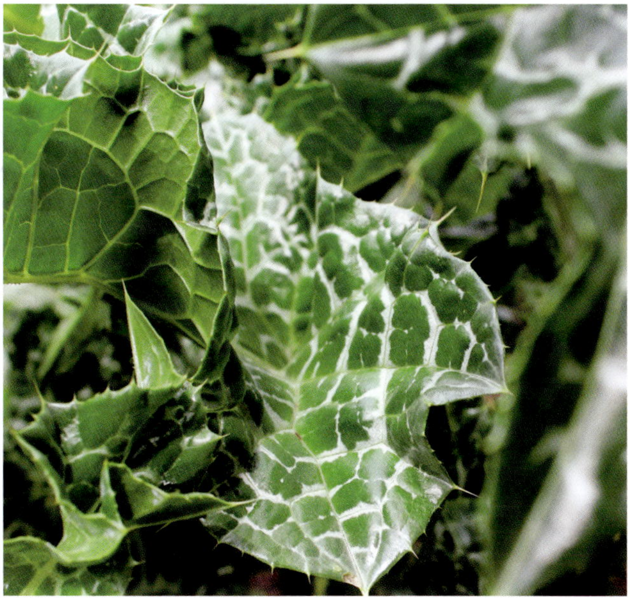

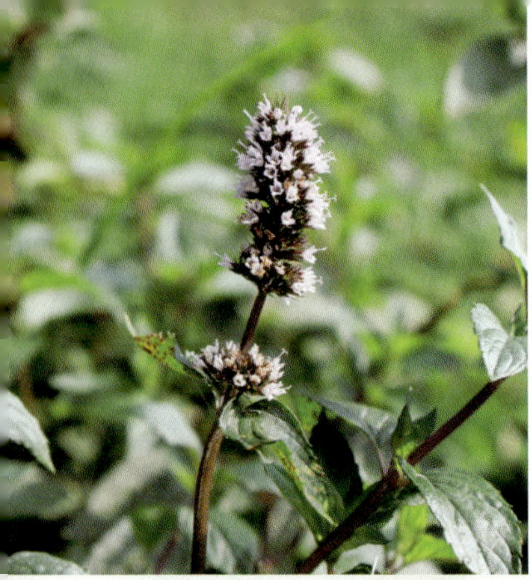

PFEFFERMINZE

Der Frischekick für die Lebensgeister

Wissenschaftlich:
Mentha x piperita
Lippenblütler / *Lamiaceae*

Verwendete Pflanzenteile: Kraut, am kraftvollsten kurz vor der Blüte

Inhaltsstoffe: ätherisches Öl, Menthol, Flavonoide, Bitterstoffe, Gerbstoffe

Anwendungsgebiete: appetitanregend, verdauungsfördernd, Krämpfe, Übelkeit, leber- und galleanregend

Verwendung: Tee, Essenz, Likör

Vorsicht: bei Gastritis und vor dem Schlafengehen. Menthol kann ein Säurelocker und Wachmacher sein

Die Sortenvielfalt der Minzen ist herrlich bunt und vor allem genial aromatisch. Für jeden Geschmack gibt es die perfekte Vertretung samt Einsatzgebiet. Die klassische Pfefferminze, eine Hybride aus Wasserminze und grüner Minze, wurde im 17. Jahrhundert in England entdeckt. Seitdem hat sie ihren Siegeszug durch die Apotheken und Teetassen der Welt angetreten. Mit so einem aromatischen Kraftpaket lässt sich auch der störrische Geschmack der Bitterstoffe zähmen. Der hohe Mentholgehalt weckt die Lebensgeister, sorgt nicht nur für einen Frischekick, sondern macht richtig wach. Dazu kommen ätherische Öle, Flavonoide und ganz dezent im Hintergrund Bitterstoffe.

Diese Kombination regt die Leber und die Gallensaftproduktion an, wirkt entzündungshemmend, antibakteriell und krampflösend. Bei Übelkeit und Erbrechen ist ihr Geschmack herzlich willkommen, und auch die Lunge profitiert von ihrer Kraft. Sie löst Schleim, erweitert die Bronchien, lindert Reizungen und bekämpft Entzündungen. Eine echte Alleskönnerin. Wer verschiedene Minzen im Garten hat, weiß, dass diese Gewächse regelrechte Freigeister sind. Sie kreuzen sich mit Vorliebe und erobern mit ihren Ausläufern den Garten. Wenn die Sortenvielfalt erhalten bleiben soll, kultiviere sie im Topf oder ganz weit auseinander. Oder du freust dich einfach über neue, spannende Minz-Kreationen.

Der Name der Pfefferminze trägt spannenderweise zwei Wurzeln in sich – eine aus dem Reich der Mythen, die andere aus der Sprache der Sinne. Ihr Gattungsname *Mentha* entspringt der Sage um die Nymphe Minthe, Gefährtin des Hades. Von Persephones Eifersucht erfasst, wurde sie in eine Pflanze verwandelt – und doch entstieg ihrem neuen Dasein kein Schmerz, sondern Duft: ein Hauch von Klarheit,

Frische und Leichtigkeit, der bis heute die Luft belebt. So wurde Mentha zum Sinnbild für Wandlung und für die kühle Wachheit des Geistes, die selbst aus dunkler Tiefe hervor strahlt. Ein einprägsamer Duft, der bereits durch das Verreiben der Blätter entsteht.

Der Artname *piperita* bedeutet *mit Pfeffer versehen* – ein Hinweis auf ihr einzigartiges Aroma: kräftig und unverwechselbar – er weckt die Sinne und reinigt den Atem, als trüge sie noch immer den kühlen Hauch der griechischen Unterwelt in sich.

Diese Pfefferminze ist nicht für den Dauergebrauch geeignet. Sie kann bei häufiger Anwendung die Magensäure verstärken, und bei Neigung zu Gallensteinen solltest du gänzlich Abstand halten. In Summe sind die Minzen echte Multitalente und immer für Überraschungen gut. Ob im Tee, in der Küche oder einfach zum Naschen im Garten – es lohnt sich, sie in den Garten oder auf das Fensterbrett zu holen.

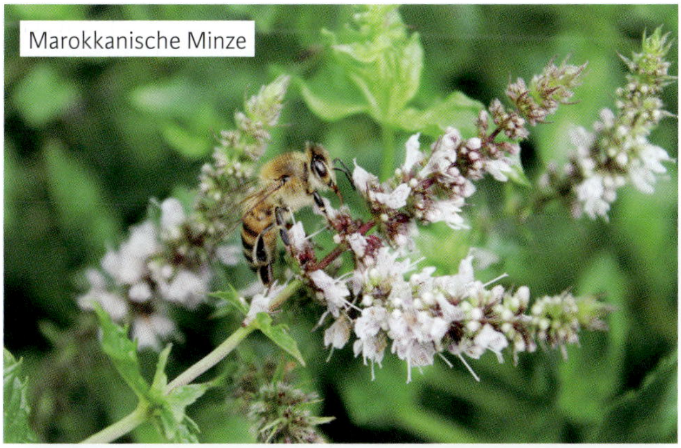

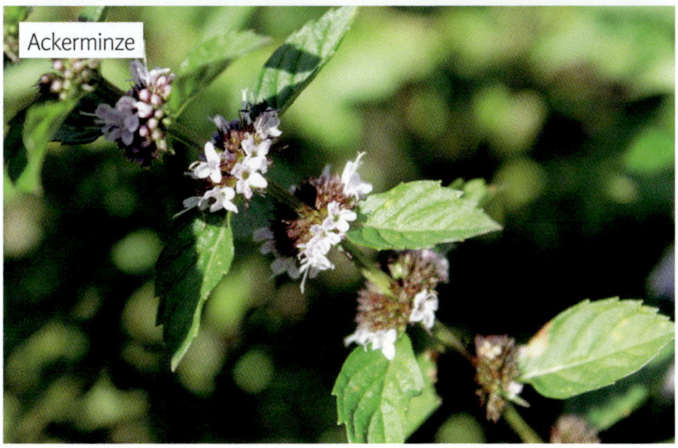

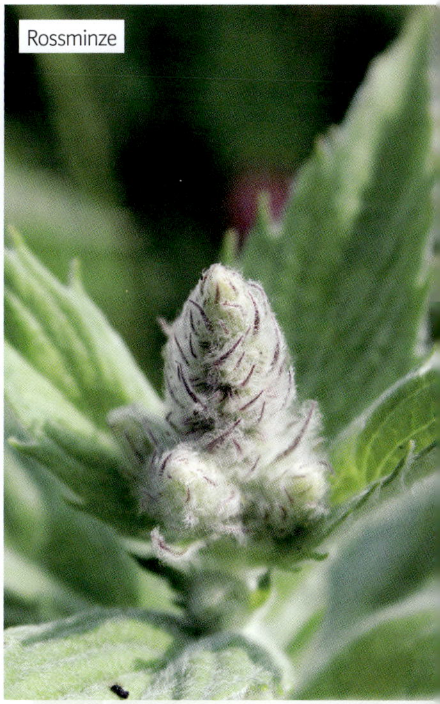

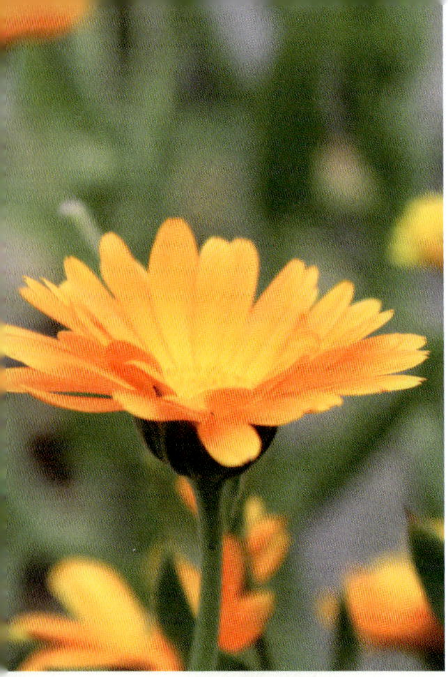

RINGELBLUME

Als Arnika im Garten

Sie ist die heimliche Heldin im Blumenbeet. Obwohl sie kaum Bitterstoffe in sich trägt, übt sie dennoch eine schützende Wirkung auf die Leber und die Galle aus. Deshalb eignet sie sich auch wunderbar für Lebertees.

Kaum eine andere Pflanze ist so vielseitig einsetzbar, und das wussten bereits unsere Ahnen. Aus den leuchtend bunten Blütenköpfen rührten sie einen Wundbalsam, der in keinem Haushalt fehlen durfte. Die Ringelblume kann jedoch weit mehr und hat es faustdick hinter ihren Blütenblättern! Doch was macht sie so besonders?

Als Tausendsassa verhindert sie Eiterbildung und sorgt für eine saubere Wundheilung. Zusätzlich hemmt sie Viren, Pilze und Bakterien im Wachstum. Das macht sie zu einer fantastischen Wahl für unser Immunsystem, bei Schürfwunden und auch bei Prellungen.

Früher wurden die Blüten nicht nur als Tee genossen, sondern auch der Suppe beigegeben, um das Immunsystem zu stärken. Heute finden sich die dekorativen Blüten auch als Färbemittel in Käse, Topfen, Butter oder auch im Reis.

Wissenschaftlich:
Calendula officinalis
Korbblütler / *Asteraceae*

Verwendete Pflanzenteile:
Blüte

Inhaltsstoffe: Flavonoide, Saponine, ätherische Öle

Anwendungsgebiete:
hemmt Pilze, Viren und Bakterien, entzündungshemmend, wundheilungsfördernd, bei Magen- und Darmbeschwerden, leberschützend

Verwendung: Tee, Essenz, äußerlich als Öl oder Balsam

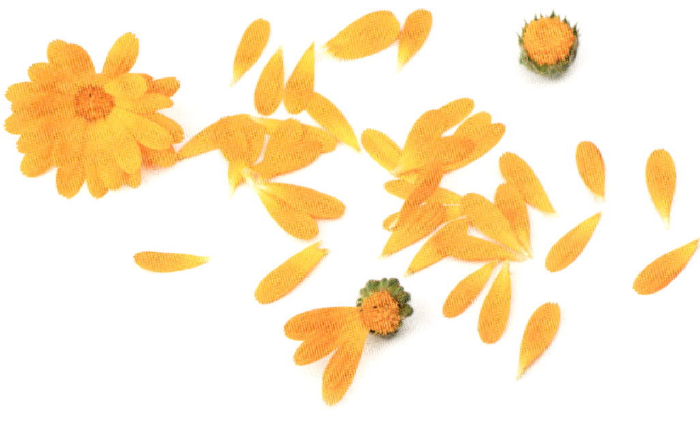

Warum vertrauen wir dem Wissen unserer Ahnen und deren alten Hausmitteln so wenig, dass ihre Wirkung erst durch grausame Tierversuche bestätigt werden muss? Die Volksheilkunde ist Übertragungswissen – von Generation zu Generation weitergegeben. Die Ringelblume wurde seit jeher zur Leberstärkung und zur Anregung des Gallenflusses eingesetzt und auch optisch macht der Tee richtig was her.

Wo andere Blumen welken, öffnet die Ringelblume noch ihre goldenen Kelche der Sonne entgegen – ein Zeichen von Ausdauer, Hoffnung und innerer Stärke.

In vielen Kräuterbüchern liest man, man solle nur die Zungenblüten verwenden. Wer schon einmal diese zauberhaften Blütenköpfe gepflückt hat, kennt die klebrigen Finger. Genau in diesen Harzen steckt ganz viel Pflanzenkraft. Aber warum darauf verzichten? Für Tee und zum Salbenrühren verwende ich die ganze Blüte. Die Natur hat sich schon etwas dabei gedacht!

Der Name stammt vom lateinischen *calendae*, den *Kalenden*, also den ersten Tagen eines jeden Monats im römischen Kalender. Die Römer gaben ihr diesen Namen, weil die Ringelblume fast das ganze Jahr über blüht – oft vom Frühling bis weit in den Herbst, manchmal sogar bis zum Jahreswechsel. Sie galt daher als Pflanze des ewigen Neubeginns, als Symbol für Zyklen, Erneuerung und beständige Lebenskraft.

Die Ringelblume im Garten ist die geballte Motivation. Je mehr du pflückst, desto fleißiger wächst sie nach. Diese Pflanze ist wahrlich eine Superheldin im Garten: bunt, kraftvoll, vielseitig einsetzbar und immer auf deiner Seite. Wie eine kleine Hausapotheke für sich – ein Must-have in jedem Haushalt.

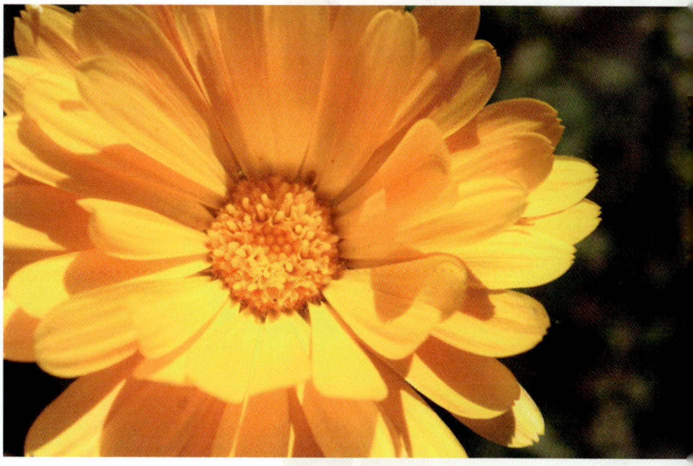

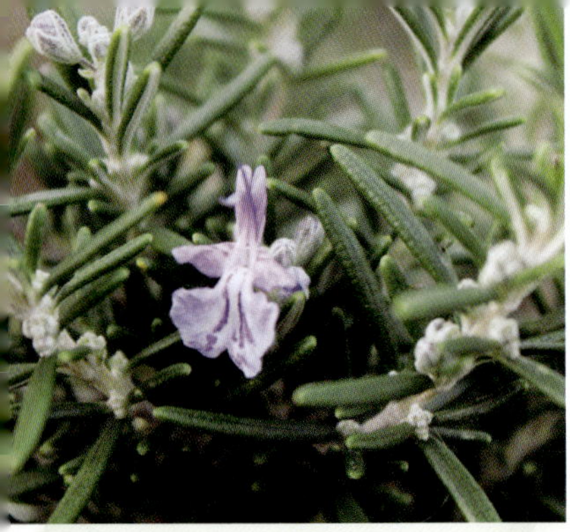

ROSMARIN

Antrieb pur für den Kreislauf

Wissenschaftlich:
Salvia rosmarinus,
Rosmarinus officinalis
Lippenblütler / *Lamiaceae*

Verwendete Pflanzenteile:
Kraut und Blüten

Inhaltsstoffe: ätherische Öle, Bitterstoffe, Gerbstoffe, Rosmarinsäure, Flavonoide

Anwendungsgebiete:
kreislauf- und nervensystemanregend, antioxidativ, leberstärkend, entzündungshemmend, appetitanregend, galletreibend, nervenstärkend

Verwendung: Tee, Essenz, Wein, als Aromaöl oder zur äußeren Anwendung

Vorsicht: nicht übermäßig anwenden bei hohem Blutdruck

Wenn du auf der Suche nach einer Pflanze bist, die dich so richtig auf Touren bringt – eine, die dich die Nacht durchtanzen lässt, als gäbe es kein Morgen –, dann bist du beim Rosmarin goldrichtig!

Dieser würzige Alleskönner ist nicht nur ein Küchenstar, sondern auch ein absoluter Chef, wenn es um niedrigen Kreislauf geht. Ein echter Kardinal unter den Heilpflanzen – wie die Mariendistel für die Leber, so ist der Rosmarin das Kraftwerk für deinen Kreislauf. Er kennt keine roten Ampeln. Er treibt dich an, auch wenn der Blutdruck schon in anderen Sphären weilt. Bereits ein Blatt auf der Zunge kann ausreichen, um dich ordentlich wachzurütteln.

Der Rosmarin begleitet uns durch das ganze Leben – wenn wir ihn lassen. Schon in der Antike legte man Neugeborenen einen Rosmarinzweig in die Wiege – als Schutz vor bösen Geistern. Bei Hochzeiten zierte er das Revers des Bräutigams – als Symbol für Liebe, Treue und Glück in der Ehe. In Griechenland war er Aphrodite, einer der zwölf olympischen Göttinnen, geweiht – der Göttin der Liebe. In Altägypten gab man den Verstorbenen einen Rosmarinzweig mit auf die Reise ins Jenseits – als Zeichen für die unsterbliche Seele.

Der Gattungsname setzt sich aus den lateinischen Wörtern *ros – Tau* und *marinus – des Meeres* zusammen. Wörtlich bedeutet er also *Tau des Meeres*. Dieser poetische Name entstand vermutlich an den Küsten des Mittelmeers, wo der Rosmarin wild wächst – dort, wo die salzige Gischt und der Morgentau seine feinen Blätter benetzen. Schon die Römer sahen in ihm die Pflanze, die den Duft des Meeres in sich trägt: klar, kräftig, reinigend.

Nach alter Überlieferung symbolisiert der *Tau des Meeres* nicht nur die Nähe zum Wasser, sondern auch geistige Frische und Unvergänglichkeit – er galt als Pflanze der Erinnerung und des Lichts. Ein Kraut voller Mythen und Magie. Von der Wiege bis zur Bahre, mit vielen schönen Gedanken, die zum Verweilen einladen.

Auf körperlicher Ebene wärmt Rosmarin, wenn wir frösteln. Ständig kalte Hände und Füße? Ein paar Tropfen Rosmarinöl auf die Haut massiert, und schon durchströmt uns eine wohlige Wärme – perfekt für einen schwungvollen Start in den Tag.

Der Rosmarin hat alles in sich, was die Leber schützt und antreibt: Bitterstoffe und ganz viel ätherisches Öl. Mit ihm können wir uns vor oxidativen Schäden schützen und chronischen Leberkrankheiten vorbeugen. Er kann die Leber entgiften und die Fettverdauung verbessern.

Rosmarin ist nicht nur für Pizza und Pasta – er ist ein Stimmungsaufheller und Konzentrationsbooster. Ich verräuchere ihn unglaublich gern, wenn ich Antrieb für notwendige Tätigkeiten brauche, die ich nicht so gern mache – Fahrtenbuch und Buchhaltung beispielsweise. Gemeinsam mit Ingwer, Wermut und Weihrauch bringt er mich immer ans Ziel. Rosmarin weckt die Lebensgeister und sorgt für gute Laune. Ein Muss für alle, die mehr Schwung in ihr Leben bringen wollen.

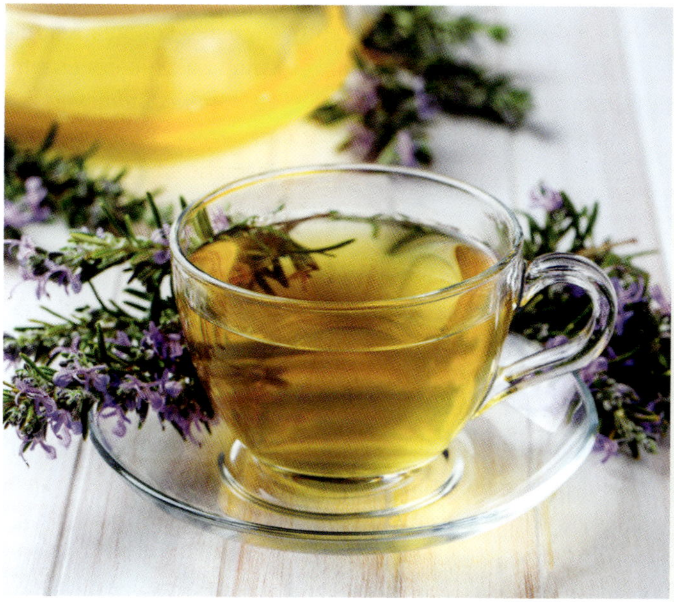

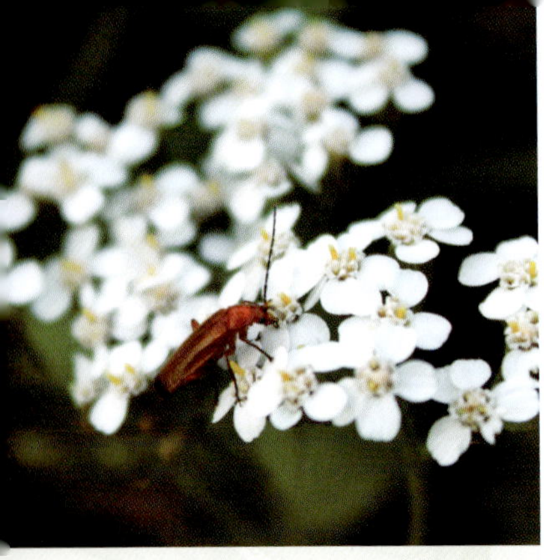

SCHAFGARBE

Schönheit mit Tiefgang

Wissenschaftlich:
Achillea millefolium
Korbblütler / *Asteraceae*

Verwendete Pflanzenteile:
das blühende Kraut

Inhaltsstoffe: ätherisches Öl, Bitterstoffe, Flavonoide, Kampfer, Thujon, Mineralstoffe, Cumarine, Gerbstoffe

Anwendungsgebiete:
Appetitlosigkeit, Krämpfe, Magen-Darm-Beschwerden, Leber- und Gallenleiden, Blutungen, Blutreinigung, Wundbehandlung

Verwendung: Tee, Essenz, Tinktur, Leberwickel, Frühjahrskur, pulverisiert als Gewürz

Vorsicht: in der Schwangerschaft

Wenn ich an meine erste bewusste Begegnung mit den Heilpflanzen denke, dann sehe ich mich mit etwa fünf bis sechs Jahren in einer bunten Blumenwiese sitzen, höre das Wasser vom nahegelegenen Brunnen plätschern und schnuppere an den zauberhaften, hellrosa Schafgarbenblüten. Ihr Duft ist magisch und hat mich immer schon verzaubert. Sie hat meine Fantasie beflügelt und mich auf die spannendsten Abenteuer entführt.

In den alten Büchern liest man, dass es keinen Quadratmeter Wiese ohne diese Pflanze gibt. Auf gedüngten Wiesen sucht man sie mittlerweile fast vergeblich. Sie mag es gern mager und trocken, und dort entwickelt sie ihre wahre Kraft. Schon ihr poetischer Name *die Augenbraue der Venus* verrät es: Die Schafgarbe ist wie eine Göttin unter den Heilpflanzen. Ihre Bitterstoffe und wertvollen Mineralien machen sie zur Meisterin der Entgiftung. Ein Leberwickel mit einem kräftigen Schafgarbentee kann den Organismus entlasten und die Entgiftung anregen. Innerlich angewendet kann sie Medikamentenrückstände ausleiten, unterstützt beim Fasten und wirkt lindernd bei Magenkrämpfen und Fastenkrisen.

Im Frühling finden wir die fein gefiederten Blätter lange, bevor die Blüte erscheint, und sie sind im Salat ein herrlicher Genuss. Obwohl sie die Blüten in einer Dolde vereint, gehört sie zu den Korbblütlern, und nicht nur in den Blüten steckt Heilkraft, sondern auch in den jungen Blättern. Als wertvolle Heilpflanze entfaltet sie ihre Wirkung überall dort, wo sie gebraucht wird – besonders dort, wo Blut im Spiel ist.

Sie stillt übermäßige Blutungen, löst Blutergüsse auf und bringt die Menstruation ins Gleichgewicht. Sie schafft einen Ausgleich wie kaum eine andere. Wenn ich persönlich die Wahl habe, gebe ich immer ausgleichenden Pflanzen den Vortritt. Die Schafgarbe gehört dazu. Auch Pfarrer Kneipp erwähnte in seinen Schriften, dass den Frauen dank dieser Pflanze viel Unheil erspart bleiben würde. Sie stärkt nicht nur die Gebärmutter, sondern wirkt auch als Tonikum für die Prostata – ein echtes Multitalent.

Die Schafgarbe ist wirklich wie eine Superheldin unter den Wildkräutern.

Mit ihrem Potenzial ist sie eine wertvolle Bereicherung in der Hausapotheke. Sie kann nicht nur den Schmerz dämpfen, sondern schärft auch das Bewusstsein für den Moment. In der Volksheilkunde wird sie bei Prellungen wie die Arnika angewendet, und ein paar Tropfen Schafgarbenessenz gehören für mich unterstützend in jede Salbenzubereitung!

Bei Fieber, Grippe und akuten Erkältungen, aber auch bei Durchfall und Darmerkrankungen, ist die Schafgarbe eine fantastische Wahl. Sie macht das Blut dünnflüssiger, löst Stauungen auf und unterstützt so Herz und Kreislauf. Ihre Bitterstoffe bringen die Leber auf Trab. Für mich muss heilsamer Genuss einfach sein! Das Salatdressing wird bei mir meist auf Vorrat zubereitet. Dazu kommen immer ein paar klein geschnittene Schafgarbenblätter, frischer Knoblauch und Ingwer. In diesem Kaltauszug gehen die Inhaltsstoffe in das Dressing über und können genüsslich und vorbeugend mitverspeist werden.

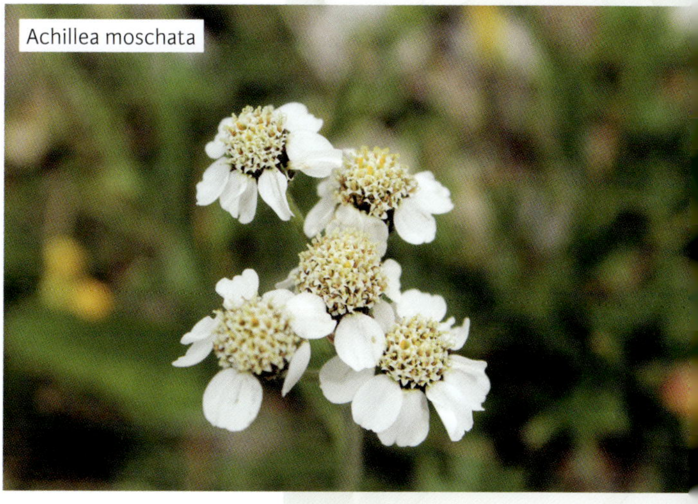
Achillea moschata

Du kannst dich glücklich schätzen, wenn sich die Schafgarben in deinem Garten ansiedeln. Sie stärken ihre Nachbarspflanzen über das ganze Jahr, und wenn sie im Herbst vielleicht im Kompost landet, wirkt sie wie ein Katalysa-

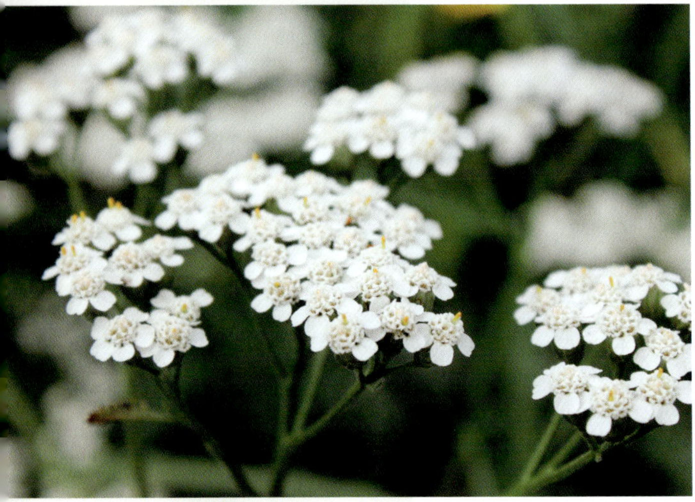

tor und beschleunigt den Gärprozess – eine Anwendung, die von den biodynamischen Gärtnern längst betrieben wird. Beim Sammeln benutze bitte ein Messer oder eine Schere, damit du nicht die ganze Pflanze ausreißt. Für meine Anwendungen verwende ich immer das obere, schöne Drittel – das Beste vom Besten.

Der Gattungsname geht zurück auf den griechischen Helden Achilles. Der Legende nach lernte er die Heilkraft dieser Pflanze von Chiron, dem weisen Kentauren, der ihn in der Heilkunst unterwies. Als Achilles im Trojanischen Krieg seine Wunden und die seiner Gefährten versorgte, soll er die Schafgarbe genutzt haben, um Blutungen zu stillen und Wunden zu heilen.

So wurde sie zu seiner Pflanze – Symbol für Tapferkeit, Regeneration und den Sieg des Lebens über die Verletzung. Der Artname stammt aus dem Lateinischen: *mille – tausend* und *folium – Blatt*. Er beschreibt die fein gefiederten, tausendfach geteilten Blätter der Pflanze – zart wie Spitze und doch widerstandsfähig. Diese Form gilt in der Signaturenlehre als Hinweis auf ihre Fähigkeit, das Zarte zu stärken, das Zersplitterte zu ordnen und das Fließende (Blut, Lebensenergie) zu harmonisieren.

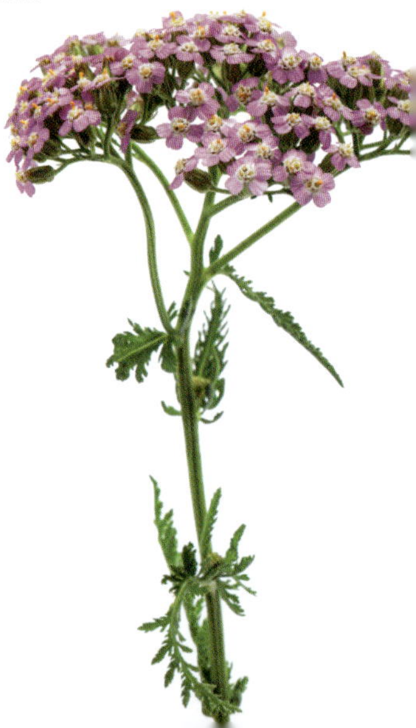

SCHWEDENBITTER

Unvergessen, dank einer Pionierin

Es war mein erstes Kräuterbuch, das ich in die Hand bekommen habe: *Gesundheit aus der Apotheke Gottes* von Maria Treben (25. AUFLAGE, 1986), aus Omas Schrank.

Die Autorin war eine mutige Pionierin und gilt als eine ganz besondere Persönlichkeit, deren Wissen die Menschen bis heute beeinflusst. Ihr Buch war wie eine Offenbarung! Wenn eh schon alles geschrieben steht und die Pflanzen wirklich vor unserer Haustüre auf uns warten – warum gibt es dann überhaupt kranke Menschen? Mein damaliger Gedankengang war ziemlich blauäugig, ich weiß, und mittlerweile hat sich viel verändert. Auch wenn die Menschen den Begriff *Selbstverantwortung* immer noch nicht gern hören – wir haben es mit einer völlig neuen Dimension an Giftstoffen und Umständen zu tun –, die alten Rezepte haben trotz allem bis heute ihre Wirksamkeit.

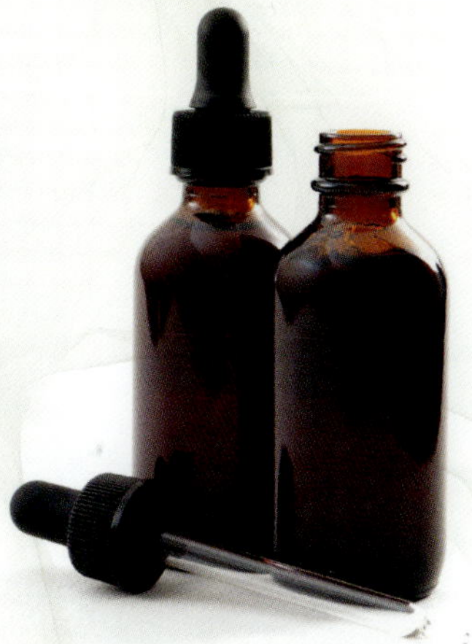

Eines meiner ersten und bis heute wichtigsten Hausmittel möchte ich dir deshalb unbedingt ans Herz legen: die Schwedenkräuter, auch Schwedenbitter genannt. Die Aufzeichnungen in Maria Trebens Buch samt der Heilungserfolge würden den Rahmen gnadenlos sprengen. Deshalb fasse ich einfach grob zusammen:

Nach dieser langen Zeit lässt sich die Herkunft dieser Rezeptur nicht mehr so genau bestimmen. Es sind sicher mehrere Personen daran beteiligt gewesen. Die ersten Aufzeichnungen deuten bereits auf Paracelsus hin, der im 16. Jahrhundert eine ähnliche bittere Kräutermischung in Verwendung hatte. Einen höheren Bekanntheitsgrad erlangte sie dann im 17. Jahrhundert durch den schwedischen Arzt Dr. Urban Hjärne (Leibarzt des schwedischen Königshauses). Im 18. Jahrhundert soll Dr. Klaus Samst die Rezeptur wieder-

Ein Tipp für alle Salbenrührerinnen: Schwedenbitter macht sich hervorragend in Kombination mit Johanniskrautöl. Bei verschlossenen Wunden mit verletzten Nerven oder wulstigen Narben kann die Energie oftmals nicht mehr fließen.

entdeckt haben, die zuvor in seiner Familie längst bekannt war. Kraftvoll bitter und dementsprechend wirksam waren sicher alle Varianten!

Die Rezeptur der kleinen Schwedenkräuter, wie sie Maria Treben zusammengefasst hat, beinhaltet: Aloe, Myrrhe, Safran, Sennesblätter, Kampfer, Rhabarberwurzel, Zitwerwurzel, Manna, Theriak venezian, Eberwurzwurzel und Angelikawurzel. Die Aloe kann mit Enzianwurzel oder Wermutblättern ersetzt werden. In den heutigen Mischungen sind oftmals noch Süßholz und andere Bitterkräuter enthalten.

Damit wir uns nicht selbst auf die Pirsch nach diesen Heilpflanzen machen müssen, gibt es im Handel oder in Apotheken bereits fertige Tropfen zu kaufen – teilweise auch als trockene Mischung, die zu Hause selbst mit Alkohol angesetzt werden kann.

In ihrem Buch schreibt Maria Treben die erste Zeile zu diesem Kapitel: „Es klingt beinahe wie ein Märchen, und doch hat sich alles wahrheitsgemäß zugetragen ...“ (TREBEN, APOTHEKE GOTTES S.61)

Und das Einsatzgebiet dieser Tinktur klingt wirklich sagenhaft. Hier ein paar Stichworte zum Anwendungsgebiet aus der alten Handschrift: Schmerz, Schwindel, stärkt das Gedächtnis, Pocken, Ausschläge, Zahnschmerzen, Blasen auf der Zunge, Magenkrämpfe, Kolik, Magenleiden, Stuhlverstopfung, Gallenschmerzen, Wassersucht, Ohrenschmerzen, vertreibt Bandwürmer, Gelbsucht, Hämorrhoiden, Lungensucht, Epilepsie, Lähmungen, Fieber, Krebs, Warzen, alle Narben, Fisteln, Brandwunden, bringt verlorenen Geschmack wieder, Blutarmut, rheumatische Schmerzen, Hühneraugen, Bisswunden, Schlaflosigkeit usw.

Es gibt eine einzige Situation, in der ich keinen Schwedenbitter nehme – und das ist bei Sodbrennen. Das passiert dir nur einmal! Ansonsten ist er grandios bei Übelkeit oder wenn wieder einmal *etwas im Umlauf* ist. Ein 2-cl-Fläschchen habe ich immer in der Handtasche dabei, und es hat mir schon mehr als einmal aus der Misere geholfen!

MÖGLICHKEIT NR. 1:
Eine Johanniskrautsalbe, bei der die Schwedenkräuter als Tinktur eingearbeitet werden. Wir hatten ein Erfolgserlebnis nach dem anderen, als mein Vater sich wegen eines Knochenbruchs operieren lassen musste. Die Nerven konnten wieder regenerieren, und die Narbe ist heute kaum sichtbar.

MÖGLICHKEIT NR. 2:

Schüttellotion zur Narbenpflege

Ich mag es gern einfach, unkompliziert, aber richtig schön effektiv. So ist diese Lotion entstanden.

Zutaten:

- 1 Braunglasflasche (50 ml) mit Sprühaufsatz
- 12 ml pflanzliches Glycerin, das auch für die Gemmotherapie verwendet werden kann. Durch seine stark feuchtigkeitsspendenden Eigenschaften unterstützt Glycerin die Hautregeneration und hilft, die Elastizität und Geschmeidigkeit des Narbengewebes zu verbessern.
- 25 ml Johanniskrautöl für die strapazierten Nerven
- 12 ml Schwedenbitter für die Narbenheilung
- 20 Tropfen ätherisches Karottensamenöl. Es unterstützt die Hautregeneration und wird bei Hautproblemen wie Narben oder Schuppenflechte verwendet. So eignet es sich perfekt für die Hautpflege.

Zubereitung:

Alle Zutaten in die Braunglasflasche füllen, mit dem Sprühaufsatz verschließen, vor Gebrauch gut schütteln und regelmäßig die Narben damit pflegen.

Durch den enthaltenen Alkohol sollte die Lotion nur auf bereits verschlossenen Wunden angewendet werden!

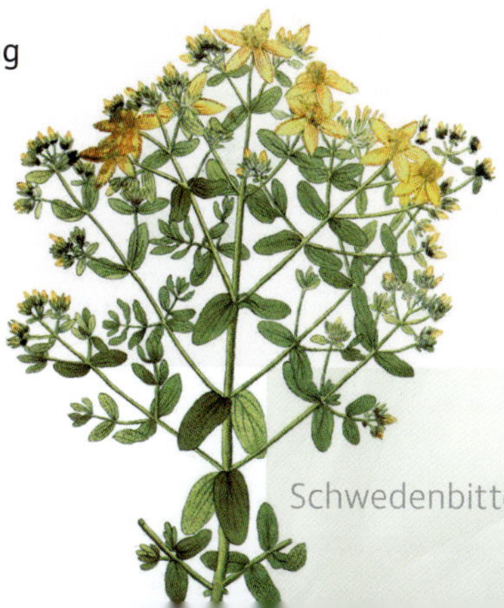

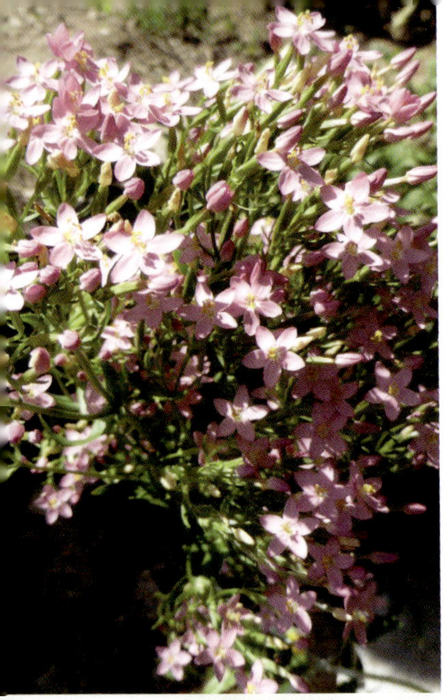

TAUSENDGÜLDENKRAUT

bei nervöser Erschöpfung

Wem der maskuline Gelbe Enzian mit seinen Bitterstoffen zu direkt ist, der kann es gern mit dem etwas dezenteren Tausendgüldenkraut versuchen. Es ist im Ranking immer noch unter den Top 5 der bittersten Heilpflanzen, jedoch etwas sanfter veranlagt. Im Mittelalter wurde diese Pflanze noch *Hundertguldenkraut* genannt. Irgendwann kam ein kluger Kopf auf die Idee, ihr den wahren Wert im Namen zu geben.

Die zweijährige Pflanze lässt sich erfolgreich im Garten kultivieren und sie hat unglaublich viel von der Heilwirkung des Gelben Enzians – nur eben mit einem Pool an etwas dezenteren Bitterstoffen. So unterstützt sie als reines Bittermittel bei nervöser Erschöpfung, kurbelt die Verdauungssäfte an, unterstützt die Funktion von Leber, Galle und Magen und wirkt gegen Appetitlosigkeit. Zusätzlich wird das Tausendgüldenkraut bei fieberhaften Erkrankungen und zur Wundheilung mit blutreinigender und entzündungshemmender Wirkung angewendet. Die Bitterstoffe hemmen das Wachstum von schädlichen Bakterien. In der Volksheilkunde wird diese Pflanze auch als Tonikum zur allgemeinen Stärkung angewendet.

Der Gattungsname *Centaurium* leitet sich vom griechischen Wort *kentaurion* ab, das auf die mythischen Kentauren zurückgeht – jene Mischwesen aus Mensch und Pferd, Sinnbilder für die Verbindung von Instinkt und Verstand, Natur und Geist. Besonders aber erinnert der Name an Chiron, den edelsten aller Kentauren, der in der griechischen Mythologie als Lehrer der Heilkunde galt.

Chiron, so erzählt es die Sage, war weise, gütig und heilkundig. Als er eines Tages durch einen vergifteten Pfeil verwundet wurde, heilte er sich selbst mit einer Pflanze, die man seitdem Kraut des Kentauren nannte – das *Centaurium*. Der Artenname *erythraea* stammt vom griechischen Wort

Wissenschaftlich:
Centaurium erythraea
Enziangewächse /
Gentianaceae

Verwendete Pflanzenteile:
Blatt und Blüte

Inhaltsstoffe: Bitterstoffe, Flavonoide, Xanthone, Sterole, Triterpene, ätherisches Öl

Anwendungsgebiete: Appetitlosigkeit, Völlegefühl, Blähungen, Übelkeit, Fieber, Verdauungsprobleme

Verwendung: Tee, Essenz, Tinktur, Wein, Bachblüte

erythros – rot. Er bezieht sich auf die rosaroten Blüten, die wie kleine Sterne in der Sommerwiese aufleuchten. Doch diese Farbe bedeutet in der Symbolsprache der Antike mehr als das: Sie steht für Lebenskraft, Blut, Herz, Wärme und seelische Energie. So kann es in seinem geistigen Sinn bedeuten: *Die Pflanze der heilenden Erkenntnis – das Bitterkraut der Selbsterneuerung und Klarheit.*

Das Tausendgüldenkraut ist ein Schatz für sich. Gesundheitlich herausragend – geschmacklich herausfordernd wie alle Bitterkräuter und doch für die Seele ein Geschenk.

Spannenderweise findet sich diese zauberhafte Blüte auch als Nummer 4 in den Bachblüten wieder. *Centaury* wird erfolgreich bei den ewigen Ja-Sagern eingesetzt, damit sie lernen, gesunde Grenzen zu setzen und für sich selbst einzustehen. Diese Blütenessenz unterstützt dabei, Selbstbehauptungskraft zu entwickeln, die Fähigkeit, *Nein* zu sagen, und schärft das Bewusstsein für die eigenen Möglichkeiten und Fähigkeiten. Sie hilft, ein gesundes Gleichgewicht zwischen Hilfsbereitschaft und Selbstfürsorge zu finden, sodass man anderen zwar helfen kann, sich dabei aber nicht selbst verliert oder ausnutzen lässt.

Auch in der Literatur findet sich von Karl Heinrich Waggerl ein Gedicht aus seinem Band: *Heiteres Herbarium*, das dieser Pflanze gewidmet wurde. (KARL HEINRICH WAGGERL: HEITERES HERBARIUM – BLUMEN UND VERSE. SALZBURG: OTTO MÜLLER VERLAG, 1950)

TAUSENDGÜLDENKRAUT

Überdrüssig meiner Schulden
will ich ein paar Tausend-Gulden-
Kräuter in den Garten pflanzen …

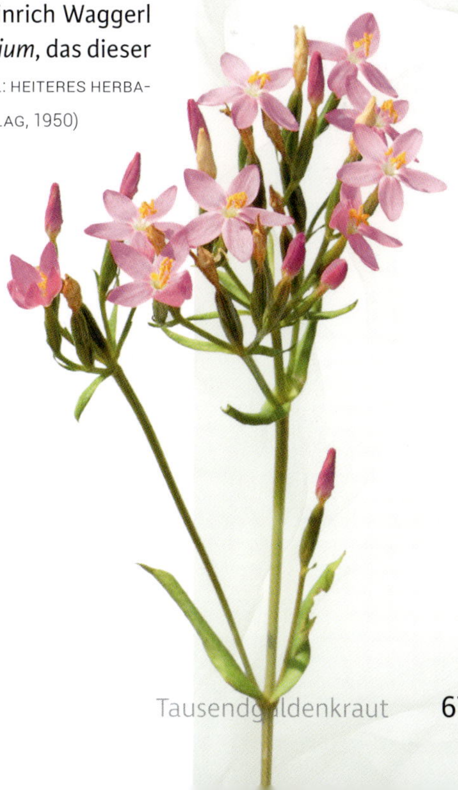

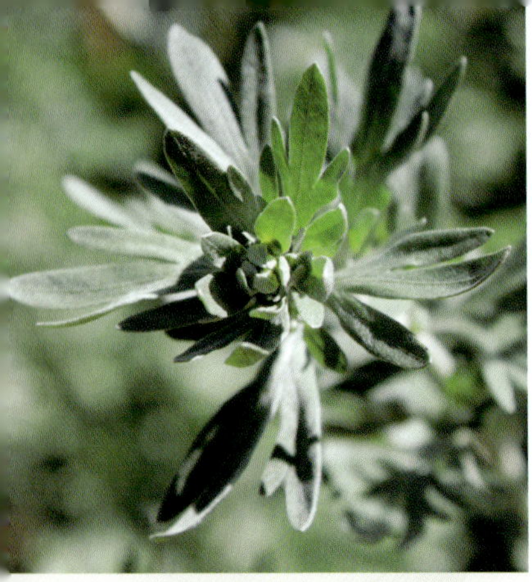

WERMUT

Der Rausschmeißer ungebetener Gäste

Wissenschaftlich:
Artemisia absinthium
Korbblütler / *Asteraceae*

Verwendete Pflanzenteile:
Kraut

Inhaltsstoffe: Bitterstoffe, ätherische Öle wie Thujon, Flavonoide, Gerbstoffe

Anwendungsgebiete:
Leber- und Gallenbeschwerden, verdauungsfördernd, appetitanregend, stärkend, entzündungshemmend, gegen Darmparasiten

Verwendung: Tee, Essenz, Tinktur, Wein

Vorsicht: nicht für Kinder, in der Schwangerschaft und Stillzeit, nicht überdosieren!

Die gigantische Gattung der *Artemisien* umfasst weltweit mehr als 300 Arten und einige ihrer Mitglieder sind echte Berühmtheiten: der gemeine und der einjährige Beifuß, der Estragon, die Eberraute und der legendäre Wermut selbst. Hier präsentiert sich eine sehr alte Heilpflanze, die bereits bei den Ägyptern im Papyrus Ebers beschrieben wurde.

Wermut wirkt durch seine Bitterstoffe und ätherischen Öle direkt positiv auf Leber und Galle. Sein Einsatzgebiet umspannt alles, was mit der Verdauung zu tun hat. Er wirkt appetitanregend, verdauungs- und gallenfördernd und reduziert Blähungen. Der bittere Geschmack aktiviert die Leberzellen und wirkt gezielt stoffwechselanregend.

Als kraftvolle Heilpflanze verhilft er zu einer gewissen antiviralen Resistenz und wirkt bei Schwächezuständen anregend auf das zentrale Nervensystem. Ich liebe Wermut in Detox-Mischungen, denn er lässt sich effizient kombinieren. Doch Vorsicht: Wermut hat eine ordentliche Portion Absinthin und Thujon in sich, die sich bei dauerhaftem Genuss in großen Mengen mutagen auf den Körper auswirken können.

Wermut war und ist beliebt – vor allem wegen seiner stimulierende Wirkung. In geringen Mengen wirkt es anregend und kreativitätsbeflügelnd. Stark dosiert ruft ein Destillat daraus Wahnvorstellungen und Halluzinationen hervor. Vincent van Gogh soll sich nach besonders exzessivem Konsum der *grünen Fee* (Absinth) einen Großteil seines linken Ohres abgeschnitten haben.

Im Volksbuch von Sebastian Kneipp wird Wermut in den allerhöchsten Tönen gelobt. Besonders gut gefällt mir die Anwendung als Wermutöl. Bitterstoffe sind hauptsächlich wasserlöslich. Durch diese Zubereitung könnte es äußerlich bei Hautkrankheiten eingesetzt werden.

> *Man bereitet es, indem man gedörrte Wermuthblätter in ein Fläschchen gibt, diese mit einigen Tropfen gutem Spiritus ansetzt und nach zehn bis zwölf Tagen süßes Mandelöl darauf gießt und nun das Fläschchen, mit Luftlöchern versehen, an die Sonne stellt. Der Spiritus wird sich dann verflüchtigen, nachdem er die Heilkraft an das Öl abgegeben hat. Man kann dieses Jahre lang aufbewahren.* (KNEIPP, KNEIPPBUCH. S. 1252, 1912)

Bitterstoffe auf der Haut stärken die Barrieren und verhindern so das Eindringen von Schadstoffen. Ein echter Anti-Aging-Trick der Natur und eine Kombinationsmöglichkeit mit der Schüttellotion, siehe Birkenporling.

Es gibt nichts, was es im Darm nicht gibt – so auch ungebetene Gäste wie Parasiten und Würmer. Während wir unsere Haustiere regelmäßig entwurmen, denken wir bei uns selbst selten daran. Teilweise über die Ernährung, verunreinigtes Trinkwasser und mangelnde Hygiene aufgenommen, verweilen Parasiten möglicherweise jahrelang im Darm und kreieren dementsprechende Symptome. Von Magen-Darm-Beschwerden über unerklärlichen Gewichtsverlust, Müdigkeit, Heißhunger, Juckreiz am After – besonders in der Nacht – bis hin zu Hautausschlägen oder Muskelschmerzen. Wermut in der Bekämpfung von Parasiten im Darm hat eine lange Erfolgsgeschichte. Mit seiner pilzwidrigen Eigenschaft ist diese Pflanze auch eine Möglichkeit bei Candida. Durch die ätherischen Öle und Bitterstoffe wird das Wachstum des Hefepilzes eingedämmt und das Immunsystem gestärkt.

Der Wermut ist ein Sinnbild der klaren Wahrnehmung und geistigen Wachheit – eine Pflanze, die Nebel vertreibt, innen wie außen. Der Artname stammt vom griechischen Wort „apsinthion", das wörtlich „ohne Süße" bedeutet. Schon der Name beschreibt den eigenwilligen Geschmack der Pflanze. Es gibt zahllose Gründe, sich dieses Kraftpaket in den Garten zu holen – zum Wohlwollen der Göttin Artemis.

Die Gattung ist benannt nach der griechischen Göttin Artemis, der jungfräulichen Göttin des Mondes, der Jagd und der Heilkunst. Sie ist die Beschützerin der Frauen und der wilden Natur – frei, unabhängig und heilkundig. Schon in der Antike galt Wermut als Heilpflanze für Frauen, für das Blut und die Seele, aber auch als Schutzkraut gegen böse Einflüsse.

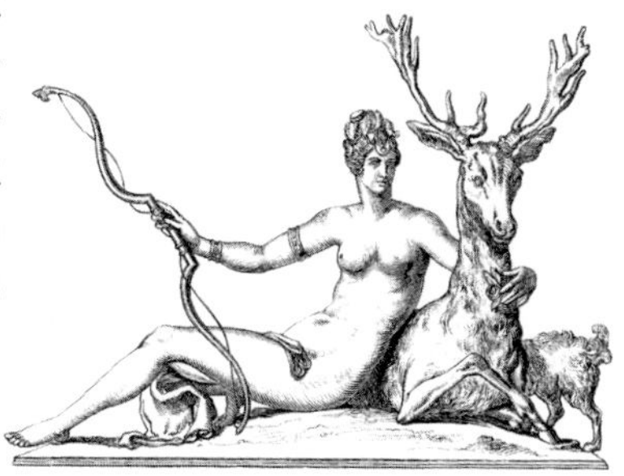

Wermutwein als „Entwurmungskur"

Zutaten:

- 750 ml Portwein
- 1 Zimtrinde
- 7 Gewürznelken
- 5 Kardamomkapseln
- 3–4 Zweige frisches Wermutkraut im Frühling
- 2 Esslöffel heimischer Bienenhonig

Zubereitung:

Gewürze anmörsern, Wermut klein schneiden und mit allen anderen Zutaten in ein großes Glas füllen.

Danach gut verschließen und 10 bis 14 Tage an einem schattigen Platz stehen lassen.

Täglich schwenken. Dann absieben und in eine schöne Flasche abfüllen.

Anwendung:

Jeden zweiten Tag ein Stamperl für die Dauer von 10 bis 14 Tagen genießen.

Der Portwein ist kräftiger als andere Weinsorten, deshalb extrahiert er mehr Inhaltsstoffe und ist meine erste Wahl.

Der ursprüngliche Wermutwein stammt von Hildegard von Bingen. Ich habe ihr Rezept nach meinem Geschmack etwas abgeändert. Sie hat damals eine sehr hohe Dosierung mit einem Frischpflanzenpresssaft verwendet, der jeden dritten Tag vor dem Frühstück getrunken werden sollte. Dieser ist nach wie vor im Handel als Maitrunk erhältlich.

In dieser Bitterkeit liegt seine Kraft: Sie regt Leber, Galle und Verdauung an, klärt den Geist und vertreibt Trägheit. Wer den Wermut klug dosiert, hat einen echten Allrounder für Leber, Darm und Kreativität an seiner Seite.

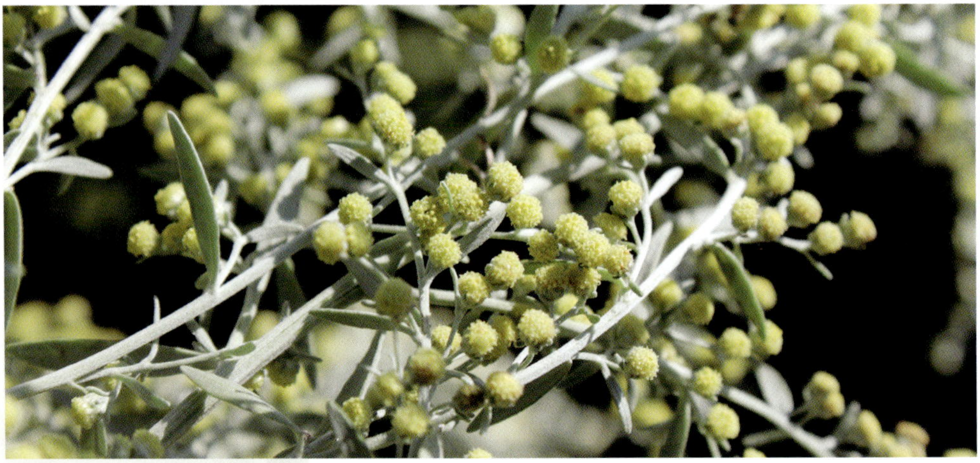

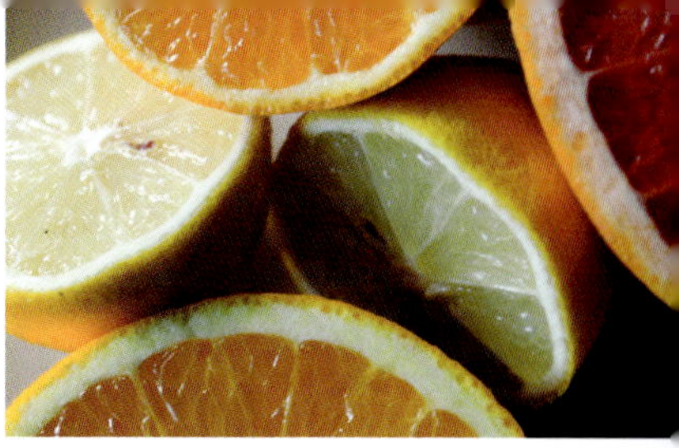

ZITRUSFRÜCHTE

Für die Leber

Zitrone, Orange, Grapefruit, Limetten und Mandarinen sind weit mehr als nur bunte Vitamin-C-Lieferanten. Früchte aus natürlichem Anbau enthalten oft mehr als 200 verschiedene Inhaltsstoffe, die entzündungshemmend wirken und der Krebsvorbeugung dienen.

Um sicherzugehen, dass du nicht nur ein paar exklusive Pestizidschleudern auf dem Teller hast, achte auf hochwertige Bioware oder Fair-Trade-Produkte mit essbarer Schale!

Die enthaltenen Inhaltsstoffe sind wirkungsvoll gegen Viren, Pilze und Bakterien und unterstützen die Lebergesundheit. Mein persönlicher Start in den Tag vor dem ersten Kaffee: ein halber Liter warmes Wasser mit einer ausgepressten Grapefruit oder Zitrone. Besonders die Grapefruit enthält Bitterstoffe, die für ihre leberreinigende Wirkung bekannt sind. Sie kurbeln die Produktion der Leberenzyme so richtig an. Diese helfen bei der Fettverdauung und unterstützen die Entgiftung. Die Liste an wertvollen Lebensmitteln könnte bis ins Endlose fortgeführt werden. Da wartet noch ganz viel Potenzial auf uns!

Durch eine harmonisierte Verdauung hast du mehr Power im Alltag und eine höhere Konzentrationsleistung. Präventive Gesundheit ist eine tägliche Entscheidung. Eine Entscheidung, was du einkaufst, was schlussendlich auf deinem Teller landet. Mit der Ernährung hältst du die mächtigste Waffe im Kampf für deine Gesundheit in den Händen.

Wer regelmäßig Medikamente einnimmt, sollte auch die Risiken und Wechselwirkungen kennen. Teilweise verträgt sich unser Essen nicht mit den Wirkstoffen von Tabletten. Eines der bekanntesten Beispiele ist die Grapefruit. Der Saft hemmt das Enzym CYP3A4, das für den Abbau von Medikamenten wichtig ist. Milch und Milchprodukte sollten nicht mit Antibiotika oder Mitteln gegen Osteoporose eingenommen werden. Es gibt noch etliche mehr. Hier ist ein klärendes Gespräch mit dem Arzt oder den Apothekern empfehlenswert.

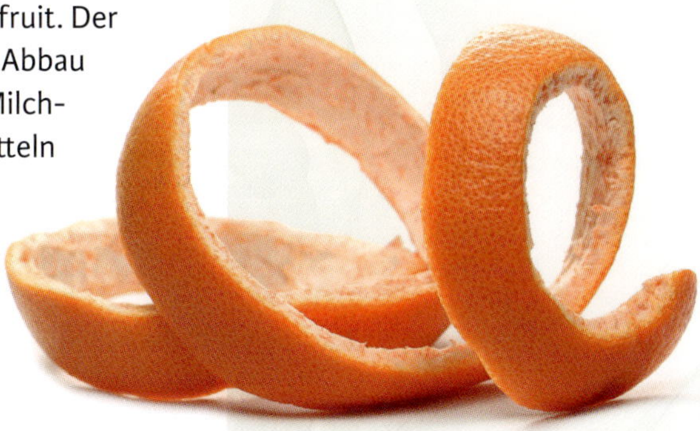

Räuchern mit Zitrusfrüchten

Die Schalen sind eindeutig zu schade für die Tonne. Deshalb schäle ich mir gern von der Bioware noch die Schale ab und lasse sie im Schatten trocknen.

- Grapefruit und Zitrone sind fantastisch kombinierbar mit Weihrauch, Lavendel und Salbei als Räuchermischung. Sie haben mir im Sommer auf der Terrasse schon zahllose Mücken und Fliegen vom Hals gehalten.
- Die dünn geschälte und getrocknete Orangenschale, mit ein paar Tropfen ätherischem Blutorangenöl beträufelt, ist der pure Genuss im Winter.
- Gemeinsam mit Tannenwipfeln, Wacholder, Fichtenharz und Styrax ist es meine Lieblingskombi für die kalten Tage, die die Raumenergie spürbar verbessert.

Ob im Büro oder daheim – es ist der pure Genuss!

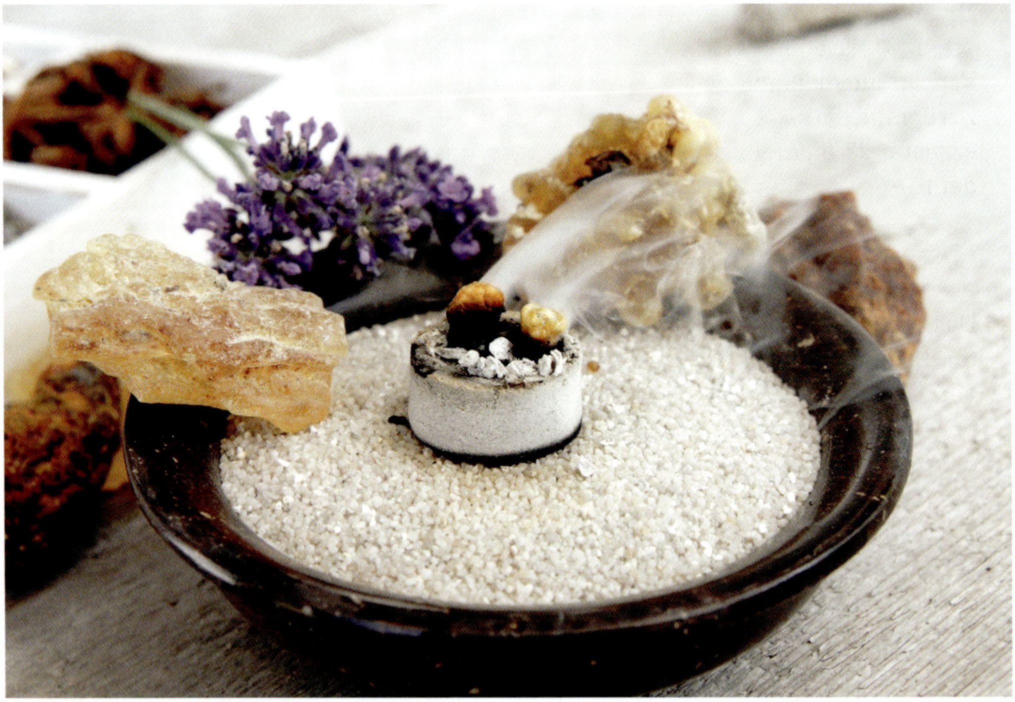

GRÜNKRAFT

Bitterstoffe zwischen Messer und Gabel

Natürlich kultivierte Lebensmittel sind Schätze der Natur und zeitgleich auch eine genussvolle Hausapotheke für sich. Wieso haben wir uns angewöhnen lassen, zwischen unserem täglichen Essen und Medizin zu unterscheiden? Wie viele Nahrungsmittel würden wohl *durch den Raster* fallen, weil sie uns nicht gesund und vital erhalten? Wie viele Medikamente könnten wir uns sparen, wenn wir uns dauerhaft artgerecht ernähren würden? Wie groß wäre wohl der Druck auf die Produzenten und den Handel, wenn wir keine Giftstoffe in unseren Lebensmitteln tolerieren würden, die uns auf Dauer krank machen?

Oftmals wird die Nahrungsaufnahme nur zum Stillen des Hungergefühls gesehen. Überladene Teller mit Fett, Zucker und leeren Kohlehydraten, deren Verdauung dich müde macht oder sich nach einer Stunde der Hunger wieder zurückmeldet. Wie wäre es mit heilsamem Genuss auf dem Teller als Dauerzustand? Sich ein dementsprechendes Wissen anzueignen, ist wichtiger denn je.

Hast du schon einmal etwas von hochfrequenter Nahrung gehört?

Das umfasst alle frischen, biologisch angebauten, pflanzlichen, unverarbeiteten Lebensmittel, die durch eine hohe, energetische Schwingung unser körperliches und geistiges Wohlbefinden stärken. Dazu gehören Sprossen, Kräuter, Nüsse, Samen, fermentierte Lebensmittel, hochwertiges Wasser und vor allem frisches Obst und Gemüse. Dies ist ein besonderes Kapitel. Hier widmen wir uns den pflanzlichen Lebensmitteln, die im Handel erhältlich sind und die in besonderem Maße unsere Superheldin – die Leber – aktivieren. Meist sind es Bitterstoffe, die den Auftrag zur Lebergesundheit angenommen haben, und sie stehen uns mittlerweile das ganze Jahr zur Verfügung.

Es gibt die Theorie, dass die Bitterstoffe bewusst aus unseren Lebensmitteln herausgezüchtet wurden, um die Ware für den Gaumen des Konsumenten angenehmer zu gestalten. Die andere Möglichkeit ist, dass die Pflanze durch den Einsatz von Pestiziden weniger Bitterstoffe als Fraßschutz ausbildet. Durch die chemische Keule ist eine Abwehr nicht mehr notwendig. Wenn man sich etwas bemüht, findet man trotzdem großartige Möglichkeiten, um an die wertvollen Inhaltsstoffe zu kommen.

Spätestens ab dem Herbst haben die besonders heilkräftigen Salate aus heimischem Anbau wieder Hochsaison. Meistens findet man Rezepte, in denen *Entbittern* empfohlen wird. Nicht nur im lauwarmen Wasser, sondern teilweise sogar über Nacht in Milch, um dieser Superkraft den Garaus zumachen. Endivie, Zuckerhut, Frisée und Co. haben diese Inhaltsstoffe aus gutem Grund! Dementsprechend ist der Wirkbereich im Körper. Wem der Geschmack wirklich zu drastisch ist, der kombiniere die Salate und Smoothies lieber mit fruchtigen Komponenten. Wie wäre es mit einem Chicorée-Smoothie mit Apfel und Ingwer, Frisée-Salat mit Holunderblüten-Oxymel und Birnenspalten als Vorspeise und danach ein gegrillter Radicchio mit Schafskäse und Walnüssen?

Verschiedene Salate und Gemüse helfen dem Körper bei der Ausleitung von Schadstoffen und tragen zu einem ausgeglichenen Säure-Basen-Haushalt bei. Ein hoher Konsum wirkt sich positiv auf das Körpergewicht aus, denn durch die Ballaststoffe wird dein Darm durchgeputzt und man bleibt länger satt. Dadurch gestaltet sich die Darmflora neu, und die Lust auf Süßes wird automatisch reduziert. Das geht so weit, bis sie sich irgendwann gar nicht mehr bemerkbar macht.

Andere Länder, andere Sitten – und vor allem völlig andere Bestimmungen, was den Pestizideinsatz und Bioverordnungen angeht. Wenn auch nur ansatzweise möglich, gib kleinen Produzenten aus deiner näheren Umgebung den Vorzug und nicht der Importware. Verarbeite, was gerade Saison hat. Wochenmärkte, Hofläden und Geschäfte, die bewusst heimische Waren anbieten, sind eine grandiose Möglichkeit, an frische LEBENSmittel mit kurzen Wegen zu kommen. So lernst du auch die Menschen, die dahinterstehen, und deren Philosophie kennen.

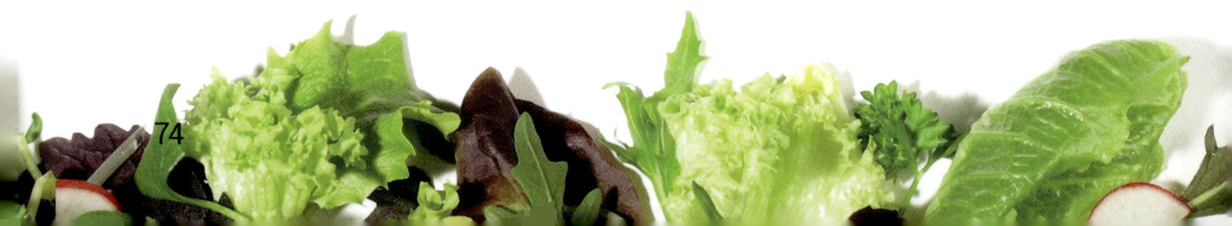

Je kürzer die Wege, umso frischer die Ware, umso heilsamer die Wirkung!

Was die Lebensmittel in diesem Buch noch spezieller macht, ist, dass ich mir geniale Profis an die Seite geholt habe. Die *Post in Bezau* ist für mich der Inbegriff von Detox und dessen Umsetzung, und dies ist seit etwa 30 Jahren Teil des Hotelkonzepts. Der Grundgedanke ist, den Körper so zu entlasten, damit das Entgiftungs- und Immunsystem wieder aktiv werden kann. Ernährung ist auch hier ein besonders wichtiger Teil des großen Ganzen. Dazu kommen erholsamer Schlaf, aktivierende Bewegungseinheiten, gezielte Anwendungen im Spa und mentale Auszeiten in der Natur.

Gemeinsam mit dem hauseigenen Detox-Chef und Profi rund um das Thema Ernährung, Jan Wägele, haben wir bewusst ganz einfache Gerichte ausgewählt, die zum Nachkochen animieren sollen. Abgestimmt auf die gesunderhaltenden Inhaltsstoffe. Alles auf Herz und Nieren geprüft und grammgenau nachgekocht. Vor allem soll es Spielraum bieten für eigene Ideen und kreative Kompositionen. Es dürfen aber auch Rezepte sein, die einfach nur unglaublich lecker sind!

Die Familie der Korbblütler ist gigantisch. Ein Clan, bei dem man glatt den Überblick verlieren könnte. Dazu gehören unter anderem die bitteren Verwandten wie Löwenzahn, Artischocke, Gänseblümchen oder Wermut. Auch unsere Salate sind bei diesem Familientreffen mit dabei, und sie haben einiges gemeinsam: den hübschen Blütenaufbau und den Schatz an geballten Vitalstoffen. Besonders eine ordentliche Portion Bitter. Dieser Inhaltsstoff ist generell hitzeempfindlich und sollte entweder roh oder nur kurz geschmort werden. So bleibt er auf dem Teller wunderbar erhalten.

Das Ganze beginnt mit ihrer Urmutter – der Wegwarte. Eine einzigartige Pflanze mit feinen Bitterstoffen für die Leber. Auch sie verdient als wilde Schönheit einen Platz im Rampenlicht.

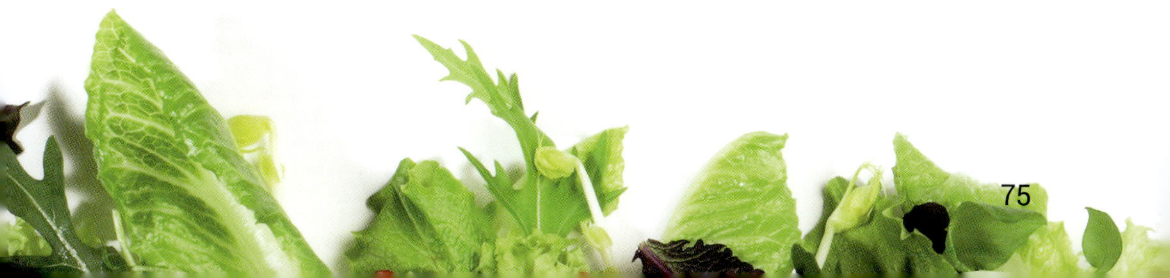

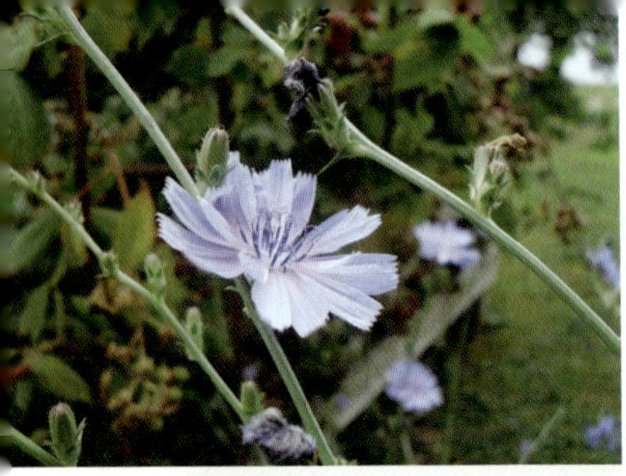

WEGWARTE

Die himmelblaue Wächterin für Leber und Bauchspeicheldrüse

Wissenschaftlich:
Cichorium intybus
Korbblütler / *Asteraceae*

Verwendete Pflanzenteile: die Wurzel ist reich an Bitterstoffen, junge Blätter im Salat, Blüten für Dekorationszwecke

Inhaltsstoffe: Bitterstoffe, Inulin, Gerbstoffe, Flavonoide, Cumarine, Kalium, Magnesium, Mangan, Provitamin A, Vitamin C und B-Vitamine

Anwendungsgebiete: Appetitlosigkeit, Völlegefühl, Leber- und Gallenschwäche, Frühjahrsmüdigkeit, präbiotisch, stärkt die Darmflora und unterstützt die Bauchspeicheldrüse, blutdruckstabilisierend

Verwendung: Tee, Essenz, Zichorienkaffee, Pflanzenpresssaft aus den Blättern, pulverisierte Wurzel

Die Wegwarte ist etwas ganz Besonderes. Wo andere längst den Kopf hängen lassen, da blüht sie erst recht – an staubigen Wegrändern, auf Schotter, in der Hitze der sengenden Sonne. Ihre himmelblauen Blüten öffnen sich nur bis mittags und auch nur dann, wenn die Sonne scheint, als wollte sie sagen: *He du da! Schau mich an! Ich entfalte mich ganz und nutze meine kurze Lebenszeit weise. Komm, mach es mir nach!* Nach wenigen Stunden stirbt die Blüte ab und gibt in weiterer Folge ihre Nachkommen weiter.

Schon Hippokrates kannte sie und ihre Geschichte reicht noch weiter bis in das alte Ägypten zurück. Dort nannte man sie *Kichorion* – als Bodenpflanze, Feldgemüse, Wegbegleiterin der Menschen. Der Name *Cichorium* erinnert an diese uralte Verbindung: eine Pflanze, die Nahrung und Heilung schenkt, einfach und trotzdem beständig. Der Artname *intybus* bedeutet *die Eingezogene* – eine, die sich nicht aufdrängt, die mit ihren eingeschnittenen Blättern am Boden bleibt, verwurzelt und doch offen zum Himmel. Offen für neue Impulse und offen für das Licht.

In ihren Wurzeln sammelt sie das Wesentliche. Dort speichert sie das Inulin. Ein nährender Stoff, der die Darmflora stärkt, die Bauchspeicheldrüse unterstützt und den Zuckerstoffwechsel sanft reguliert. Dort findet sich auch das Intybin, ein Bitterstoff, der Leber und Galle anregt, den Körper klärt und die Lebenssäfte in Bewegung bringt. Flavonoide und Gerbstoffe schützen die Gefäße, Cumarine und Mineralien bringen den Kreislauf in Schwung. Die Wegwarte wirkt wie eine unsichtbare Helferin: Sie regt an, ohne aufzuwühlen, sie klärt, ohne auszutrocknen – ein pflanzlicher Begleiter, der den Körper in sein Gleichgewicht zurückführt.

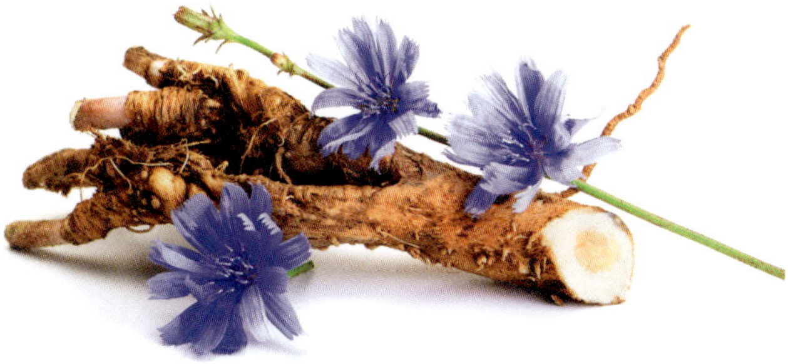

Die Wegwarte verkörpert eine starke Haltung, die im Staub und der sengenden Sonne gleichermaßen blüht. Die die eigene Bitterkeit in Klarheit verwandelt. Ihre Kraft liegt in der Einfachheit – in den blauen Blüten, die der Sonne folgen, und in der tiefen Wurzel, die sie im Leben verankert. Die unbeirrbare Wächterin am Wegesrand und die Urmutter der Bittersalate.

Ihre Wurzeln werden getrocknet, geröstet und gemahlen. So entstand der Zichorienkaffee, ein koffeinfreier Muntermacher, der die Leber stärkt und den Blutdruck stabilisiert.

Schon früher mischte man die pulverisierten Wurzeln in den Brotteig – das Brot hielt länger, nährte besser und tat der Lunge gut – wie beim Isländisch Moos. Ihre jungen Blätter schmecken herb und kräftig, als Salat oder Frühjahrskur, während ihre Blüten einfach Freude schenken: Sie leuchten, wo man sie am wenigsten erwartet. Die Wegwarte ist die wilde Mutter vieler Bittersalate – Endivie, Chicorée, Radicchio. In ihnen lebt ihr Wesen fort: die heilsame Bitterkeit, die reinigt und zentriert. Auch seelisch trägt sie diese Kraft.

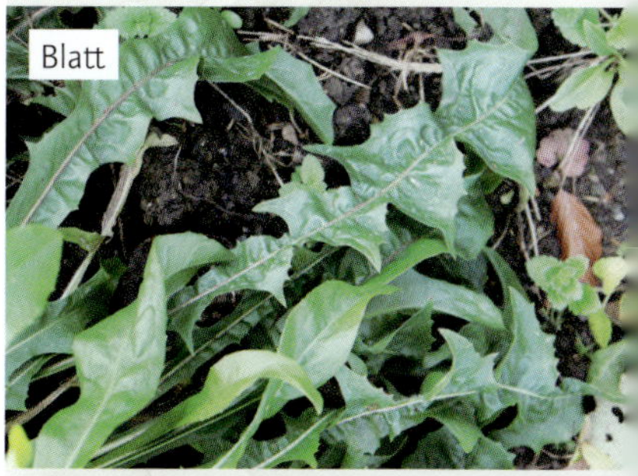

Blatt

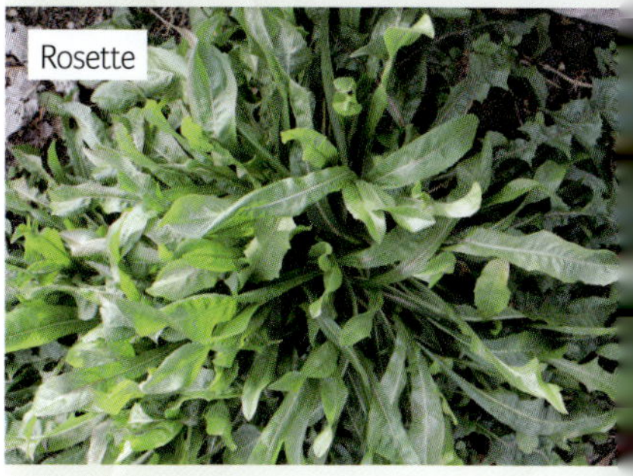

Rosette

In der Bachblütentherapie steht sie als Chicory mit der Nr. 8 für Menschen, die zu viel geben und zu wenig loslassen können. Das Gegenteil der mütterlichen Liebe. Sie lehrt, die Zuneigung nicht festzuhalten, sondern frei fließen zu lassen. Ideal für Menschen mit einer starken Erwartungshaltung, denn das kann auf Dauer nur in Enttäuschungen enden. Wie ihre Blüte sich dem Licht öffnet und doch niemals gebrochen wirkt, erinnert sie daran, dass wahre Liebe in der Freiheit wurzelt.

BITTERSALATE

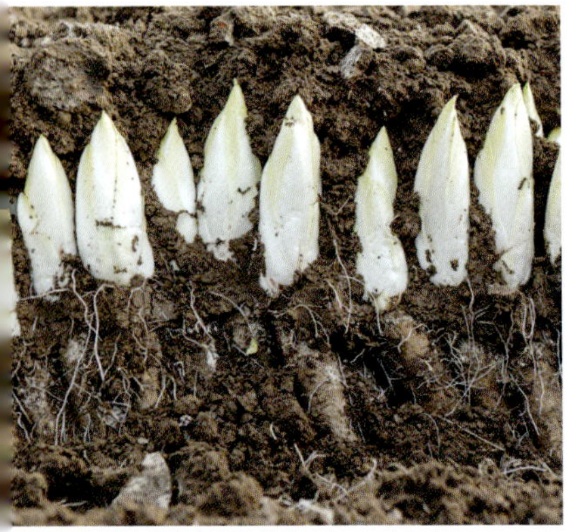

CHICORÉE

Genuss aus der Dunkelheit

Die helle Farbe der Kolben kommt vom Wachstum in völliger Dunkelheit, und dadurch produziert er kaum Chlorophyll. Die Kulturform entstand aus der Wegwarte, die noch heute an Wegesrändern mit ihren blauen Blüten zu finden ist. Die heute bekannte Variante des Chicorée entwickelte sich im 19. Jahrhundert, als man entdeckte, dass aus den im Dunkeln gelagerten Wurzeln zarte, essbare Sprossen wachsen.

Der Anbau erfolgt zweistufig: Zuerst zieht man die Wurzeln im Freiland, die im Herbst geerntet werden. Anschließend lagert man diese Wurzeln unter dunklen, kühlen Bedingungen, sodass sie hell austreiben. Die Dunkelheit sorgt dafür, dass die jungen Blätter zart und wenig bitter bleiben und sie werden je nach Sorte etwa 2 bis 3 Monate nach der *Kellerhaft* geerntet.

Das Gemüse zeichnet sich durch seine bitteren Inhaltsstoffe aus, die die Verdauung und die Leberfunktion anregen. Zudem enthält es den Ballaststoff Inulin, der förderlich für die Darmflora ist. Ergänzend dazu liefert Chicorée wichtige Vitamine und Mineralstoffe, die insgesamt zu einer gesunden Ernährung beitragen. Der Geschmack ist leicht bitter und passt sowohl zu frischen Salaten als auch zu gekochten Gerichten.

Umso reicher sind seine sekundären Inhaltsstoffe wie Provitamin A, B-Komplex und C, Kalium, Kalzium, Magnesium, Phosphor, Zink und Eisen, und er ist reich an Ballaststoffen. Besonders im Strunk stecken die heilsamen Bitterstoffe. Genau die bringen Schwung in die Verdauung und tragen uns gelassen durch den Winter. Inulin, der pflanzliche Gegenspieler von Insulin, kann gar nicht hoch genug bejubelt werden. Inulin regt die Verdauung an, liefert kaum Kalorien und entlastet die Bauchspeicheldrüse.

Bittersalate mit roh mariniertem Brokkoli und Ingwer-Honig-Dressing

Zutaten:

- 100 g Bittersalatmix (z. B. Rucola, Endivie, Radicchio)
- 150 g Brokkoli (roh, in kleine Röschen geschnitten)
- 50 g frische Beeren (z. B. Himbeeren oder Heidelbeeren)
- 1 TL geriebener Ingwer
- 1 EL Honig
- 2 EL Olivenöl
- 1 EL Zitronensaft
- Salz und Pfeffer nach Geschmack

Zubereitung:

Brokkoli in kleine Röschen teilen und in einer Schüssel mit 1 EL Olivenöl, Zitronensaft, einer Prise Salz und Pfeffer etwa 15 Minuten marinieren.

Für das Dressing Beeren leicht zerdrücken und mit Ingwer, Honig und 1 EL Olivenöl verrühren.

Bittersalate auf zwei Tellern anrichten, marinierten Brokkoli darüber geben und mit dem Dressing beträufeln.

ENDIVIE

Der Krausekopf mit Charakter

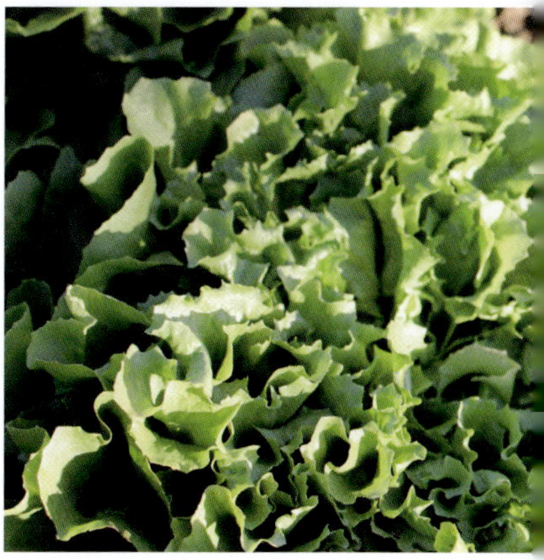

Endivie ist ein echtes Kraftpaket unter den Salaten – herb, gesund und voller Schwung! Mit seinen knackigen, leicht bitteren Blättern bringt sie nicht nur Frische auf den Teller, sondern auch jede Menge Wohltat für Körper und Seele. Die in ihr enthaltenen Bitterstoffe sind kleine Alleskönner: Sie regen die Verdauung an, fördern die Gallensekretion und unterstützen damit die Leber bei ihrer wichtigen Entgiftungsarbeit.

Der bittere Geschmack macht Endivie besonders appetitanregend – der perfekte Start für jede Mahlzeit, die den Stoffwechsel in Schwung bringen soll. Zusätzlich enthält

Endivie das präbiotische Inulin, das die Darmflora kräftigt und den Blutzuckerspiegel stabilisiert. Ein echter Segen für alle, die den großen Zuckeranstieg vermeiden wollen!

Die Endivie ist reich an wertvollen Vitaminen wie C, B1, B2 und B6 sowie Provitamin A und Mineralstoffen wie Kalium und Kalzium. Diese Nährstoffe kräftigen das Immunsystem, die Knochen und die Muskeln. Auch ihre harntreibende Wirkung hilft, die körpereigenen Reinigungsprozesse zu fördern.

Ob roh als knackiger Salat, in Kombination mit anderen Bitterkräutern oder leicht gedünstet als wärmendes Gericht – und das Beste: Sie wächst sogar im Winter und trotzt frostigen Temperaturen, sodass sie uns auch in der kalten Jahreszeit mit Vitalkraft versorgt. Bei uns daheim ist sie ein Highlight im Kartoffelsalat – zu den Käsknöpfle, die so rein gar nichts mit Detox zu tun haben.

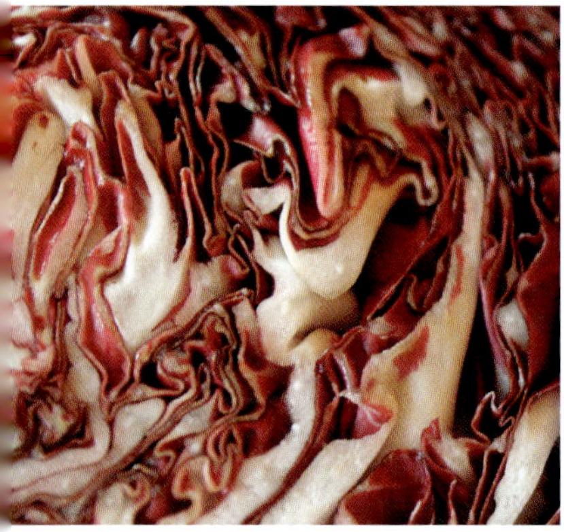

RADICCHIO

Die rote Diva

Radicchio – dieser Salat ist nicht nur ein optischer Hingucker, sondern auch eine echte Diva auf jedem Teller! Mit seiner tief dunkelroten Farbe zieht er alle Blicke auf sich, doch sein wahrer Schatz versteckt sich in den knackigen weißen Blattrippen: Dort sitzen die konzentrierten Bitterstoffe, die nicht nur den Geschmack prägen, sondern auch die Gesundheit ankurbeln.

Ob roh im Salat, kurz gedünstet oder flott auf dem Grill – Radicchio macht immer eine starke Figur. Er regt Leber und Galle kräftig an, fördert so die Fettverdauung und bringt die gesamte Verdauung gehörig in Schwung. Gerade die Leber profitiert von den typischen Molekülen wie Intybin, die ihre Entgiftung und Regeneration unterstützen, während die Ballaststoffe die Darmflora jubeln lassen. Durch das präbiotische Inulin freut sich auch die Bauchspeicheldrüse, weil Blutzucker- und Insulinhaushalt in Balance bleiben.

Es geht noch weiter: Radicchio ist voll an Vitalstoffen! Besonders üppig sind die B-Vitamine, Vitamin C und Vitamin A vertreten – ein wahres Kraftpaket für Immunsystem, Nerven, Haut und Augen. Außerdem liefern Kalzium, Kalium, Magnesium und Eisen kraftvolle Impulse für Knochen, Muskeln und den Energiestoffwechsel.

Das Highlight für alle: Sein Bittergeschmack hilft, Heißhunger zu zügeln und macht Radicchio zur perfekten Vorspeise, gerade bei deftigem Essen. Und kurz auf dem Grill entfaltet er als warme Beilage eine nussige, herbe Note, die begeistert.

ZUCKERHUT

Der Winterheld im Gartenbeet

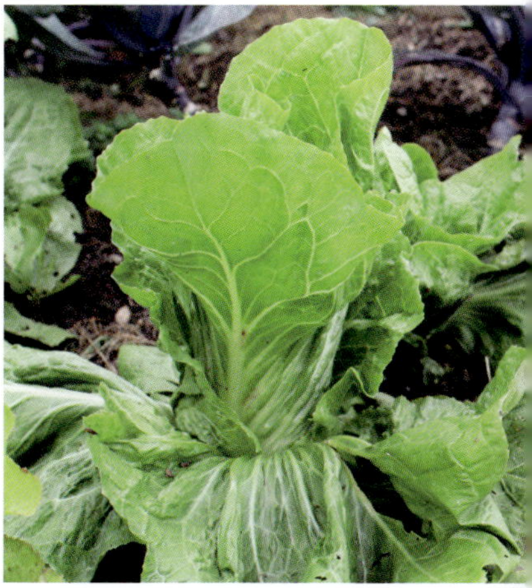

Auf der gesundheitlichen Bühne hat Zuckerhut einiges zu bieten: Er steckt voller wertvoller Vitamine aus der B-Gruppe sowie Vitamin C, aber auch wichtiger Mineralstoffe wie Kalzium, Kalium und Magnesium. Die Bitterstoffe, besonders das Intybin, regen die Verdauung kräftig an, fördern Leber, Galle und Bauchspeicheldrüse und unterstützen den gesamten Harntrakt. Darüber hinaus wirken sie harntreibend, fördern die Durchblutung von Magen, Darm und Leber und helfen dabei, Giftstoffe aus dem Körper zu transportieren.

Seine Ballaststoffe, darunter das präbiotische Inulin, erfreuen nicht nur die Darmflora, sondern unterstützen auch einen ausgeglichenen Blutzuckerspiegel. Damit ist er besonders wertvoll in der kalten Jahreszeit, wenn das Immunsystem gestärkt werden soll.

In der Küche ist Zuckerhut vielseitig: Ob roh im Salat – auf keinen Fall entbittert –, leicht gedünstet oder mit Dressing und Früchten kombiniert – er bringt frische, herbe Noten auf den Teller. Gegrillt entfaltet Zuckerhut ein besonders angenehmes Aroma und wird zu einer Delikatesse.

Dieser Salat ist ein Genuss für die Verdauung und das Immunsystem, dabei kalorienarm und nährstoffreich – das Wintergemüse der ersten Wahl. Versuch ihn einmal mit Kürbiskernöl und Hagebutten-Oxymel. Ein Traum!

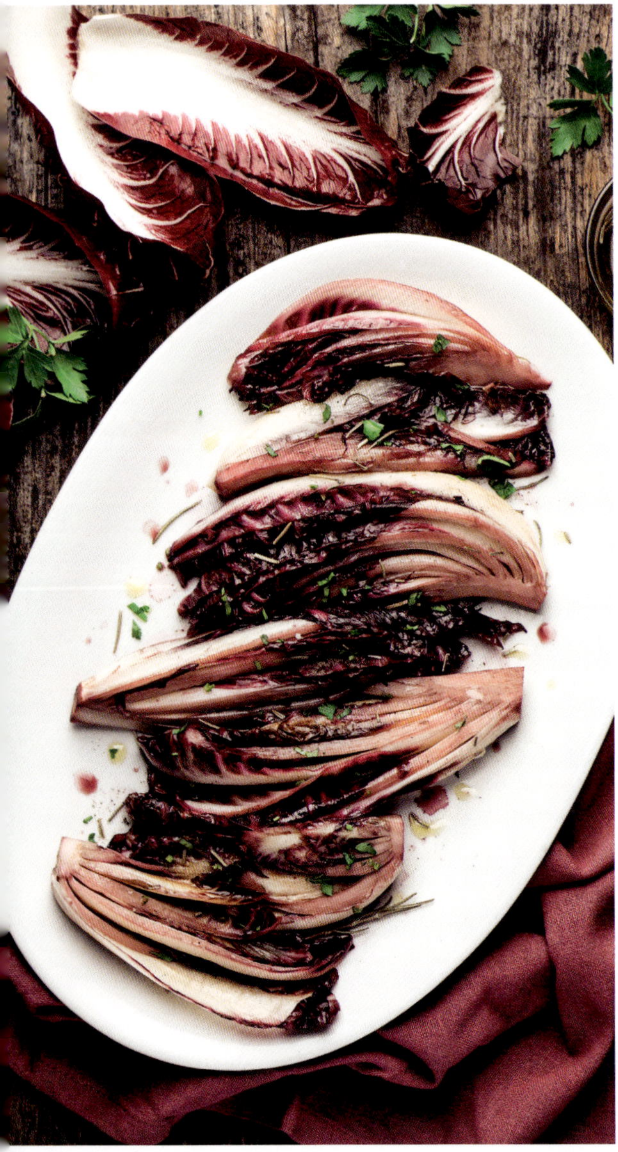

Geschmorte Bittersalate mit Knoblauch und Ingwer

Zutaten:

- 2 Chicorée oder Radicchio (halbiert)
- 1 Knoblauchzehe (fein gehackt)
- 1 TL geriebener Ingwer
- 1 Orange (Saft und etwas Abrieb)
- 1 EL Olivenöl
- 1 TL Honig
- Salz und Pfeffer

Zubereitung:

Orange warm abwaschen und Schale abreiben. Abrieb in einer kleinen Schüssel beiseitestellen. Orangensaft auspressen.

Öl in einer Pfanne erhitzen, Knoblauch und Ingwer kurz farblos anschwitzen.

Chicorée / Radicchio mit der Schnittfläche nach unten in die Pfanne legen, 3 bis 4 Minuten bei mittlerer Hitze anbraten, dann wenden und 1 bis 2 Minuten weiterbraten.

Orangensaft und Honig hinzufügen, mit Salz und Pfeffer würzen, abdecken und etwa 5 Minuten schmoren lassen.

Auf zwei Tellern anrichten und mit etwas Orangenabrieb garnieren.

DIE REISE DURCHS KRÄUTERJAHR

Bitterstoffe und ihre Begleiter übernehmen das Ruder

Detox im Frühling – für mehr Freude und Leichtigkeit

Detox – allein das Wort klingt schon nach frischem Wind und neuer Energie. Es ist längst mehr als nur ein kurzer Trend. Detox steht für einen bewussten Neuanfang, für die Entscheidung, sich selbst etwas Gutes zu tun und den Körper von innen heraus zu reinigen. Diese Entscheidung ist heute wichtiger denn je. Tag für Tag nehmen wir mit jedem Atemzug, jedem Schluck Wasser, mit der Nahrung und durch Medikamente Stoffe auf, die unser Körper nicht vollständig verstoffwechseln oder ausscheiden kann. Was passiert mit diesen Rückständen? Sie lagern sich im Gewebe als unsichtbarer Ballast ab. Sie stören unsere natürliche Selbstregulation, schwächen das Immunsystem und können gesunde Zellen verändern.

Viele chronische Beschwerden, so meine Überzeugung, entstehen genau hier: durch mangelnde Entgiftung und Ausleitung.

Durch regelmäßige Detox-Kuren kann man dazu beitragen, Toxine aus dem Körper zu entfernen und die Belastung zu reduzieren. So lässt sich der Stoffwechsel ankurbeln, das Energieniveau steigern, die Verdauung verbessern und das allgemeine Wohlbefinden fördern.

Es geht aber nicht darum, für einen kurzen Zeitraum radikale und drastische Methoden anzuwenden, sondern gesunde Gewohnheiten zu pflegen, die sich im Alltag etablieren dürfen. Der erste Schritt ist, alle Entgiftungsorgane des Körpers wie Leber, Niere, Blase, Lunge, Haut, Lymphsystem und Darm zu aktivieren. Wenn die Giftstoffe im Körper mobilisiert werden, jedoch über die genannten Entgiftungsorgane nicht abtransportiert werden können, kann das massive Schäden anrichten.

Besonders im Frühling steht uns die Kraft der Veränderung zur Verfügung, und genau jetzt sprießen die Kraftpakete mit geballten Bitter-, Schwefel- und

Scharfstoffen. Inhaltsstoffe, mit denen wir genussvoll Ballast ausleiten können und gleichzeitig unser Depot mit wertvollen Mineralstoffen und sekundären Pflanzeninhaltsstoffen auffüllen können. Solltest du dieses Buch zu einer anderen Jahreszeit in die Hand bekommen, lass dich nicht abhalten! Ein Entgiftungsprozess ist immer möglich!

Gewünschte Veränderungen im Leben entwickeln sich aus einem inneren Feuer der Begeisterung. So können deine Ideen zünden und mit einem dementsprechenden Tun Gestalt annehmen. Ist dein Energiespeicher allerdings tief im Keller aufgrund von Unterversorgung an Vitalstoffen und einem von Toxinen überlasteten Organismus, dann zündet nicht viel. Keine Verdauung, keine Vision, keine echte Veränderung.

Egal welche Hürden die Zukunft mit sich bringt: Ein entgifteter Körper geht immer schwungvoller und kreativer mit Herausforderungen um als ein belasteter!

Das erste, frische Grün des Jahres hat einen klaren Auftrag in unserem Körper!

Entgiften – Entgiften und nochmal Entgiften. Wenn das nicht passiert, finden die Krankheiten einen idealen Nährboden, um sich zu den wildesten Symptomen zu entwickeln!

In diesem Kapitel stelle ich dir effektive Kräuter vor, die alle Entgiftungsorgane unterstützen und frischen Schwung in dein Leben bringen können. Doch das ist nur der Anfang: Jede ungiftige Pflanze, die im Frühling an einem sauberen Ort fernab von Verkehr und Gassiroute wächst, ist ein Geschenk für deine Gesundheit. Mach dich bereit – für einen Neustart von innen heraus!

Meine persönliche Detox-Strategie

Ich entscheide mich mindestens ein Mal pro Jahr für einen Frühjahrsputz – aber nicht nur für die eigenen vier Wände, sondern ganz besonders für meinen Körper. Für mindestens vier Wochen lasse ich bewusst alles weg, was belastet, und fülle meine Reserven mit wertvollen Pflanzenstoffen auf. Ja, es kostet Überwindung und benötigt eine gewisse Willensstärke. Aber es zahlt sich aus! Dafür lerne ich mich und meinen Körper jedes Jahr noch besser kennen und ein paar überflüssige Pfunde schmelzen dahin.

· *Mondphase*

Der Einfluss des Mondes auf unser Leben ist bedeutend größer, als viele annehmen. Er stabilisiert nicht nur die Erdachse, sondern ist auch für die Gezeiten von Ebbe und Flut verantwortlich. Wenn er solch einen großen Einfluss auf die Erde hat, dann auch auf uns Menschen – und den können wir sinnvoll nutzen. Ich verlege den Start meiner persönlichen Detox-Auszeit auf die abnehmende Mondphase. Das sind die 14 Tage ab dem Vollmond, in denen der Körper effizienter ausleitet als in anderen Zeiten. Hier fällt es auch bedeutend leichter, auf Süßes zu verzichten.

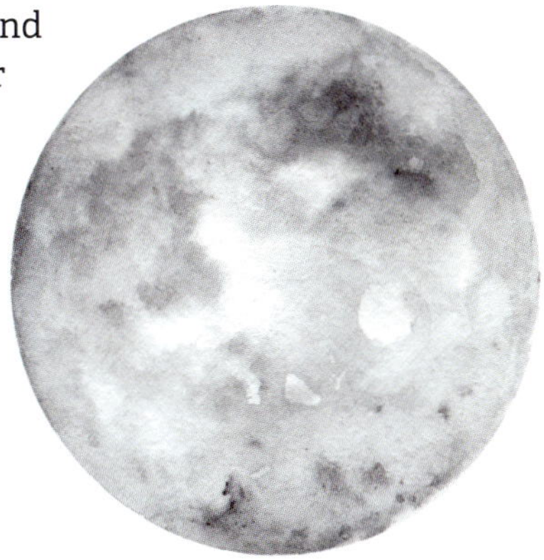

· *Worauf ich verzichte*

Ich verzichte in diesem Zeitraum bewusst auf: Alkohol (außer pflanzliche Essenzen mit Bitterstoffen), Weißmehl, tierische Fette wie Fleisch, Milch und Käse, besonders auf Industriezucker und so weit wie irgendwie möglich: Kaffee. Genauso auf jegliche industriell verarbeiteten Sättigungsmittel. Dazu kommt eine digitale Pause von sozialen Medien und dem Handy. Erst in solchen Auszeiten wird spürbar, wie sehr uns das Internet und die ständige Verfügbarkeit im Würgegriff haben können.

· *Stattdessen umso mehr*

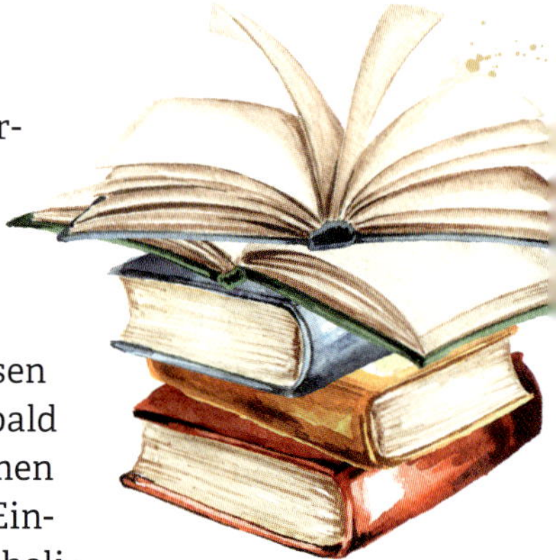

Die *Lücken* auf dem Teller ersetze ich mit hochwertigen, pflanzenbasierten Lebensmitteln, vielen Wildkräutern, komplexen Kohlehydraten und gesunden Ölen. Umso bunter der Teller, umso besser. In diesem Zeitraum gibt es auch keine Zwischenmahlzeiten, sondern ich warte mit dem Essen bewusst, bis sich ein Hungergefühl einstellt. Sobald sich die Lust auf Süßes bemerkbar macht, kommen viele Gemüsesäfte und vor allem Bitterstoffe zum Einsatz – ob als Tee, pulverisierte Pflanzen oder alkoholische Essenzen.

In dieser Zeit koche ich täglich frisch und das Porridge (siehe Rezept Goldhirse) auf Vorrat. Sobald ich wirklich Hunger verspüre und dann erst noch etwas kochen oder zubereiten muss, kann es sehr mühsam werden. Die bildschirmfreien Zeiten fülle ich mit Auszeiten in der Natur, wertvollen Menschen und Büchern, die mich weiterbringen.

· *Genügend Flüssigkeitszufuhr*

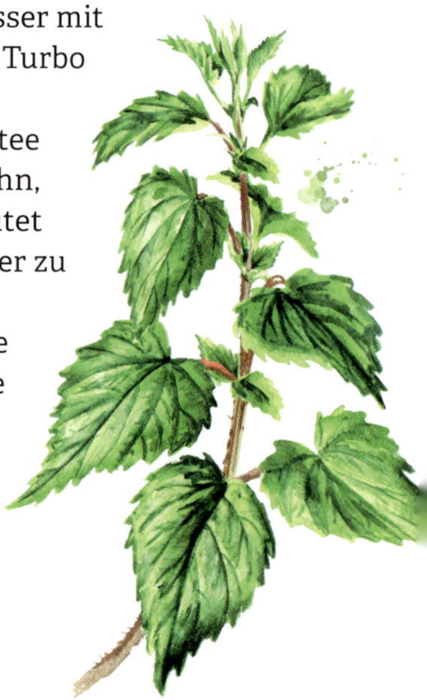

Mein Start in den Tag ist ein großes Glas warmes Wasser mit frisch gepresstem Grapefruit- oder Zitronensaft. Ein Turbo für den Leberstoffwechsel.

Dazu kommt mindestens 1 Liter dünner Kräutertee mit ausleitenden Pflanzen wie Brennnessel, Löwenzahn, Labkraut, Birkenblätter und Gundelrebe. Dünn bedeutet hier, die Pflanzenmenge von 2 Tassen auf 1 Liter Wasser zu verwenden.

Zusätzlich achte ich konsequent darauf, in Summe 3 Liter Flüssigkeit am Tag zu trinken, der Idealfall wäre 30 ml Tee oder Wasser pro kg Körpergewicht. Die ausleitenden Tees allerdings nur bis 16.00 Uhr. Sonst wird die Nacht zur Dauerwanderung aufs WC.

Hautpflege als Detox-Ritual

Unsere Haut ist ein gigantisches Entgiftungsorgan, das gepflegt werden will. Nicht erst, wenn die Spannkraft nachlässt. Peelings können die Durchblutung anregen und abgestorbene Hautschüppchen abtragen. Mein erstes selbst gemachtes Peeling war damals eine wilde Mischung aus Kaffeesatz und Olivenöl. Die Wirkung war sehr spannend, und zurückblieb – außer dem Schlachtfeld im Bad – eine unglaublich zarte Haut. Aus Bedenken vor einem verstopften Abfluss bin ich der Vernunft halber auf Salz-Natron-Peelings umgestiegen.

Dafür nimmt man 1 Esslöffel feines Salz ohne Zusätze und 1 Esslöffel reines Natron (nicht Backpulver). In einer Schale mit 2 Esslöffel Olivenöl mischen. Optional 5 Tropfen ätherisches Öl nach persönlicher Vorliebe, und dann kann es auch schon auf die feuchte Haut aufgetragen werden. Generell bitte solche Körperpeelings nur auf intakter, gesunder Haut anwenden! Ein Mal pro Woche oder alle 10 Tage ist völlig ausreichend. Nach dem Peeling sind die Poren offen für weitere Pflegemaßnahmen. Im Sommer verwende ich Kokosöl, und in der kalten Jahreszeit Ringelblumenöl als Körperpflege. Einfach auf die nasse Haut auftragen, kurz einwirken lassen und danach abtrocknen. Fertig.

Trockenbürsten ist eine tolle Alternative zu den Peelings. Hier werden spezielle Bürsten auf trockener Haut angewendet. So werden nicht nur die Hautschüppchen abgetragen, sondern zusätzlich der Lymphfluss angeregt. Zu all den genannten Praktiken gesellen sich regelmäßige Leberwickel und, wenn möglich, professionelle Lymphdrainagen. In Summe ist es Quality-Time pur und wirkt wie ein Jungbrunnen für Körper und Seele.

Es hört sich nach mehr Aufwand an, als es ist. Das eine oder andere Kilo darf sich verabschieden, und ich habe das Gefühl, dass mein Körper nach diesen vier Wochen spürbar aufatmet. Aus eigener Erfahrung: Es ist gut möglich, dass nach dieser Zeit gewisse Nahrungsmittel nicht mehr so gut vertragen werden. Bei mir waren es jegliche Fleischwaren, auf die ich mittlerweile stark reagiere. Nach einem Entschlackungsprozess zeigt der Körper, was er möchte und was nicht mehr geht. Ob wir darauf hören, ist – wie überall im Leben – unsere eigene Entscheidung!

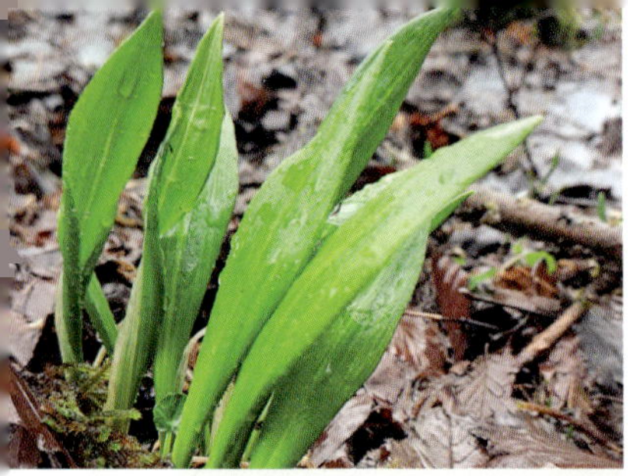

KRÄUTER, STRÄUCHER UND BÄUME

BÄRLAUCH

Wilde Kraftpaket

Wissenschaftlich:
Allium ursinum
Narzissengewächse / *Amaryllidaceae*

Verwendete Pflanzenteile: Blätter, Zwiebel, Blüte, Samen

Inhaltsstoffe: Vitamin C, A, B-Komplex, Schwefelverbindungen, Flavonoide, Kalium, Kalzium, Magnesium, Eisen

Anwendungsgebiete: entzündungshemmend, antibiotisch wirksam, immunstärkend, blutreinigend, stoffwechselanregend

Verwendung: ausschließlich frische Zubereitungen, ab 45 Grad oder getrocknet wirkungslos

Vorsicht: Mit kleinen Mengen anfangen, ansonsten könnte es zu einer Magenreizung kommen

Geliebt oder gehasst. Bei diesen Lauchgewächsen gibt es selten ein Dazwischen. Doch eines steht fest: Wer sich auf ihn einlässt, bekommt die geballte Kraft seiner Wirkstoffe zu spüren.

Allium steht für Knoblauch. Im alten Rom bezeichnete man damit sowohl den Knoblauch (*Allium sativum*) als auch dessen wilde Verwandten. Aus symbolischer Sicht ist der Bär in der indoeuropäischen Mythologie das Totemtier der Fruchtbarkeit und Erneuerung. Sein Pflanzenbegleiter – der *Bär*lauch – steht sinnbildlich für den Übergang vom Winter zum Leben.

Der Bärlauch hat die gleichen schwefelhaltigen Inhaltsstoffe wie der Knoblauch, jedoch um ein Vielfaches kraftvoller. Solange der Bärlauch frisch verfügbar ist, genieße ich ihn ausgiebig und in allen Varianten. Normalerweise erscheint er ab März, und dann heißt es – Vollgas. Seine Saison ist kurz. Das macht ihn so besonders. Kräuterpfarrer Johann Künzle predigte: *Kaum ein Kraut der Erde ist so wirksam zur Reinigung von Magen, Gedärmen und Blut.* (KÜNZLE: CHRUT UND UCHRUT, S. 16/25) Und er hatte recht. Bärlauch ist, richtig zubereitet, ein echter Frühjahrsputz für den Körper.

Wenn du bei Wildkräutern das Gefühl hast, du musst sie waschen, bist du leider am falschen Platz! Wildkräuter werden – außer vielleicht für Salat – nicht gewaschen! Blüten schon gar nicht! Auch wenn die Anreise und der Aufwand vor Ort dann größer sind, nimm nur perfekte Ware: die schönsten

Blätter und die prachtvollsten Blüten, weitab von Verkehr und Landwirtschaft. Durch Trocknen verliert der Bärlauch nicht nur in kurzer Zeit die Farbe, sondern auch jegliche Inhaltsstoffe. Deshalb macht nur die frische Verwendung Sinn.

Oft liest man in Büchern, man solle sich beim Sammeln am Geruch orientieren. Ja klar, es gibt giftige Gegenspieler zum Bärlauch, die gern in derselben Umgebung wachsen. Allerdings hast du vermutlich nach dem zehnten Blatt nur noch wilden Knoblauchgeruch in der Nase, und dann würde mit verbundenen Augen sogar Doppelnougat gleich duften. Falls du ihn selbst noch nicht kennst, mach dich mit einem Profi auf den Weg und lass dir die Merkmale genau erklären.

Die Vorratskammern wollen mit dem Jahresbedarf an Kräutersalz und Bärlauchpaste gefüllt werden. Bei mir gibt es nur noch die Paste – mit Kraut, Olivenöl, Salz, fertig. Auch das Bärlauchsalz wird ausschließlich mit frischen Pflanzen hergestellt. Das Allicin dieser Gewächse kommt erst beim Anschneiden zur Geltung und wird bei längerem Kontakt mit Sauerstoff abgebaut. Dieser Abbau findet auch nach der Nahrungsaufnahme in unserem Körper statt. Das ist der Grund, weshalb unser Atem nach dem Genuss von Knoblauch, Bärlauch und Co. den gleichen Geruch annimmt. Statt deshalb auf so wertvolle Pflanzen zu verzichten, kannst du *die Fahne* mit Ingwer, Petersilie, Kardamom oder Pfefferminzbonbons mildern.

Frisch und roh ist hier das Motto – mit einer vergleichbaren Wirkung zu einem Breitbandantibiotikum zur Behandlung bakterieller Infektionen. Die Wirkung ist zwar schwächer, aber die Erreger können keine Resistenz aufbauen, und die wichtigen Darmbakterien werden nicht – wie bei synthetisch hergestellten Mitteln – abgetötet.

Bärlauch putzt die Arterien frei, wirkt vorbeugend gefäßerweiternd bei Arteriosklerose und somit auch natürlich blutdrucksenkend. Er sorgt dafür, dass wir vom Scheitel bis zur Sohle kraftvoll durchgereinigt werden und stärkt zu-

Der Bärlauch ist ein echtes Multitalent: kraftvoll, gesund und voller Geschmack. Wer ihn einmal für sich entdeckt hat, möchte ihn nicht mehr missen.

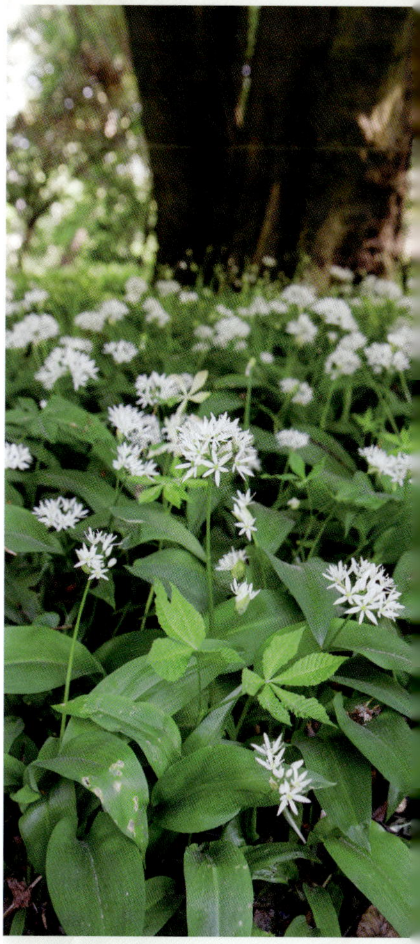

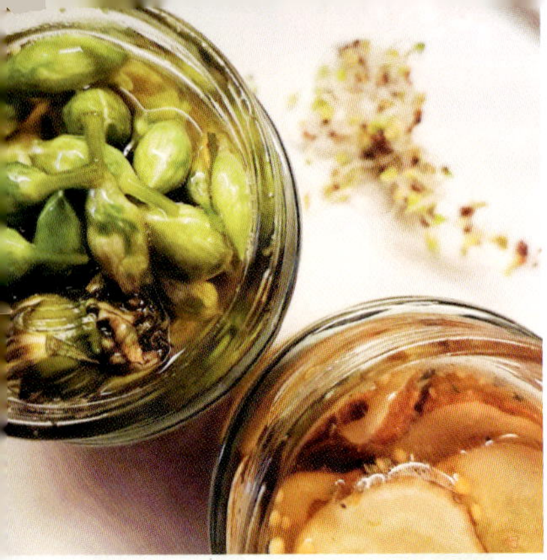

sätzlich unser Immunsystem. Er unterstützt bei rheumatischen Erkrankungen, zu hohem Cholesterin, und mit dem Bärlauch haben wir einen der kraftvollsten Schwermetallausscheider zur Verfügung.

Aber Vorsicht: Wer zu schnell zu viel genießt, bekommt möglicherweise eine Magenreizung. Deshalb langsam anfangen und steigern und Öl oder Butter als *Magenschutz* kombinieren. Die antibakterielle und auch gefäßschützende Wirkung setzt schon bei kleinen Mengen ein.

Bärlauchkapern in Oxymel

Zutaten:

- 1 Handvoll Bärlauchblüten, im geschlossenen Zustand
- 2–3 schöne Brennnesselzweige, fein geschnitten
- 150 g heimischer Bienenhonig (nicht pasteurisiert)
- 100 g roher Apfelessig (nicht pasteurisiert)
- 2 Teelöffel Koriandersamen
- 2 Teelöffel frischer Ingwer, fein geschnitten
- 2 Teelöffel frische Kurkumawurzel, fein geschnitten
- ½ Teelöffel Salz

Zubereitung:

Honig und Essig in ein Glas mit großem Rand füllen und so lange rühren, bis der Honig sich auflöst.

Danach alle weiteren Zutaten zerkleinert dazugeben, nochmals umrühren. Dann das Glas locker verschließen.

Das Salz ist wichtig und sorgt auch für eine längere Haltbarkeit. Ich lagere diese Zubereitung im Kühlschrank, und ab dem dritten Tag genieße ich die Bärlauchkapern wohl dosiert.

Die Kombination von Süße, Säure und Schärfe ist genial. Durch die frischen Zutaten und deren Feuchtigkeit kann das Ganze zu gären beginnen. Deshalb mache ich immer nur kleine Mengen, die innerhalb kurzer Zeit aufgebraucht werden.

Das Oxymel ist sehr hochwertig und wirkt entgiftend und ausleitend. Deshalb kann ich dir wirklich empfehlen, nichts davon zu verschwenden und die Flüssigkeit für Salatdressings zu verwenden.

BRENNNESSEL

Die kriegerische Königin für den gesamten Stoffwechsel

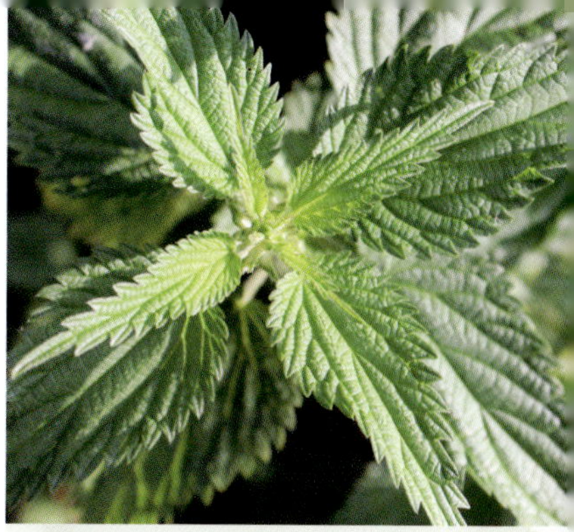

Kriegerisch, willensstark, abgrenzungsfreudig und nicht so leicht zu bezwingen. So kennen wir sie. Die herrschaftliche Königin unter den Kräutern! Mit solchen wehrhaften Eigenschaften ist sie eine besonders treue Begleiterin der Menschheit. In der alten Naturphilosophie und Volksmythologie galt die Brennnessel als Pflanze des Feuers – geweiht dem Mars, dem Gott des Krieges. Ihre brennende Kraft wurde gedeutet als Ausdruck innerer Energie, Wehrhaftigkeit und Reinigung. Sie brennt, um zu schützen; sie reizt, um zu heilen.

Feuer und Schmerz stehen bei ihr im Dienst der Lebenskraft. Wo sie wächst, zeigt sie Stickstoffreichtum an – sie zieht das Übermaß aus der Erde, wie sie auch beim Menschen Übermaß austreibt. So wird *Urtica dioica* in der Symbolsprache zur Botin der Selbstverteidigung und Läuterung, eine Pflanze, die durch Schmerz zur Reinigung führt.

Ihr kraftvolles Geheimnis liegt tief in ihrem Inneren. In dem Mix aus unterschiedlichsten Inhaltsstoffen. In den unzähligen Brennhaaren finden sich Ameisensäure und Histamin. Das macht sie zu etwas ganz Besonderem für unser Immunsystem. Ihr größtes Einsatzgebiet ist die Blutreinigung. Sie entfernt für uns effektiv Toxine im Blut, sorgt für einen guten Fluss und wirkt einer generellen Übersäuerung entgegen.

Ich persönlich nutze den abnehmenden Mond für eine Brennnessel-Kur und verstärke damit die Reinigungskur um ein Vielfaches. Aber überlege dir gut, wo du sie sammeln gehst, denn sie wächst mit Vorliebe dort, wo der Mensch

Wissenschaftlich:
Urtica ssp.
Nesselgewächse /
Urticaceae

Verwendete Pflanzenteile: Blätter, Wurzel und Samen

Inhaltsstoffe: Flavonoide, Mineralstoffe wie Kieselsäure, Kalzium, Kalium, Eisen, Histamin, Ameisensäure

Anwendungsgebiete: entzündungshemmend, immunmodulierend, leberschützend, ausleitend, harntreibend, Nierengrieß, blutbildend, stoffwechselanregend

Verwendung: Tee, Essenz, Frischpflanzensaft

Vorsicht: bei Nierenproblemen, da sie über diese ausleitet

In Summe ist die Brennnessel ein kostenloses Kraftpaket, wie wir es nirgendwo anders zur Verfügung gestellt bekommen. Eine treue Verbündete für die Gesundheit, den Garten und die Natur.

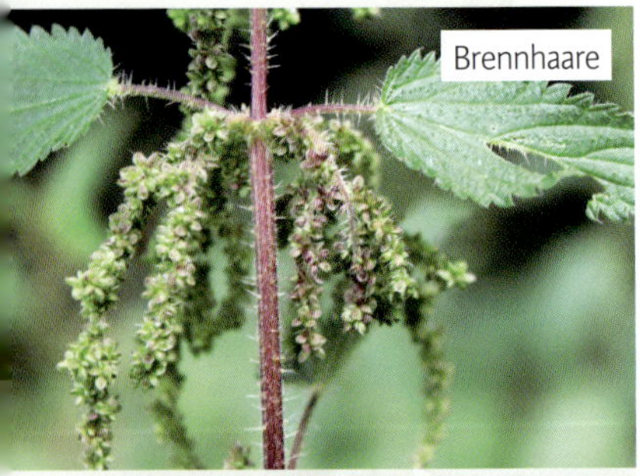

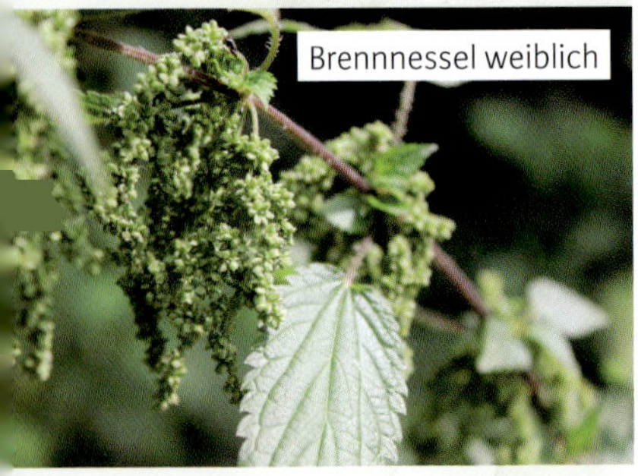

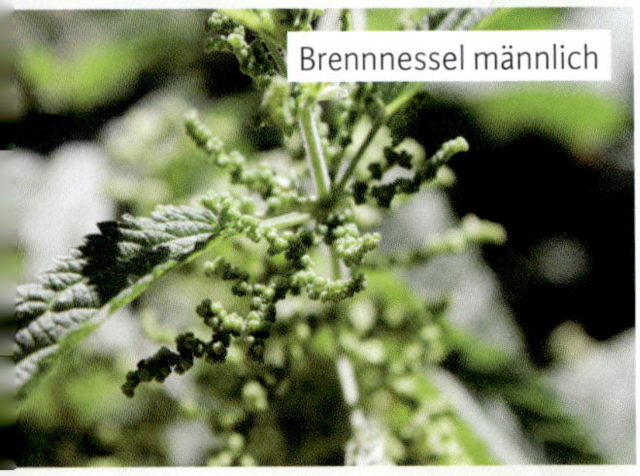

am Werk war. Neben dem Misthaufen pflücken wir aber bitte keine Heilkräuter!

Ein weiteres Talent der Brennnessel ist es, dass sie die Restharnmenge in der Blase verringern kann. Es ist ein Versuch für alle, die in der Nacht aufstehen müssen, um aufs WC zu gehen. Sie wirkt durchspülend und entzündungshemmend auf die ableitenden Harnwege. Besonders die Wurzel kann ein Segen bei gutartiger Vergrößerung der Prostata sein. Vorsicht ist nur bei Nierenproblemen geboten.

Sie ist eine der stärksten Eisenlieferanten der Heilpflanzenwelt. Eisenmangel zeigt sich vielfach durch Leistungsabfall, Konzentrationsstörung, Kopfschmerz, Schwindel, gepaart mit Haarausfall und brüchigen Fingernägeln. Zum Eisen gesellen sich weitere Inhaltsstoffe wie Kieselsäure, ungesättigte Fettsäuren, Flavonoide, Mineralsalze und Kalium. Eigentlich ist sie ein echtes Superfood.

Kennst du die alten Geschichten, in denen sich Menschen mit rheumatischen Beschwerden selbst mit den Brennnesseln ausgepeitscht haben? Ich kenne Frauen, die sich bei Arthrose und bei von Gicht geschwollenen Gelenken mit frischen Brennnesselblättern einreiben.

Diese Heilpflanze ist unglaublich wertvoll. Sie ist wichtig, sie ist unschlagbar in ihrem Aufgabenbereich. Wir können sie sehr leicht handhaben, indem wir lernen, richtig an sie heranzutreten. Der Verlauf der Brennhaare auf der Pflanze ist von unten nach oben und von innen nach außen. Wenn wir in diesem Verlauf die Pflanze berühren, passiert wenig. Katzen mögen es ja auch nicht, wenn das Fell gegen den Strich gestriegelt wird. Warum sollte die Brennnessel da anders sein?

Jede Pflanze hat ihren Schmetterling, und dieser will sich irgendwann fortpflanzen. Bei der Brennnessel sind es gleich fünf sogenannte Nesselfalter, die ausschließlich auf ihr die Eier ablegen. Der Kleine Fuchs, das Tagpfauenauge, der C-Falter, das Landkärtchen und auch der Admiral haben hier ihre Kinderstube und überlebenswichtige Grundlage gefunden.

Ich pflücke diese Heilpflanze so zeitig im Frühling wie nur möglich. Am liebsten, wenn sie noch den rötlichen Schimmer auf der Blattunterseite hat, und dann trockne ich schonend meinen Jahresbedarf. Rötliche Verfärbungen von Pflanzen im Frühling sind ein Hinweis auf Kälteeinbrüche, die sie in ihrer Wachstumsphase abbekommen haben. Genau diese Brennnesseln sind kraftvoll an Inhaltsstoffen.

Achte beim Teeeinkauf stets auf die Ganzblattware! Jeder Bruch bedeutet Verlust von wertvollen Inhaltsstoffen und getrocknete Pflanzen sollten generell nicht länger als ein Jahr aufbewahrt werden. In dieser Zeit verflüchtigen sich die meisten Inhaltsstoffe.

Vor ein paar hundert Jahren hatte sie einen ganz anderen Status als heute. Sie war auf dem Speiseplan als Wildkräuterspinat, als Schädlingsbekämpfungsmittel gegen Blattläuse, als Turbo-Dünger im Garten und der Vorläufer von Baumwolle – das Leinen der armen Leute.

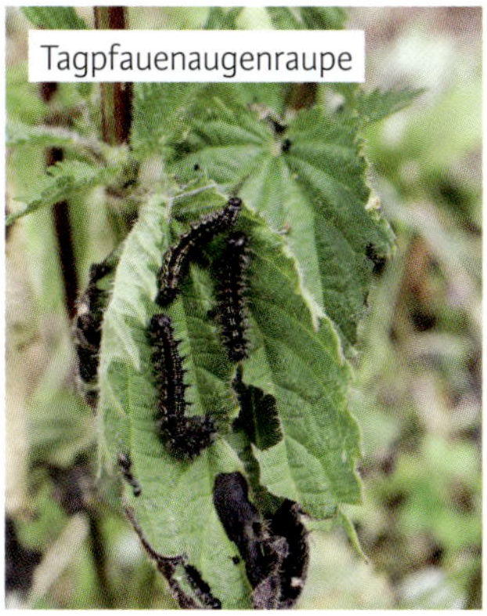
Tagpfauenaugenraupe

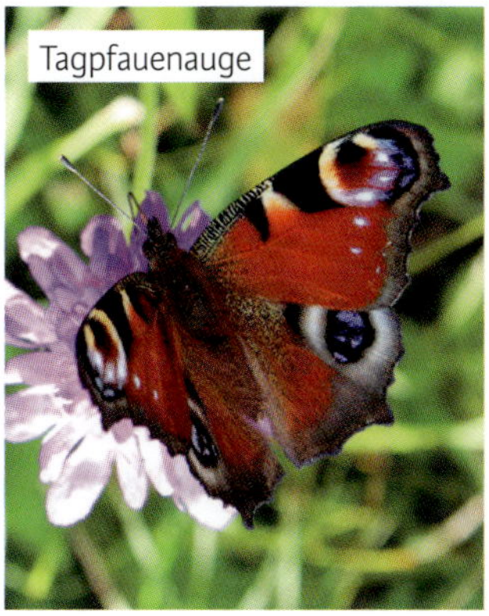
Tagpfauenauge

Brennnesseljauche

Ich verwende Brennnesseljauche jedes Jahr als Dünger mit großem Erfolg. Damit du dir dein eigenes Süppchen für den Garten rühren magst, ist hier gern die Anleitung zur Herstellung: Man nehme einen alten, großen Kübel mit 10 Liter Fassungsvermögen, etwa 1 Kilo frische Brennnesseln, Wasser und optional etwas Steinmehl.

Die Brennnesseln grob zusammenzupfen, in den Kübel geben, mit Wasser auffüllen, mit einem Holzbrett abdecken und 10 bis 14 Tage an einem warmen Ort im Freien stehen lassen.

Durch die Gärung entsteht ein spezielles Aroma. Durch die Zugabe von einer Handvoll Steinmehl wird der Geruch – auch den Nachbarn zuliebe – gedämpft.

Die fertige Jauche ist so kraftvoll, dass sie auf keinen Fall pur verwendet werden sollte. Ich verdünne die Jauche 1:10 mit Wasser und gieße damit die schwächeren Pflanzen.

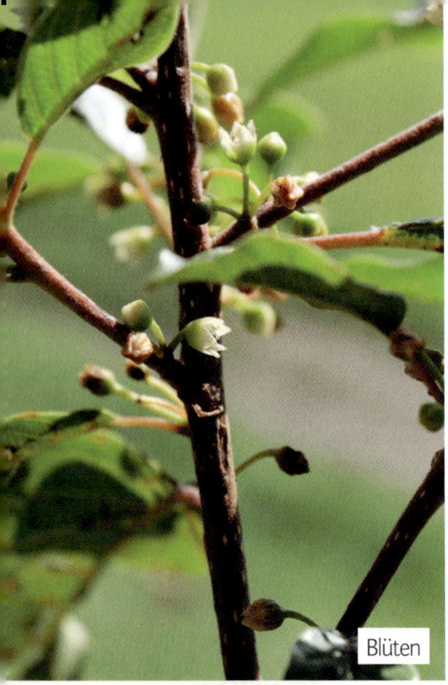

Wissenschaftlich:
Frangula alnus
Kreuzdorngewächse /
Rhamnaceae

Verwendete Pflanzenteile: Rinde, nach 1 Jahr Lagerzeit

Inhaltsstoffe: Anthranoide, Gerbstoffe, Bitterstoffe, Seifenstoffe

Anwendungsgebiete: abführend

Verwendung: Tee

Vorsicht: erst nach 1 Jahr Lagerung anwenden, nicht in der Schwangerschaft

FAULBAUM

Wenn der Darm streikt

Der Gattungsname *Frangula* leitet sich vom lateinischen *frangere – brechen, zerbrechen, zersplittern* ab. Schon der Klang dieses Wortes trägt etwas Knackendes in sich, und so bedeutet *Frangula* sinngemäß *die leicht Zerbrechliche* oder *die Spröde*. Der Name verweist auf das Wesen des Strauches selbst: auf sein brüchiges Holz und die fein splitternden Zweige.

Der Artname *alnus – Erle* – deutet auf die Verwandtschaft der Lebensräume hin. Wie die Erle liebt auch der Faulbaum die feuchten Säume von Wäldern, die Ufer der Bäche und die stillen Moore. Wörtlich übersetzt heißt *Frangula alnus* also: *Die brüchige Pflanze, die bei der Erle wächst.*

Der deutsche Name Faulbaum führt leicht in die Irre – nicht Fäulnis ist gemeint, sondern Sprödigkeit. Im Lateinischen hingegen erspüren wir eine feinere Idee: Ein Strauch, der sich biegt, aber nicht dauerhaft ist; der Altes abwirft, um Neues zu treiben. In der mittelalterlichen Signaturenlehre galt er als Baum der Reinigung und Wandlung – und seine Wirkung bestätigt das Sinnbild: Die Rinde des Faulbaums wirkt mild abführend, sie löst, was sich staut, reinigt von innen und symbolisch zugleich die Seele.

Verstopfung ist eine echte Herausforderung für den Körper. Verstopfungen sind eine Ansammlung von Abfällen, die aufgrund von einer zu langsamen Darmentleerung zu lange im Darm verweilen, obwohl sie dringend abtransportiert gehören. Hier tummeln sich die Darmbakterien in mehr oder weniger verdauten Speiserückständen, Überbleibsel von Medikamenten, Sekrete von Verdauungsdrüsen, Fäulnisprodukte und was sonst alles überflüssig ist. Nichts, was man sich dauerhaft im Körper wünscht.

Wenn der Kot zu lange im Darm verweilt, können die toxische Abbauprodukte durch die Darmwand wieder in die Blutbahn gelangen. Der Griff zur Tablette ist verlockend. Jedoch nicht zu unterschätzen, denn unser Darm kann sich an die Abführmittel gewöhnen und träge werden. Besonders, wenn man sie länger als 8 bis 10 Tage einnimmt. Unser Darm ist nicht nur schlau, sondern auch etwas bequem.

Hier kommen wir wieder auf die heilsame Wirkung der Bitterstoffe. Diese wirken entgiftend und anregend auf die Leber und bringen die Verdauung wieder in Schwung. Mit regelmäßigem Genuss von Wildpflanzen und LEBENSmitteln reguliert sich die Verdauung wie von selbst. Falls doch mal Hilfe nötig ist, steht immer noch der Faulbaum zur Verfügung.

Dieses heimische Gehölz ist unscheinbar. Er hat etwas *Kränkliches* an sich. Seine Blätter beschränken sich auf das vordere Drittel der Äste. Um trotzdem genügend Fotosynthese betreiben zu können, ist seine Rinde vollgespickt mit sogenannten Lentizellen. Das sind weiße Pünktchen auf der braunen Rinde. Diese ermöglichen ihm den Austausch mit der Umwelt, und genau hier, in der Rinde, verstecken sich die abführenden Inhaltsstoffe: die Anthranoidglykoside. Kurz: Anthranoide.

Ein effektives Abführmittel, das uns die Natur zur Verfügung stellt und bereits im Mittelalter angewendet wurde. Die Faulbaumrinde kann von einem kräftigen Ast geerntet werden. In frischer Form ist sie allerdings viel zu massiv, und es kommt zu akuten Magen-Darm-Beschwerden. Auch in der Schwangerschaft ist sie absolut tabu, da die Rinde abtreibend wirken kann.

Nach einer Lagerzeit von einem Jahr sind die Anthranoide so weit abgebaut, dass sie ihren Zweck wunderbar erfüllen!

Die Wirkung eines Rindentees setzt nach etwa 8 bis 10 Stunden ein und sollte maximal 1 bis 2 Mal pro Woche oder maximal 10 Tage am Stück getrunken werden. Meist wird er am Abend genossen und am Morgen sollte die Verdauung wieder laufen. Verstopfungen müssen kein Dauerthema sein. Mit Bitterstoffen und der Faulbaumrinde kann die Verdauung auf natürliche Weise in Schwung gebracht werden.

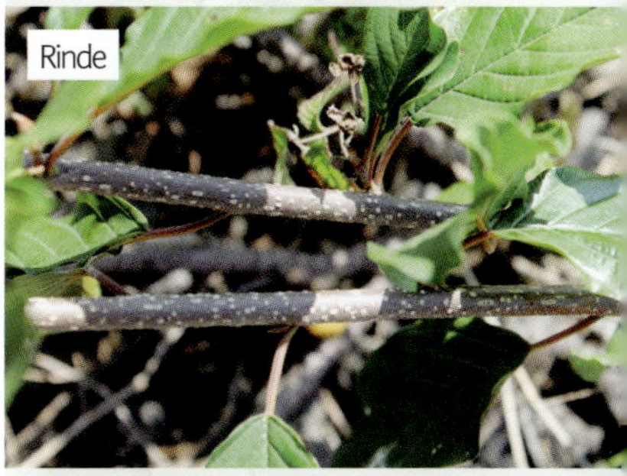

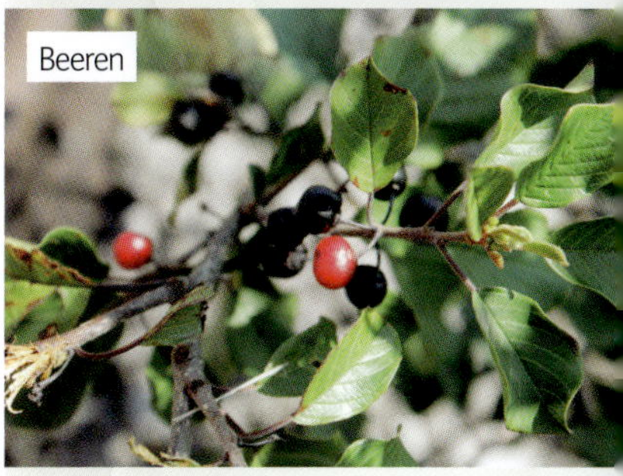

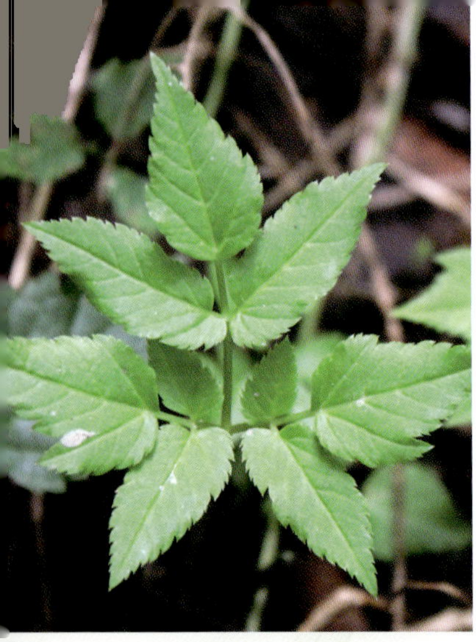

Wissenschaftlich:
Aegopodium podagraria
Doldenblütler / *Apiaceae*

Verwendete Pflanzenteile:
Blätter

Inhaltsstoffe: Vitamin C und A, Mineralstoffe wie Kalium, Magnesium, Kalzium, Eisen, Kieselsäure, ätherisches Öl, Flavonoide

Anwendungsgebiete: entzündungshemmend, stoffwechselanregend, entwässernd, bindegewebestärkend, bei rheumatischen Beschwerden

Verwendung: frisch in der Küche, Petersilienersatz, Tee, Essenz

GIERSCH

Zeig mir deinen Garten und ich sag dir, was du isst

Die Natur ist ein Wunderwerk! Für jedes Zipperlein lässt sie mal flott das Heilkraut dazu sprießen. Für viele ist er im Garten ein ungesehener Gast, aber dank diesem Pflänzchen bin ich überhaupt erst bei der Naturheilkunde gelandet. *Zeig mir deinen Garten und ich sag dir, was du isst.* Der Giersch hat eine klare Mission. Er liebt die Umgebung von Häusern, in denen möglicherweise Fleischgenuss ganz großgeschrieben wird. Es geht jedoch nicht um Fleisch an sich, sondern um die dazugehörigen Auswirkungen des Konsums.

Schon im Altertum galt der Giersch als Heilmittel gegen Gicht und Rheuma, Leiden, die mit Stau und Erstarrung im Körper verbunden sind. Er galt als Pflanze der Befreiung, die wieder Beweglichkeit schenkt – dem Körper wie dem Geist. Sein Name *Ziegenfuß* trägt ein Stück Naturbeobachtung in sich: Die Ziege, das Sinnbild der Lebendigkeit, des Kletterns und der Anpassung, verkörpert Beweglichkeit und Überlebenskraft. So wie die Ziege überall ihren Weg findet, durchdringt der Giersch jedes Gelände – unermüdlich, unbeirrbar, mit einer selten vorbildlichen Vitalität. In ihm spiegelt sich die Energie des Wachstums und der Beharrlichkeit. Wo andere Pflanzen weichen, breitet er sich aus – nicht als Unkraut, sondern als Symbol der unaufhaltsamen Lebenskraft, die sich selbst nach Zurückdrängung erneuert.

Giersch gehört zu den Heilpflanzen der ersten Wahl, wenn es um rheumatische Erkrankungen wie Gicht geht. Wer gerne und oft zu Schweinefleisch, Wurst oder Speck greift, riskiert, dass sich Harnsäurekristalle im Laufe der Jahre in den Gelenken ablagern.

Außerdem enthalten gepökelte Fleischprodukte oft Nitritpökelsalz, das im Körper zu krebserregenden Nitrosaminen umgewandelt werden kann, besonders wenn sie erhitzt werden. Sehr schmerzhaft sind die Harnsäurekristalle in den Gelenken, und leider hat der Mensch die Fähigkeit, sich an solche Schieflagen zu gewöhnen.

Das ist der berühmte Warnschuss des Körpers. Dann wird es Zeit, etwas zu ändern, bevor es chronisch wird. Dann wird es Zeit für besondere Geschütze – wie eben den Giersch! Nachdem die Harnsäurekristalle das Großzehengelenk besetzt haben, geht es im Organismus weiter Richtung Hände, Handgelenke, Finger, Knie und manchmal auch die Ellenbogen bis hin zu Nierensteinen. Alle echten Gelenke können von Gicht betroffen sein, und das sind im ganzen Körper rund 140 an der Zahl.

Das einzig Schöne daran: Wenn die Symptome schon durch die Ernährung ausgelöst wurden, dann lässt sich das Problem – der übersäuerte Körper – auch dementsprechend behandeln. Das bedeutet: Finger weg von Leckereien aus Schweinefleisch, nichts Geselchtes (Wurst, Speck, Schinken), kein Weißmehl, Alkohol, kein Zucker. Vor allem keine industriell gefertigten Sättigungsmittel. Zumindest für ein paar Wochen, bis sich der Körper davon erholt hat und sich regenerieren konnte.

Jetzt kommt der Giersch ins Spiel. Genau der kümmert sich um den Abtransport der Harnsäure in den Gelenken und sorgt für ordentlich Schmierung. Die Pflanze enthält viele Mineralstoffe wie Kalium, Magnesium und Kalzium, die helfen, den Säure-Basen-Haushalt zu regulieren und die Übersäuerung durch Harnsäure auszugleichen.

Auch hier ist das Motto: frisch! Wenn du ihn im Garten hast, halte ihn klein. Kultiviere ihn und schneide ihn zurück. Keine Sorge: Er wächst schonungslos nach. Durch die natürlichen Bitterstoffe wirkt er direkt auf die Leber und kurbelt zusätzlich die Entgiftung an.

Für den täglichen Genuss als Salat sind die ganz kleinen Blättchen perfekt, aber auch in der Wildkräutersuppe und in Smoothies macht er eine sensationelle Figur. Versuch mal ein Pesto.

Ich liebe seinen Geschmack, auch ohne Symptome! Er erinnert an einen Mix aus Petersilie und Karotten. Dazu ein fruchtiges Dressing, und ich könnte ihn schüsselweise genießen.

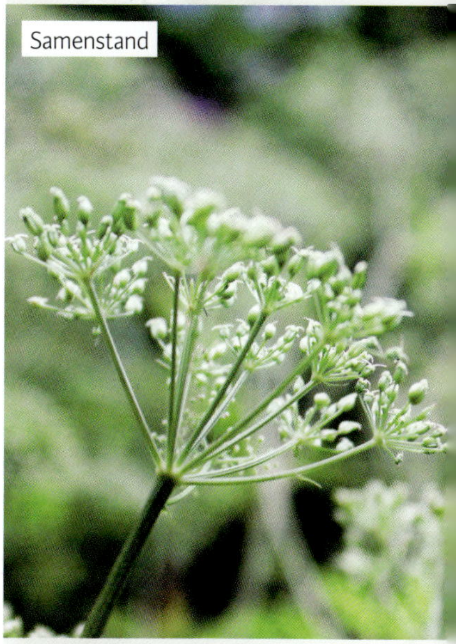
Samenstand

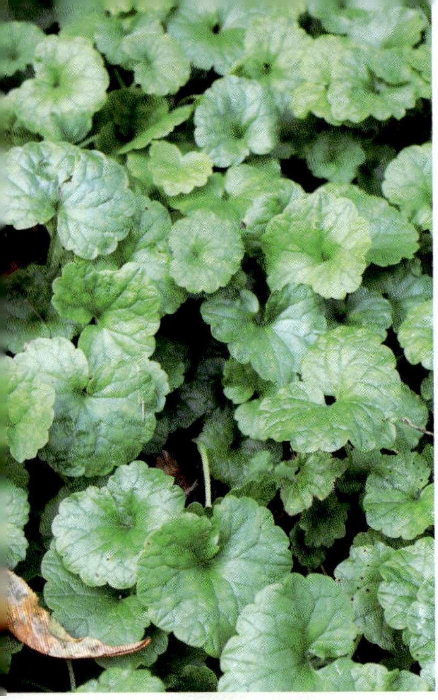

Wissenschaftlich:
Glechoma hederacea
Lippenblütler / *Lamiaceae*

Verwendete Pflanzenteile:
Kraut

Inhaltsstoffe: ätherische Öle, Flavonoide, Bitterstoffe, Gerbstoffe, Seifenstoffe, Vitamin C, Kalium

Anwendungsgebiete:
schleimlösend, antibakteriell, entzündungshemmend, entgiftend

Verwendung: Tee, Essenz, als wertvoller Bestandteil in der Küche

GUNDELREBE

Friedensstifterin mit Schwermetallen im Visier

Herrin des Eiters – was für ein schauriger Titel, und es klingt nicht unbedingt nach einer Einladung zum Kräutertee. Doch wo wären wir ohne die Gundelrebe, die auch als Gundermann bekannt ist? Die Naturheilkunde wäre um eine echte Heldin ärmer.

Der Name *Glechoma hederacea* entstammt ganz alten Wurzeln. Der Gattungsname *Glechoma* geht auf das griechische *glechon* zurück – eine Bezeichnung für wohlriechende, kriechende Kräuter. Schon darin schwingt das Wesen der Pflanze mit: fein duftend, weich und doch durchdringend, heilend und verbindend. Der Artname *hederacea* bedeutet *efeuartig* und weist auf ihre kriechende, rankende Wuchsform hin. Wie der Efeu zieht auch sie ihre Triebe in sanften Bögen über den Boden, webt sich zwischen Gras und Stein, und umschlingt, ohne zu fesseln. So wird der lateinische Name zu ihrem Wesen: *Die efeuartig Wachsende, die nach Minze duftet.*

Während das deutsche Gundelrebe vom althochdeutschen *gund* herrührt – einem Wort, das *Eiter* bedeutet, aber auch *Kampf* oder *Wunde* – spiegelt sich darin ein tiefes heilkundliches Wissen. Früher wandte man die Pflanze bei allem an, *was im Gund war,* also bei entzündeten, eiternden oder innerlich kämpfenden Zuständen. Und genau hier setzt die Gundelrebe an: Wo sich im Körper Eiter sammelt, herrscht ein inneres Kriegsgebiet – und mit dieser Pflanze kann man die Friedensstifterin – die Leber – im Körper stärken. Sie hilft, was kämpft, zu klären und was staut, in Bewegung zu bringen. Im Volksglauben galt sie überdies als Kraut der Schwelle und des Sehens – man flocht ihre Ranken zu Kränzen, um durch sie das Verborgene zu erkennen.

Dieses unscheinbare Kraut mit den nierenförmigen Blättern ist vermutlich in jedem Garten oder unter Hecken zu finden. *Allzeit bereit* ist ihr Motto. Heutzutage ist sie in der Frühjahrsküche kaum wegzudenken. Vor allem in der 9-Kräutersuppe zu Ostern hat sie sich einen Fixplatz gesichert. Jede ungiftige Pflanze im Frühling ist wertvoll für unsere Gesundheit. So kann die Gundelrebe ausleitend, entzündungshemmend, entgiftend und keimhemmend wirken. Sie unterstützt die Atemwege bei Husten und Bronchitis, fördert die Wundheilung und lindert Verdauungsbeschwerden.

Früher tranken Büchsenmacher und auch Maler bewusst Tee aus dieser Pflanze, um sich vor gesundheitlichen Schäden durch Schwermetalle zu schützen. Deshalb wird sie bis heute zum Ausleiten von Blei und Quecksilber (Amalgam) angewendet. Sie bindet die Gifte und hilft, sie sanft aus dem Körper zu befördern.

Diese natürliche Alleskönnerin lässt uns aus der Winterstarre erwachen und bringt festgefahrene Prozesse ins Fließen. Ob als Tee, im Salat oder in der Kräutersuppe, sie ist eine perfekte Begleiterin für alle Lebenslagen.

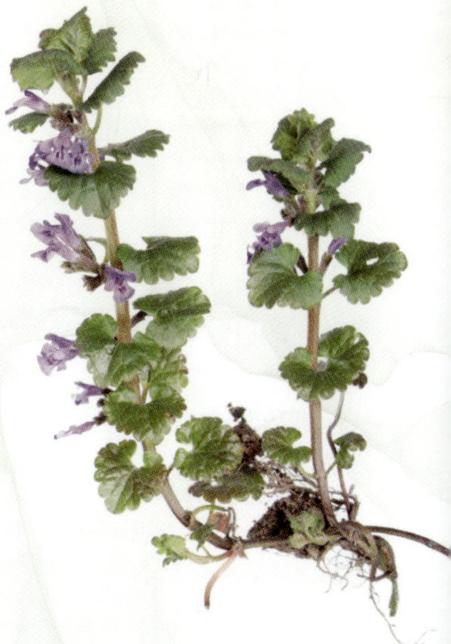

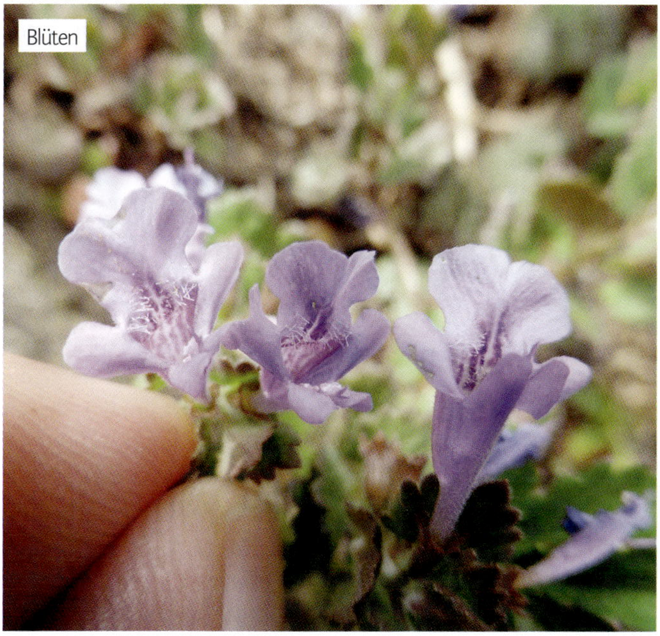

Blüten

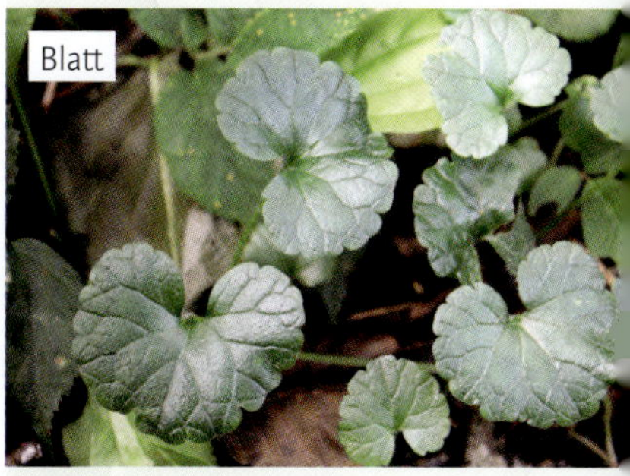

Blatt

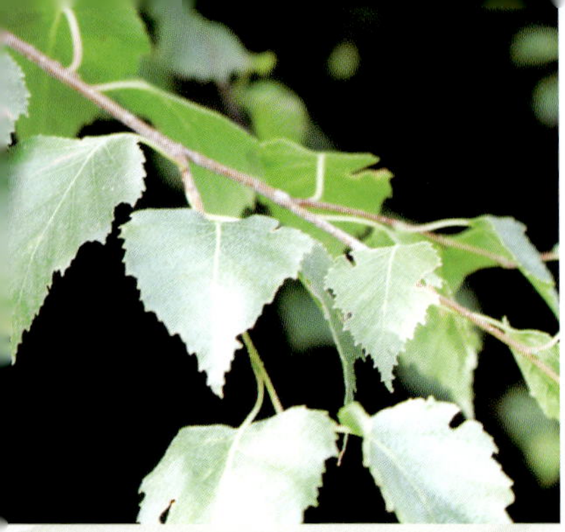

HÄNGEBIRKE

Der Pionierbaum des Neuanfangs

Wissenschaftlich:
Betula pendula
Birkengewächse /
Betulaceae

Verwendete Pflanzenteile: junge Blätter, Birkenwasser, Knospen, Rinde

Inhaltsstoffe: Flavonoide, Seifenstoffe, Gerbstoffe, Bitterstoffe, ätherische Öle

Anwendungsgebiete: harntreibend, entzündungshemmend, antibakteriell, antioxidativ, blutreinigend, bei Harnwegsinfekten, Gicht, Rheuma

Verwendung: Tee, Essenz, Gemmotherapie

Vorsicht: bei Nierenproblemen, da sie über diese ausleitet

Kaum ein Baum steht so sehr für den Neuanfang wie die Birke. Ihr leuchtend weißer Stamm, ihre zarten Zweige mit den hellgrünen Blättern – sie ist der Inbegriff von Reinheit, Jugendlichkeit und Inspiration, Sinnbild der Erneuerung und Entgiftung.

Der Gattungsname *Betula* geht auf das lateinische Wort für *Birke* zurück, das vermutlich aus dem keltischen *betuā* entlehnt wurde. Der Artname *pendula*, abgeleitet von *pendere – hängen*, beschreibt die herabhängenden Zweige, die der Hängebirke ihr charakteristisches Aussehen verleihen.

Der Baum ist der Frühjahrsgöttin Brigid geweiht, der Hüterin des Feuers, der Heilkunst und der dichterischen Inspiration. Schon die alten Germanen ehrten die Birke als heiligen Baum des Neubeginns, als Sinnbild für das Erwachen der Erde nach dem Winter.

Ihr zartes Grün markiert den Beginn des Jahreskreises. Die Birke ist ein wahres Füllhorn an Vitalität. Sie klärt, bewegt und verleiht Leichtigkeit. In der traditionellen Pflanzenheilkunde galt sie als kräftigend und reinigend – besonders für Niere und Blase, hilfreich bei rheumatischen Beschwerden und sogar förderlich für das Haarwachstum.

Beim Mann steht starker Haarwuchs für die Männlichkeit, und lange Haare repräsentieren bei der Frau die Anziehungskraft und Verführung. Eine wallende Mähne symbolisiert nicht nur bei uns Kraft, Schönheit und Freiheit. Sie können auch mit Antennen verglichen werden, da sie eine Verbindung zwischen dem Körper und der Spiritualität darstellen. In langen Haaren findet sich teilweise eine feminine Kraft, die auch für Kreativität und Individualität steht. In

Männern, die ihre Haare länger wachsen lassen, schlummert oft eine Künstlerseele, die den Mut hat, diese zu leben, denn auch hier stehen längere Haare für Intuition – ähnlich wie bei Linkshändern.

Die unverkennbare, weiße Birkenrinde wurde früher von den Dichtern als Papier für ganz besondere Texte und Liebesschwüre verwendet. Auch das bekannte Xylit, der Birkenzucker, wurde ursprünglich aus Holzteilen der Birke hergestellt und hat den Ruf, Karies entgegenzuwirken. Der Begriff Birkenzucker ist nicht geschützt und wird leider zu oft als Marketingstrategie verwendet, obwohl er aus Maiskolbenrückständen oder Stroh hergestellt wird.

Dieser Baum hat noch viel mehr zu bieten. Zusätzliche, kraftvolle Inhaltsstoffe finden sich auch in der Rinde, besonders das Betulin. Dabei handelt es sich um Gerbstoffe, die leberschützend, entzündungshemmend, juckreizlindernd und wundheilungsfördernd wirken können. Ich kenne heute noch Bäuerinnen, die in der Tierheilkunde eine wundheilende Salbe aus Birkenrinde herstellen – ein uraltes Wissen, das bis heute nachklingt.

Hast du auch schon vom Birkenwasser gehört? Dem Lebenssaft des Frühlings? Ältere Birken können angezapft werden, und so können bis zu 20 Liter Birkenwasser pro Tag herausfließen. Hierfür wird ein kleiner Ast abgesägt oder ein Loch in den Stamm gebohrt und ein Schlauch samt Behälter darangehängt. Wichtig ist vor allem, das Bohrloch wieder zu verschließen, da sonst der Baum großen Schaden nimmt. Dieses Birkenwasser wirkt blutreinigend und vitalisierend. Bevor du aber zur Tat schreitest, frag bitte unbedingt den Besitzer und wähle bereits ältere Bäume aus!

Zarte, junge Blätter sind ein Highlight in der Küche und machen im Salat oder in Smoothies eine fantastische Figur. Die jungen Blätter sollten bis in den Juni gesammelt werden –

In Summe ist die Hängebirke weit mehr als nur ein Baum in der Landschaft. Sie ist eine Quelle von Vitalität, Schönheit und Gesundheit. Sie bringt mit allem, was sie zu bieten hat, frischen Wind in dein Leben.

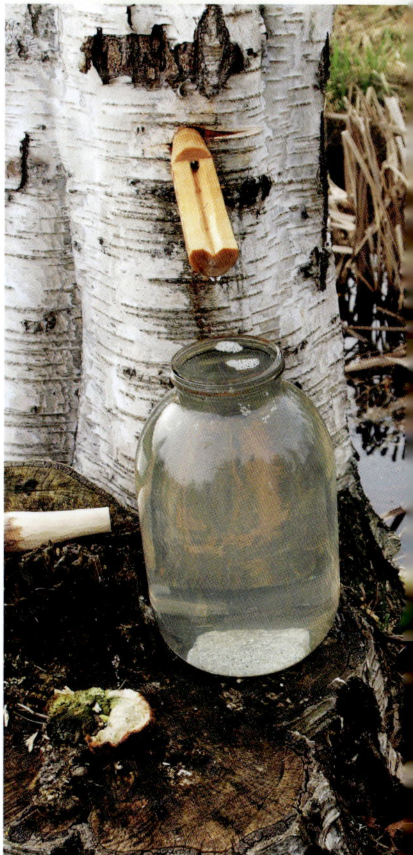

danach werden sie zu faserig. In einer Detox-Teemischung vergrößern sie die Harnmenge um bis auf das Fünffache, was einen zusätzlichen Abtransport von Giftstoffen mit sich bringt. Es gibt sechs unschlagbare Pflanzenkombinationen, die nach der Lehre von Ignaz Schlifni den ganzen Körper abdecken. Die jungen Blätter des *Nierenbaumes* sind eine Zutat davon. Im Tee wirken sie entzündungshemmend und effektiv als Durchspülungstherapie bei bakteriellen Erkrankungen der ableitenden Harnwege und auch bei Nierengrieß.

Wenn ich auf mein Bauchgefühl höre, dann wird der nächste große Hype in der Naturheilkunde den Vitalpilzen gehören. Der Birkenporling *Fomitopsis betulina* ist einer von den ganz Großen! Wie der Name schon sagt, wächst er nur auf der Birke. Seine Wirkung: antibakteriell, antitumoral, antiviral, blutstillend, entzündungshemmend. Er lindert Magen-Darm-Beschwerden, stärkt das Immunsystem und wirkt schmerzlindernd bei rheumatischen Beschwerden. Durch seine unterstützende Wirkung auf Leber und Niere fördert er die Entgiftung des Körpers. Personen mit empfindlichem Magen oder Allergien sollten bei der Einnahme etwas Vorsicht walten lassen.

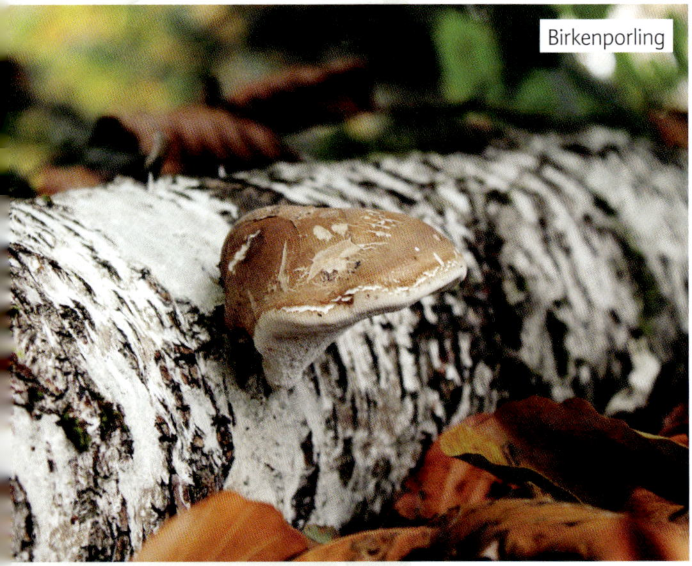
Birkenporling

Dieser Pilz wurde bereits bei Ötzi gefunden, und ich bin überzeugt, dass der ganz große Auftritt der Vitalpilze erst noch kommen wird. Sein Wirkbereich ist gut dokumentiert und wissenschaftlich durch zahlreiche Studien belegt. Aktuell ist der Birkenporling jedoch noch kein offiziell zugelassenes Arzneimittel in der Schulmedizin. Sein Wissen stammt überwiegend aus der Volksmedizin und Naturheilkunde.

KLEBLABKRAUT

Dringend benötigte Unterstützung für das Lymphsystem

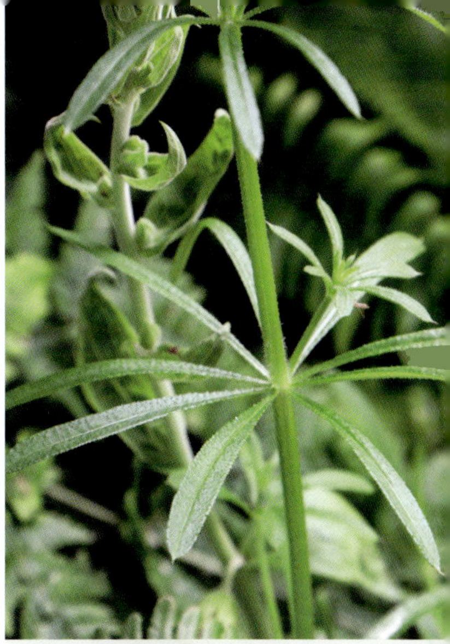

Vor einiger Zeit habe ich einen äußerst erfolgreichen Therapeuten gefragt: „Welche Massage bringt eigentlich den meisten Wert für unsere Gesundheit?“ Die Antwort kam prompt und überzeugend: „Die Lymphdrainage ist wie der heilige Gral.“ Und tatsächlich – unser Lymphsystem ist so unverzichtbar und wertvoll. Leider völlig im Schattendasein, gehört es wie die Leber zu den vernachlässigten Abteilungen im Körper.

Dabei handelt es sich hier nicht um ein einzelnes Organ, sondern um ein riesiges Netzwerk, das sich über den ganzen Körper erstreckt. Dazu gehören unter anderem das Knochenmark, die Thymusdrüse, die Lymphknoten, die Milz, die Mandeln, lymphatisches Gewebe im Darm und der Blinddarm. Besonders spannend finde ich die Erkenntnis, dass der lange Zeit als überflüssig geltende Blinddarm wie ein Tresor agiert, in dem die *guten* Darmbakterien gespeichert sind. Nach Durchfall oder Antibiotika ist es mit einem intakten Blinddarm für den Körper einfacher und effizienter möglich, den Darm wieder mit positiver Darmflora zu besiedeln, als ohne.

Zusätzlich umfasst das Lymphsystem Lymphgefäße und Knoten, die den gesamten Körper durchziehen und Lymphe transportieren. Ein erwachsener Mensch hat durchschnittlich 5 bis 6 Liter Blut im Körper. Durch unser Herz, das als Pumpe fungiert, bleibt der Blutkreislauf in Gang.

Im Gegensatz dazu hat der durchschnittliche Erwachsene etwa 15 bis 16 Liter Lymphflüssigkeit im Körper, die ohne Pumpe auskommen muss und nur mit der Schwerkraft arbeitet. Das kann langsam und schleppend sein – bis hin zum Lymphstau.

Wissenschaftlich:
Galium aparine
Rötegewächse / *Rubiaceae*

Verwendete Pflanzenteile:
Kraut kurz vor der Blüte

Inhaltsstoffe: Kieselsäure, Labfermente, Flavonoide, Seifenstoffe, ätherische Öle, Mineralstoffe

Anwendungsgebiete:
harntreibend, hautreinigend, lymphsystemanregend, blutreinigend

Verwendung: Essenz, durch das Trocknen gehen viele Inhaltsstoffe verloren

Vorsicht: bei Diabetes

Trotz solch wertvoller Wegbegleiter wie dem Labkraut kann ich jedem von Herzen regelmäßige Lymphdrainagen beim Profi wärmstens empfehlen!

Der Aufgabenbereich, den dieses System im Verborgenen meistert, ist überlebenswichtig. Es ist wie unsere hauseigene Kläranlage: Es transportiert abgestorbene und entartete Zellen, die sich möglicherweise zu Krebs entwickeln können. Genauso werden Viren, Bakterien und Pilze zur Ausleitung gebracht – ebenso Abfallstoffe aus Medikamentenrückständen und alle möglichen Chemikalien. Es ist ein so wichtiger Teil unseres Immunsystems und steht mit dem Darm in enger Verbindung.

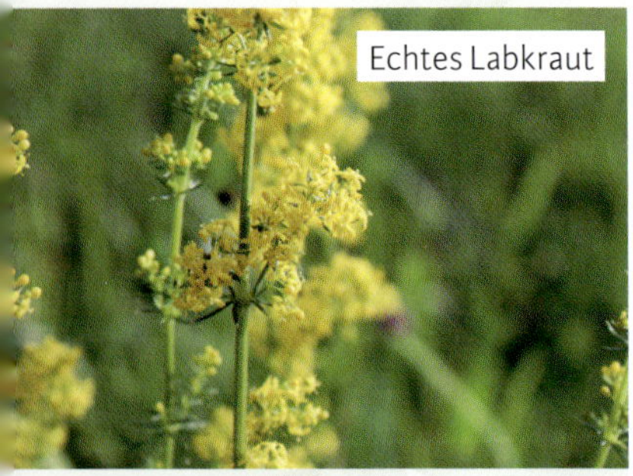
Echtes Labkraut

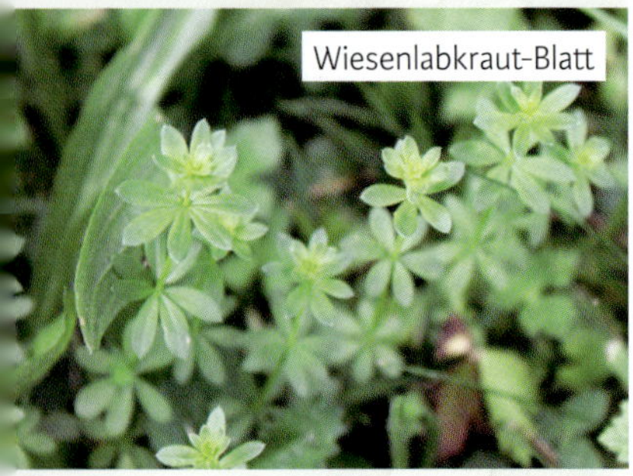
Wiesenlabkraut-Blatt

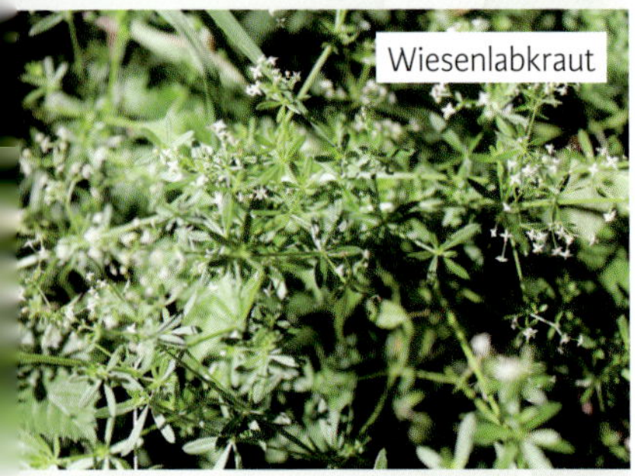
Wiesenlabkraut

Anzeichen für ein überlastetes Lymphsystem können sein: bleierne Müdigkeit, Konzentrationsschwierigkeiten, Leistungsabfall, geschwollene Augen, Beine und Hände, Ödeme, chronische Nasennebenhöhlenentzündung, Halsentzündung, Allergien, Akne und vieles mehr. Durch eine effektive Entgiftung können unsere körpereigenen Selbstheilungskräfte wieder aktiviert werden.

Kraftvolle Unterstützung aus der Natur ist wie so oft als lästiges Unkraut getarnt. Das Labkraut ist leider völlig unterschätzt und doch für mich persönlich die erste Wahl, wenn es um das reinigende Potenzial des Lymphsystems geht. Auch bei dieser Pflanze finden wir die unterschiedlichsten Arten. Ich persönlich gebe dem Kleblabkraut *Galium aparine* den Vorzug.

Die Pflanze als Tee zu trocknen, macht nicht unbedingt Sinn, denn durch die Trocknung verliert sie viele ihrer heilsamen Wirkstoffe. Umso wertvoller ist eine alkoholische Essenz, mit der ich meine Detox-Teemischungen verstärke. Indem ich das Lymphsystem unterstütze, verbessert sich automatisch mein Immunsystem. Zusätzlich verwende ich einen Kaltauszug aus der frischen Pflanze (siehe Grundrezepte), um an einen Teil der Wirkstoffe zu kommen. So wird das ganze System gestärkt, das Immunsystem auf Trab gebracht und der Körper fühlt sich leichter und energiegeladener.

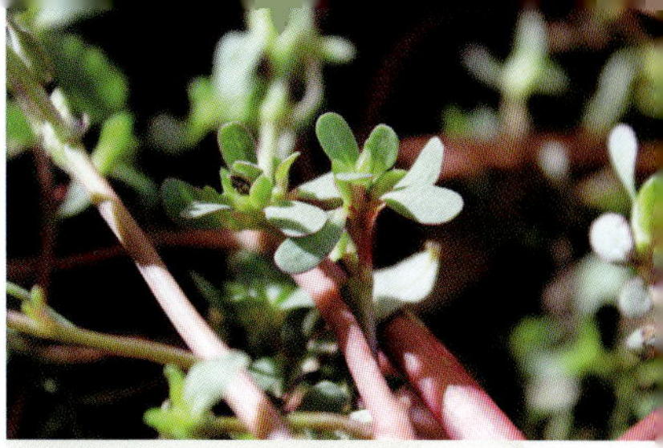

PORTULAK

Vom Unkraut zum Highlight

Portulak hat für unzählige Gärtner den absoluten *Unkrautstatus.* Doch er ist so genial vielseitig, dass man ihm wirklich unrecht tut: Er stärkt Leber und Verdauung, bringt Schwung in den Stoffwechsel und Frische auf den Teller. Mit seinem saftig-milden, leicht nussigen Geschmack belebt er jeden Salat und schenkt dem Körper eine Unzahl an Vitalstoffen.

Schon in seinem Namen steckt ein spannender Zusammenhang aus Beobachtung und Sprache. *Portulaca* geht zurück auf das lateinische *portula*, eine Verkleinerungsform von *porta – Tor* oder *Tür.* Gemeint ist das winzige Samenkäppchen, das sich bei Reife öffnet wie eine kleine Tür oder der Deckel einer Schatztruhe. Die alten Botaniker sahen darin mehr als nur ein botanisches Detail: Sie erkannten ein Sinnbild des Lebens selbst – das geschlossene Tor bewahrt, das offene entlässt. So trägt Portulak in seinem Namen die Idee der Schwelle – zwischen Innen und Außen, Schutz und Neubeginn.

Der Artname *oleracea* stammt von *olus, oleris – Gemüse, Kraut* – und verweist schlicht darauf, dass er essbar ist, ein Kraut der Küche und des Alltags.

Gemeinsam erzählen die beiden Namen von einer Pflanze, die öffnet und nährt, die in sich das Gleichgewicht von Einfachheit und Lebenskraft trägt.

Portulaca oleracea – das essbare Tor zum Grünen mit beeindruckender Wirkung: Portulak regt den Stoffwechsel und die Verdauung an, macht den Stuhl weich und erleichtert so die Ausscheidung. Er ist ein bewährtes Mittel gegen Sodbrennen und Magenentzündungen und wirkt zudem blutreinigend, harntreibend und entzündungshemmend. Die Inhaltsstoffe fördern die Leberfunktion, unterstützen die

Wissenschaftlich:
Portulaca oleracea
Portulakgewächse / *Portulacaceae*

Verwendete Pflanzenteile: grüne Blätter und Triebspitzen

Inhaltsstoffe: Omega-3-Fettsäuren, Vitamine C, A, B, Magnesium, Kalium, Kalzium, Eisen, Schleimstoffe, Zink, Oxalsäure

Anwendungsgebiete: stärkt das Immunsystem, Vitamin-C-Mangel, entzündungshemmend, harntreibend, Husten

Verwendung: frisch als Salat, Smoothie, Essenzen und äußerlich als Einreibung bei Gelenkschmerzen

Vorsicht: wegen der Oxalsäure nicht bei Nierensteinen, kann Rheuma verstärken – deshalb nur in Maßen konsumieren

Ob frisch als Salat, als wohltuender Aufguss oder im Smoothie – Portulak bringt nicht nur kulinarischen Genuss, sondern auch eine ordentliche Portion Gesundheit auf den Teller.

Entgiftung, stärken das Immunsystem und fördern die Entgiftungsprozesse im Körper.

Besonders bemerkenswert ist sein hoher Gehalt an Omega-3-Fettsäuren, die entzündungshemmend wirken und das Herz-Kreislauf-System schützen. Zudem liefert Portulak eine Fülle an Vitaminen (u. a. Vitamin C, A, K und viele B-Vitamine) und Mineralstoffen wie Magnesium, Kalium und Kalzium – kleine Kraftpakete, die den Körper vitalisieren und stärken.

In der Traditionellen Chinesischen Medizin wird Portulak als Heilpflanze genutzt, die Leber, Magen und Blase unterstützt und dabei hilft, überschüssige Hitze im Körper auszuleiten. Auch auf das Nervensystem wirkt er beruhigend und kann bei Unruhe und Kopfschmerzen hilfreich sein.

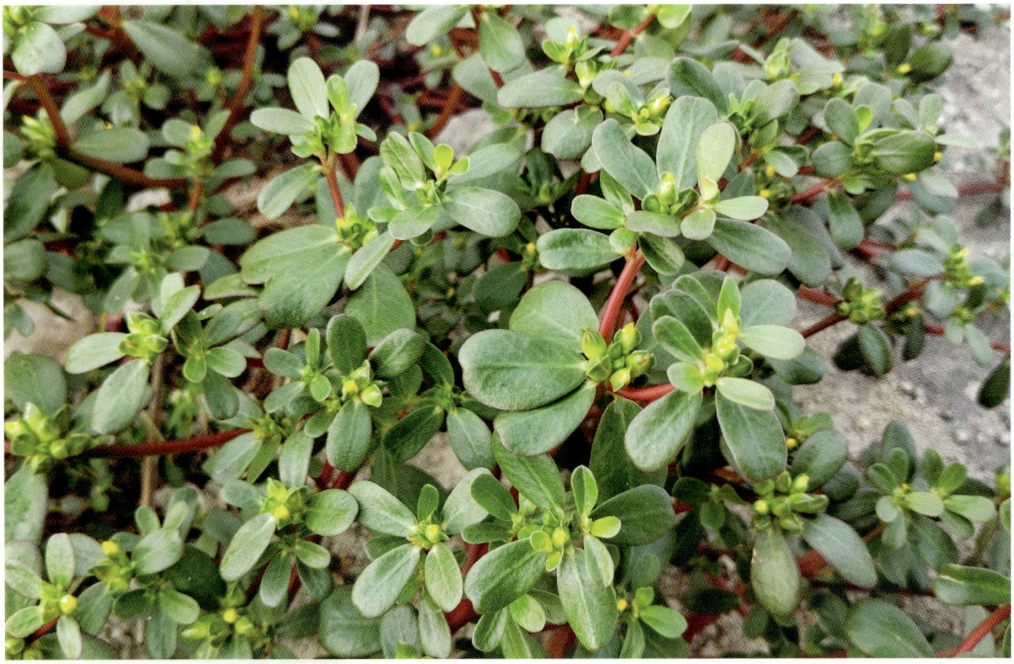

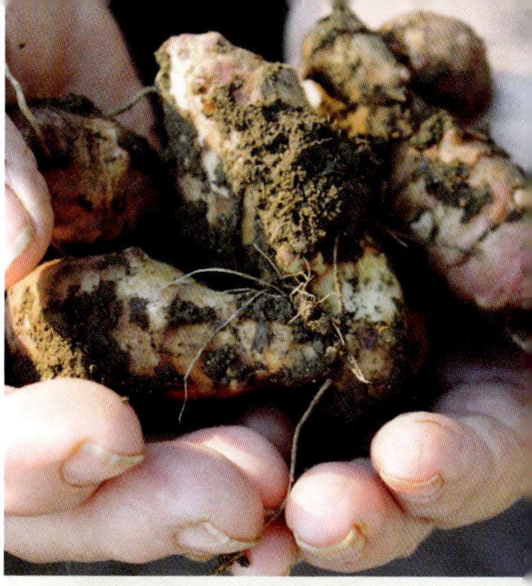

TOPINAMBUR

Superknolle für die Bauchspeicheldrüse

Diese kraftvolle Knolle hat es wirklich in sich. Wer einmal Topinambur im Garten hatte, weiß – sie gibt Vollgas. Anstatt sich über ihre Vermehrungsfreudigkeit zu ärgern, sollten wir sie feiern, denn sie ist wirklich ein Geschenk der Natur. Mit einer großen Extraportion Liebe für die Bauchspeicheldrüse und den Darm. Vielleicht kennst du das Gemüse unter dem Namen Jerusalem-Artischocke oder Erdbirne. Im Spätsommer streckt die Nordamerikanerin ihre leuchtend gelben Sonnenblüten als Insektenparadies und echter Hingucker in den Himmel.

Der Geschmack der Knolle, die zwischen Oktober und April geerntet werden kann, ist nussig-erdig und in gekochter Variante kommt ihre erdige Note besonders zum Vorschein. Ihr Hauptinhaltsstoff ist Inulin – ein Kohlenhydrat, für dessen Verdauung die Bauchspeicheldrüse wenig Insulin ausschütten muss und das deshalb entlastend wirkt. Das macht sie zu einer guten Wahl für alle, die auf ihren Blutzucker achten wollen. Inulin wird nicht im Dünndarm abgebaut, sondern erst im Dickdarm von Bakterien fermentiert, wodurch es als Ballaststoff eine präbiotische Wirkung entfaltet und den Blutzuckerspiegel kaum beeinflusst.

Topinambur hat einen positiven Einfluss auf erhöhte Cholesterinwerte, die sie im Darm binden kann. Ebenso positiv wirkt die Knolle auf den Blutdruck. So kann sie vorbeugend bei Arteriosklerose und Herz-Kreislauf-Erkrankungen wirken und sorgt für eine gesunde Darmflora. Spannend finde ich, dass in der Psychosomatik die Bauchspeicheldrüse für die *Süße des Lebens* steht. Wer unter Zukunftsangst, Kontrollzwang oder Perfektionismus leidet, spürt vielleicht, dass ihm genau diese Süße fehlen könnte.

Wissenschaftlich:
Helianthus tuberosus
Korbblütler / *Asteraceae*

Verwendete Pflanzenteile:
Wurzelknolle

Inhaltsstoffe: Ballaststoffe wie Inulin, Vitamine A, B-Komplex, C, D, Kalium, Kalzium, Magnesium

Anwendungsgebiete:
entzündungshemmend, stoffwechselanregend, entwässernd, bindegewebestärkend, bei rheumatischen Beschwerden

Verwendung: in allen Varianten in der Küche, Essenz

Vorsicht: kann bei übermäßigem Verzehr zu Blähungen führen

Möglichkeiten, der Bauchspeicheldrüse durch Topinambur etwas Gutes zu tun, sind einfach: roh geraspelt als Salat, Chips, Püree, Suppen, Aufläufe oder sogar als Kaffee-Ersatz. In größeren Mengen kann sie Blähungen verursachen. Kümmel und Bohnenkraut unterstützen hier und wirken den lästigen Gasen entgegen. Deshalb ein guter Tipp: mit kleinen Mengen anfangen!

Topinambur hat einen überdurchschnittlich hohen Gehalt an Carotin, B-Vitaminen, Kalium, Kalzium, Eisen (sogar mehr als Spinat) und Phosphor – ein Jackpot mit einem einzigen kleinen Manko: Sie ist nicht lagerfähig. Recht bald nach der Ernte wird sie weich und schrumpelig. Also am besten immer auf dem Markt eher kleine Mengen für den raschen Verbrauch einkaufen oder sie sich in den Garten holen. Die Schale muss nicht entfernt werden. Es reicht, die Knolle beim Waschen gut abzubürsten.

Jeder Mensch ist mit Umweltgiften belastet. Dazu kommen Bewegungsmangel, Übergewicht, Medikamente, Alkohol und eine Ernährung, in der die Sättigungsmittel die Oberhand haben. All das wirkt sich auch auf die Bauchspeicheldrüse aus.

Diese lebenswichtige Drüse wiegt etwa 100 g und liegt im Oberbauch hinter dem Magen. Sie hat zwei wichtige Aufgaben. Zum einen produziert sie täglich etwa 1,5 Liter Verdauungssekret. Dieses neutralisiert die Magensäure, schützt die Darmschleimhaut und ermöglicht die vollständige Aufspaltung von Eiweiß, Fett und Kohlenhydraten im Dünndarm. Des Weiteren bildet sie wichtige Hormone: Insulin und Glukagon, die für die Blutzuckerregulierung verantwortlich sind.

Damit die Zellen unserer Organe und Muskeln richtig funktionieren, benötigen sie Zucker bzw. Glukose. Diese gelangt über die Nahrung in den Körper und weiter ins Blut, wodurch sich der Blutzuckerspiegel erhöht. Jetzt kommt das Insulin zum Einsatz – ein Hormon, das dafür sorgt, dass der Zucker in die Zellen gelangt und dort verarbeitet wird. Insulin steuert den Zuckerstoffwechsel in den Zellen, und der Blutzuckerspiegel senkt sich wieder.

Bei Diabetes, der bekannten Zuckerkrankheit, kann der Körper nicht ausreichend Insulin produzieren oder es nicht richtig nutzen. In diesem Fall ist die Zuckerverwertung gestört und der ideale Blutzuckerspiegel kann nicht gehalten werden. Hier können sich Ablagerungen in den Blutgefäßen bilden. Es entstehen Gefäßerkrankungen bis hin zu Herzinfarkt, Schlaganfall oder Lähmungen.

Der Gattungsname *Helianthus* stammt aus dem Griechischen: *hēlios* bedeutet *Sonne*, *anthos* – *Blume*. Wörtlich also: *Sonnenblume* – und tatsächlich gehört die Topinambur botanisch derselben Gattung an. In der antiken Pflanzenlehre galt die Sonnenblume als Sinnbild für Treue und kosmische Ordnung, denn sie folgt dem Lauf des Himmels.

Der Artname *tuberosus* geht auf das lateinische *tuber* zurück – *Knolle, Schwellung* – und beschreibt das, was im Dunkeln ruht: die verdickten Wurzeln, die das Sonnenlicht in Stärke verwandeln und als süße, goldene Knolle in der Erde aufbewahren – wie das Licht, das das Dunkle nährt.

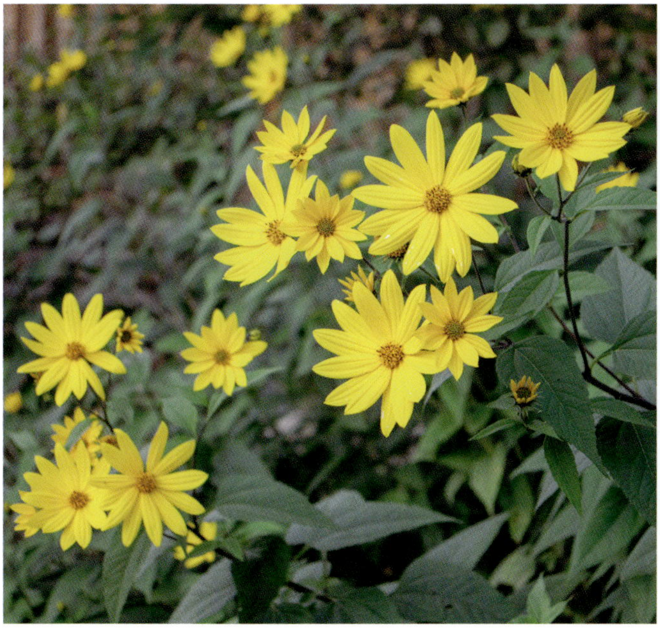

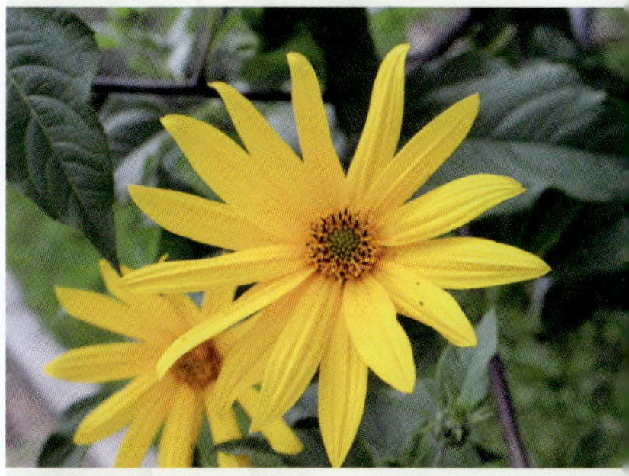

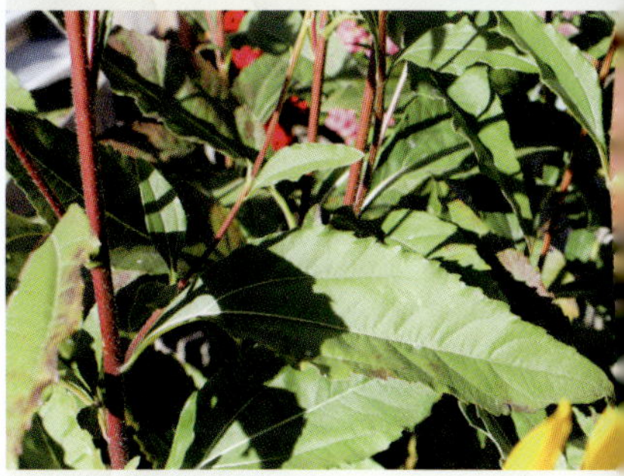

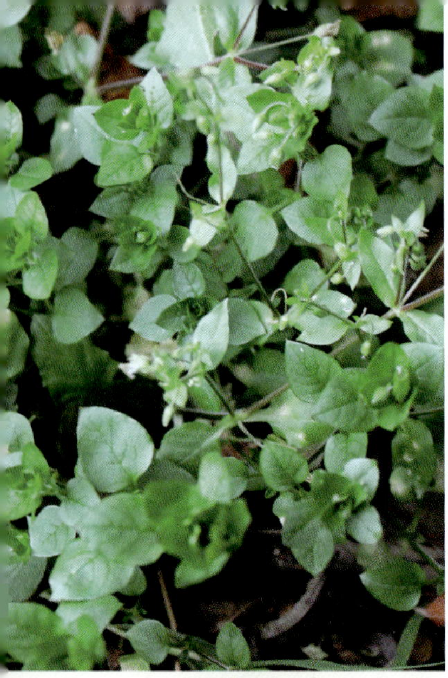

VOGELMIERE

Für sauberes Blut und eine reine Haut

Wissenschaftlich:
Stellaria media
Nelkengewächse /
Caryophyllaceae

Verwendete Pflanzenteile:
Kraut

Inhaltsstoffe: Vitamine A, B, C, Kalzium, Eisen, Kalium, Magnesium, Flavonoide, Seifenstoffe, Aucubin, Schleimstoffe

Anwendungsgebiete:
entzündungshemmend, schleimlösend, entgiftend, blutreinigend

Verwendung: Tee, Essenz oder frisch in der Küche

Sie ist eine wahre Hochleistungsmaschine der Natur, von der wir uns eine Scheibe abschneiden könnten. Die Vogelmiere ist Potenz pur. Sie wächst unter dem Schnee und blüht, sobald dieser schmilzt. Sie bringt bis zu fünf Generationen pro Saison ans Licht, mit je 50.000 Samen, die bis zu 60 Jahre in der Erde keimfähig bleiben. Wenn du, Glückskind, sie einmal im Garten hast, dann wird sie dich vermutlich überleben.

Leider findet sie nicht die Anerkennung, die sie verdient. Sie enthält unglaublich viele wertvolle Inhaltsstoffe. 50 g vom frischen Kraut können den Tagesbedarf an Vitamin C, Eisen und Kalium decken. Dazu kommt viel pflanzliches Eiweiß, Provitamin A, Kalzium, Magnesium, Zink, Kieselsäure für kräftige Haare und Nägel. Soweit nicht genug: Sie enthält auch Anteile von Aucubin. Das ist der Inhaltsstoff, der auch im berühmten Spitzwegerich für die heilende Wirkung bei verletzter Haut sorgt. Oder wie es in der Volksheilkunde oft zitiert wird: *Für Wunden, die mit Goldfäden genäht wurden.*

Mit der Vogelmiere lässt sich nicht nur das Immunsystem stärken und dem Alterungsprozess vorbeugen, sondern auch eine entschlackende Wirkung genießen. Früher wurde sie dank ihrer enthaltenen Seifenstoffe bei festsitzendem Husten eingesetzt. Für mich ist sie die Nummer 1 bei allem, was Hautprobleme angeht: Als Öl oder Salbe verarbeitet, kann sie bei Akne, Flechten und Ausschlägen Linderung bringen und den Juckreiz mildern. Ihre wahre Stärke liegt aber in der Blutreinigung – sie heilt von innen heraus und sorgt für eine schöne Haut auf ganz natürliche Weise.

Wir haben immer die Möglichkeit: Entweder äußerlich mit Anti-Pickel-Creme heranzugehen oder doch langfristige Erfolge mit einer Detox-Kur samt Blutreinigung zu erzielen, die uns eine schöne Haut verschaffen kann.

Stellaria stammt vom lateinischen *stella – Stern.* Er bezieht sich auf die feinen, weißen Blüten, die wie winzige Sterne über dem grünen Teppich des Bodens aufleuchten. Ihre Blütenblätter sind so tief eingeschnitten, dass sie wie zehn zarte Strahlen erscheinen – funkelnd, aber nah am Boden. *Media* bedeutet *die Mittlere*, abgeleitet von *medius – in der Mitte befindlich.* Das kann sowohl auf ihre mittlere Größe innerhalb der Gattung *Stellaria* hinweisen als auch – im übertragenen Sinn – auf ihre mittlere, ausgleichende Natur: Sie wächst überall, zwischen den Dingen, zwischen Trittstein und Acker, zwischen Garten und Wildnis. Sie ist wie eine sanfte Mittlerin zwischen Wildkraut und Heilpflanze, zwischen Nahrung und Medizin.

Trotz der Lobeshymne sollte sie nicht überdosiert werden. Sonst können die Seifenstoffe zu Magenreizungen führen. In Summe ist die Vogelmiere ein echtes Kraftpaket, das uns zeigt, wie viel Stärke in den unscheinbarsten Pflänzchen steckt.

Genussvolle Gemüsesuppe mit frischen Kräutern

Zutaten:

- 200 g Gemüse (z. B. Artischockenboden frisch, Pastinake, Petersilienwurzel, Schwarzwurzel, Sellerie, Spargel, Weißes vom Lauch)
- 1 Knoblauchzehe
- 1 Zwiebel
- 500 ml Gemüsebrühe
- 1 EL Olivenöl
- Salz und Pfeffer
- optional Kräuter oder Blattgrün (Grünkohl, Brennnessel, Spinat, Giersch usw.)
- optional etwas Pflanzenmilch oder Sahne

Zubereitung:

Gemüse waschen, schälen und klein schneiden.

Zwiebel schälen und klein schneiden.

Öl erhitzen, Knoblauch und Zwiebel leicht anschwitzen, dann das Gemüse hinzufügen, kurz mitanschwitzen, anschließend alles mit der Brühe aufgießen und 15 Minuten köcheln lassen.

In einem Mixer fein pürieren, würzen und auf zwei Schalen verteilen.

Als Ableitung: Kräuter/Blattgrün, diese gewaschen und roh direkt mit in den Mixer zur heißen Suppe geben, fein mixen und gegebenenfalls durch ein feines Sieb drücken.

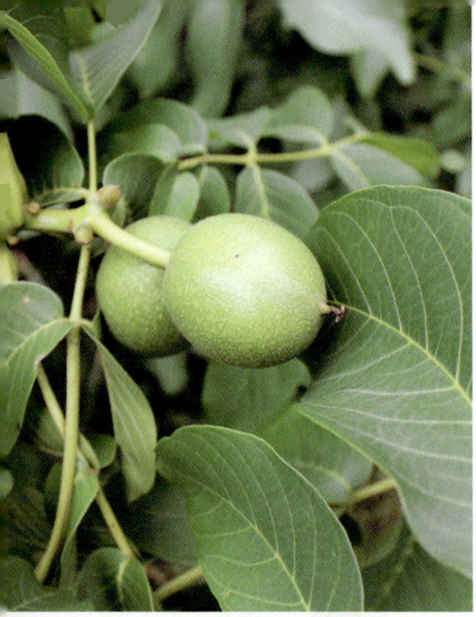

WALNUSS UND SCHWARZNUSS

Schutz und hormoneller Ausgleich

Wissenschaftlich:
Juglans regia und *J. nigra*
Nussgewächse /
Juglandaceae

Verwendete Pflanzenteile:
Blätter, grüne Nussschale und Nüsse; Walnussknospen für die Gemmotherapie

Inhaltsstoffe:
Walnussblätter: Gerbstoffe, Flavonoide, Phenolcarbonsäuren, Vitamin C, ätherische Öle, Juglon

reife Walnüsse: gesunde Fette, Omega-3-Fettsäuren, Eiweiß, Kohlenhydrate, Vitamin E, Zink, Magnesium, Kalium, Phosphor, Eisen, Kalzium, Vitamin-B-Komplex, Antioxidantien

Juglans, der Gattungsname, ist eine Verkürzung von *Jovis glans* – wörtlich *Eichel des Jupiter*. Damit ist die Walnuss nichts Geringeres als die heilige Frucht einer Gottheit. Die römischen Naturphilosophen glaubten, der mächtige Göttervater selbst habe sie den Menschen geschenkt – eine göttliche Speise, nährend und geistreich zugleich.

Die zweite Hälfte des Namens, *regia*, bedeutet schlicht *königlich* – ein Ehrentitel, der ihren Rang unterstreicht. Sie ist die *Nuss der Könige* – reich an Öl und Kraft, kostbar und heilkräftig, zugleich ein Symbol für Weisheit und Fruchtbarkeit.

Je nach Größe kann ein Baum täglich mehrere hundert Liter Wasser verdunsten, was die Luftfeuchtigkeit spürbar erhöht. Unter seinem dichten Blätterdach bleibt die Luft um einige Grade kühler als in der direkten Umgebung.

Es gibt wenige Pflanzen, die derart vielseitig einsetzbar sind wie die Nussbäume – ob in der Küche oder der Naturheilkunde samt der Gemmotherapie.

Die Blätter sind reich an Gerbstoffen, Bitterstoffen, Flavonoiden und ätherischen Ölen und wirken blutreinigend, entzündungshemmend und antibakteriell. Ein kurz gezogener Heißaufguss fördert die Ausscheidung von Giftstoffen und passt hervorragend in einen Blutreinigungstee. Er stimuliert die Lymphzirkulation und kann vor oxidativem Stress und unerwünschten Mikroorganismen im Verdauungstrakt schützen.

Besonders spannend ist das natürliche Progesteron, das sich positiv auf den weiblichen Hormonhaushalt, speziell in den Wechseljahren, auswirkt. Forscher konnten dieses Hormon in Walnussblättern identifizieren. Dieses pflanzliche Progesteron ist chemisch identisch mit dem menschlichen.

Warum das so wichtig ist? Es ist der Gegenspieler von Östrogen: Östrogen baut auf, Progesteron erhält und schützt – beide Hormone sind unverzichtbare Partner im weiblichen Zyklus und in der Schwangerschaft.

In den Wechseljahren verändert sich dieses fein abgestimmte Gleichgewicht, da die Eierstöcke weniger Progesteron produzieren. Der Östrogenspiegel kann trotzdem hoch bleiben.

Ein kleines Manko gibt es allerdings: Das Progesteron in den Walnussblättern löst sich kaum in Wasser, sondern hauptsächlich in öl- und alkoholischen Zubereitungen.

Wenn der Tee intensiver ist und länger ausgezogen wird, kommen vermehrt die Gerbstoffe hervor, die äußerlich bei Ausschlägen, Juckreiz und Hautirritationen als Auflage eingesetzt werden können.

In den Walnusskernen steckt viel Vitalität. Sie enthalten wertvolle Omega-3-Fettsäuren, die den Cholesterinspiegel senken und das Herz-Kreislauf-System stärken können. Zudem liefern sie Antioxidantien, Vitamine und Mineralstoffe mit zellschützender, entzündungshemmender und stoffwechselverbessernder Wirkung.

Sie sorgen für geistige Leistungsfähigkeit, stärken das Immunsystem und liefern hochwertiges pflanzliches Protein für den Muskelaufbau. Die enthaltenen Ballaststoffe fördern die Verdauung und unterstützen das Gewichtsmanagement. Allerdings ist das kein Freibrief, täglich Unmengen dieser wertvollen Kerne zu konsumieren. Eine kleine Handvoll von etwa 6 bis 7 qualitativ hochwertigen Walnüssen ist völlig ausreichend, um den Körper zu unterstützen.

Die gleichen Qualitäten sagt man auch einem guten, kalt gepressten Walnussöl nach. Auch hier sind geringe Mengen von etwa 1 Teelöffel täglich ausreichend.

grüne Schale: Juglon, Gerbstoffe, Bitterstoffe, Flavonoide, ätherische Öle, Mineralstoffe (besonders in der grünen Schwarznussschale ist der Juglongehalt bedeutend höher und in den reifen Nüssen sind die Bitterstoffe stärker ausgeprägt)

Anwendungsgebiete: Je nach Pflanzenteil zur Blutreinigung, bei Hauterkrankungen, hormonellem Ausgleich, Herz-Kreislauf-Gesundheit, gegen Parasiten und Bakterien, lymphsystemanregend

Verwendung: Tee, Umschläge, Bäder, Essenzen, Kernöl, Gemmomazerat

Vorsicht: bei Nussallergie, Überdosierung, Wechselwirkungen von Medikamenten durch die enthaltenen Gerbstoffe

Die Kombination dieser beiden Pflanzen bietet ein großes naturheilkundliches Potenzial. Ihre einzigartige Mischung aus phytohormoneller Wirkung, wertvollen Nährstoffen und starken antioxidativen Eigenschaften macht die Walnuss und die Schwarznuss zu wertvollen Heilpflanzen.

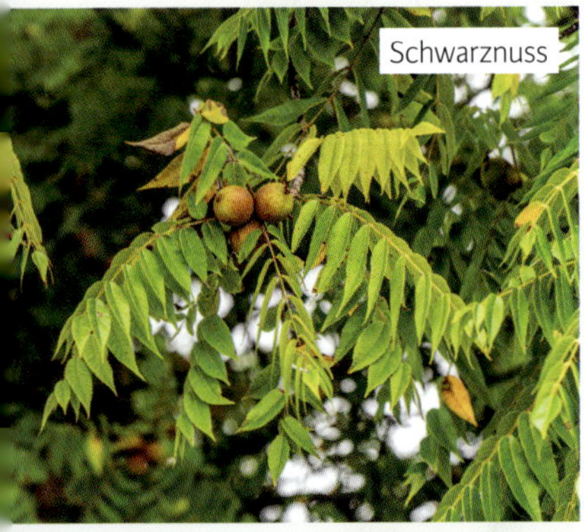

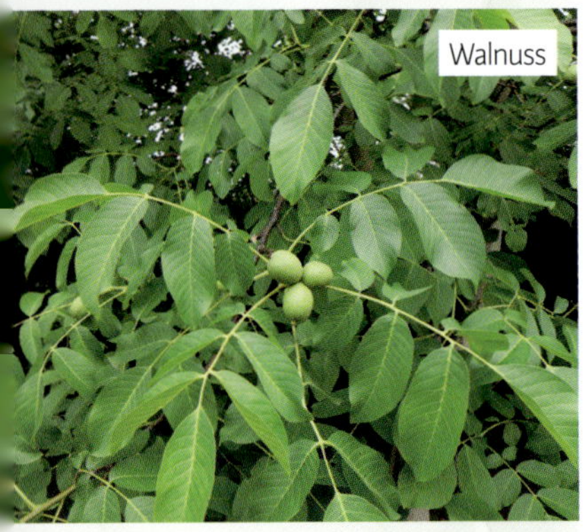

In der Gemmotherapie – der Heilkraft der Knospen im Frühling – unterstützt die Walnuss die Leberfunktion, das Lymphsystem und die Darmflora und fördert die Regeneration der Schleimhäute. Entgiftend und regenerierend ist hier das Motto. Zubereitung siehe Grundrezepte.

Auch in der Bachblütentherapie ist die Walnuss vertreten. Sie ist sogar eine meiner Lieblingsessenzen. *Walnut* ist die Blüte des Neubeginns in Phasen des Wandels. Bei neuen Projekten hilft sie, in einem gesunden Maß standhaft zu bleiben. Die Angst vor Veränderungen und neuen Situationen wird zu Mut umgewandelt und man lernt, auf die innere Stimme zu hören.

Die Schwarznuss *Juglans nigra* ist bekannt für ihren hohen Gehalt an Juglon, einer Substanz mit stark antiparasitären, pilzwidrigen und antibakteriellen Eigenschaften. Die Schwarznuss wird traditionell zur Bekämpfung von Darmparasiten, Hautkrankheiten und Pilzinfektionen eingesetzt.

Ihre Früchte und Schalen sind reich an Gerbstoffen (Tanninen), Juglon und mehrfach ungesättigten Fettsäuren, die auch in der Ernährung geschätzt werden. Die Schwarznuss bevorzugt feuchtere Standorte und ist kältebeständiger als die Walnuss. In der Volksmedizin werden besonders die Tinkturen der grünen Schalen verwendet, die vor allem bei Parasitenbefall wirken.

In der Pflanzenheilkunde ergänzen sich Walnuss und Schwarznuss gut, da beide unterschiedliche, jedoch sich teilweise überschneidende Wirkstoffprofile und Anwendungen aufweisen. Während die Walnuss mehr auf Entgiftung, Verdauung, Hautpflege und hormonelle Unterstützung abzielt, konzentriert sich die Schwarznuss besonders auf antiparasitäre, antimikrobielle und entzündungshemmende Effekte.

Grüner Walnuss-Gewürzlikör

Einfach, weil es etwas Besonderes ist! Von diesem Trunk bereite ich mir jedes Jahr ein paar Flaschen zu und interessanterweise ist das Lager jedes Jahr wieder leer. Wer etwas ganz Besonderes möchte, bereitet sich einen Gewürzlikör auf Walnussbasis zu. Einfach nur ein Gedicht, das durch die Lagerung immer noch besser wird!

Zutaten:

- 750 ml neutralen Alkohol mit 40 % Vol.
- Etwa 10–15 schöne, grüne Walnüsse, Ende Juni gesammelt. So jung lassen sie sich noch gut schneiden. Wenn du den Walnusslikör pur möchtest, dann ist die Zutatenliste schon fast vollständig. Ansonsten ist er optional mit Gewürzen, besonders in der kalten Jahreszeit, der pure Genuss.
- 1–2 zerkleinerte Zimtstangen
- 5 Gewürznelken, angemörsert
- 10 Kardamomkapseln, angemörsert
- Zeste von einer Bio-Orange (Schale zum Verzehr geeignet)
- 180 ml Wasser
- 180 g Zucker nach persönlicher Vorliebe

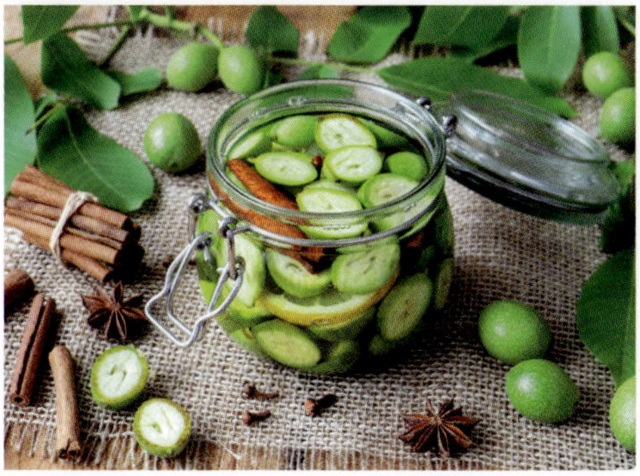

Zubereitung:

Die grünen Walnüsse klein schneiden. Vorsicht: Sie färben ab! Fülle alle Zutaten in ein großes Glas, gut verschließen, täglich schwenken und nach 10 bis 14 Tagen absieben.

Ich verkoste den Ansatz bereits nach der ersten Woche, denn wenn er zu lange stehen bleibt, dominieren die Gerbstoffe und nicht die genussvollen Aromen.

Sobald er die gewünschte Intensität erreicht hat, sauber abfiltern und fertig ist dein Ansatz-Walnussschnaps. Ich persönlich mag Liköre, von denen man auch Lust auf ein zweites Stamperl bekommt.

Deshalb geht meine Nicht-Detox-Rezeptur noch weiter: Wasser und Zucker aufkochen und abkühlen lassen. Dann mit dem Walnuss-Ansatz vermischen. Abfüllen. Schön beschriften und genießen.

AUFBAUEN

Von Kraft und Substanz

Mit regelmäßigen Detox-Kuren tun wir unserem Körper nicht nur einen riesigen Gefallen, indem wir die Entgiftungsorgane entlasten, alten Ballast abwerfen und für sauberes Blut sorgen – wir schaffen damit auch Raum für Neues, Frisches und Lebendiges. Diese „Lücken" im System lassen sich mit hochwertigen Vitalstoffen aus nährstoffreichen Lebensmitteln füllen, die uns Spannkraft und pure Vitalität schenken. Unsere tägliche Medizin für ein gesundes Altern zwischen Messer und Gabel.

In diesem Kapitel begegnen uns Pflanzen, die nicht nur wild in Natur und Garten wachsen, sondern vor allem auch im Handel zu finden sind – unverzichtbare Bausteine für unsere Gesundheit. Dabei kommt es besonders auf die Qualität an, denn unsere Ernährung formt unser Darmmikrobiom, auch als Darmflora bekannt.

Es ist ein lebendiges Ökosystem, das aus etwa 100 Billionen unterschiedlichen Mikroorganismen besteht und beim erwachsenen Menschen durchschnittlich 1 bis 2 kg des Körpergewichtes ausmacht. Ein Wunderwerk der Natur! Etwa 70 bis 80 % des Immunsystems befindet sich im Darm. 90 % aller

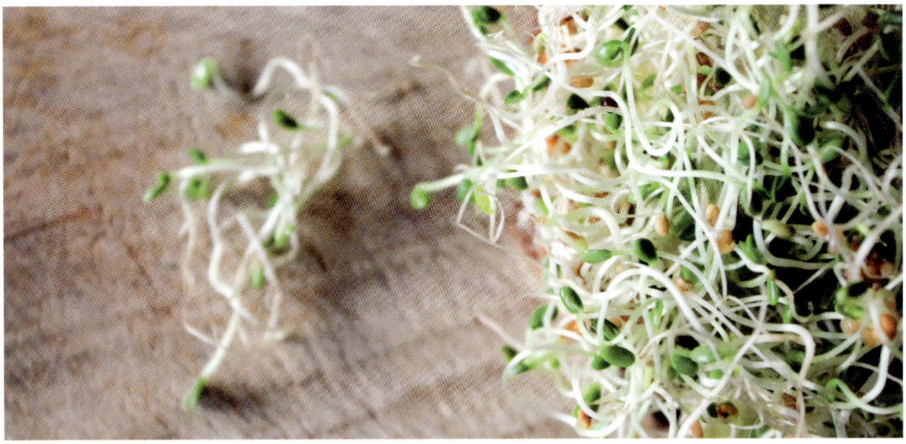

Antikörper zur Abwehr von Krankheitserregern werden hier gebildet. Forschungen zeigen, dass der Darm auch einen bedeutenden Einfluss auf neurologische Erkrankungen wie Alzheimer und Parkinson hat sowie auf hormonell beeinflusste Krebsarten wie Brustkrebs. Ein gesundes Darmmikrobiom ist daher immens wichtig für die Prävention und möglicherweise auch für die Therapie dieser Krankheiten!

Ein gesundes Darmmikrobiom hilft, die Psyche zu stärken, weil es wichtige Botenstoffe produziert, die unsere Stimmung und Gefühle beeinflussen. Es sorgt dafür, dass wir weniger Angst und Stress empfinden und uns besser fühlen. Gehirn und Darm sind über Nerven verbunden, sodass das Mikrobiom direkt auf unser Gehirn wirkt und umgekehrt die Psyche den Darm beeinflussen kann. Wenn das Gleichgewicht im Darm stimmt, fühlen wir uns also auch seelisch wohler. Zusätzlich zersetzt eine gesunde Darmflora Ballaststoffe, unterstützt die Verdauung, produziert lebenswichtige Vitamine, stärkt die Darmbarriere und verhindert so das Eindringen von schädlichen Stoffen.

Es gibt eine Vielzahl an Produkten und Umständen, die unsere Darmflora schwächen und teilweise zerstören können. Unser Ziel sollte sein, unser Mikrobiom wie einen Schatz zu behandeln und das Wachstum von nützlichen Darmbakterien zu fördern. Der Großteil der Menschheit tut das Gegenteil und umgibt sich mit allem, das einen schädigenden Einfluss hat. Die Liste ist lang, doch so kurz wie möglich zusammengefasst: hoch industriell verarbeitetes Essen und Getränke, Antibiotika und andere Medikamente, Konservierungsmittel, Fluorid, chloriertes Wasser, PFAS, Mikroplastik, Schwermetalle, Süßstoffe, Rückstände von Pestiziden und Chemikalien im Wasser und in der Nahrung, WLAN und elektromagnetische Felder, Stress und auch Bewegungsmangel sind nur ein kleiner Teil davon.

Damit dieser wichtige Bereich im Körper jedoch fit bleibt, braucht es den richtigen Treibstoff und die dementsprechenden Umstände! Unser Mikrobiom liebt probiotische und fermentierte Lebensmittel wie Kimchi, Sauerkraut, Kombucha, Kefir und Co. Sie enthalten lebende Mikroorganismen, die unseren Darm unterstützen. Genauso präbiotische Gerichte, die Ballaststoffe als Nahrung für unsere Darmbakterien liefern, wie Knoblauch, Zwiebeln, Artischocken, Topinambur, Grünfutter, Hafer und Hülsenfrüchte. Dazu viele Ballaststoffe aus Vollkornprodukten, buntem Gemüse und frischem Obst sowie gesunde Fette, die die Darmbarriere unterstützen, von Nüssen und Samen, Olivenöl, Avocado und frischen Fischen aus sauberen Gewässern.

Damit auf unserem aufregenden Lebensweg die Motivation nie nachlässt, setze ich ab dem späten Herbst auf die Kraft von Sprossen! Diese winzigen Microgreens sind für mich das ultimative Superfood: klein, herrlich unkompliziert und randvoll mit heilsamen, kraftspendenden Nährstoffen, die sonst kaum irgendwo zu finden sind.

Mit gewissen Sprossen nutze ich ihre geballte Lebenskraft: Sie reinigen meine Blutbahnen, steigern meine Denkleistung und Motivation, liefern wichtige Vitamine und Mineralstoffe – und sorgen nebenbei für einen der besten natürlichen Schutzmechanismen gegen Krebs. Um sie aus ihrem Dornröschenschlaf zu wecken, brauchen sie nur Wasser, Sauerstoff, Wärme und Licht – und das funktioniert auch im tiefsten Winter.

Sobald sie keimen, verwandeln sich die Samen in wahre Kraftpakete: Der natürliche Fraßschutz schwindet, der Vitamin- und Mineralstoffgehalt schießt in die Höhe – und wir können ihr ganzes Potenzial genießen. Sprossen sind ein echter Geheimtipp für die kalte Jahreszeit: In kurzer Zeit erhältst du ein hochwertiges Lebensmittel, sparst Geld und umgehst allerhand Pestizide, Herbizide und chemische Keulen, die sonst auf unseren Tellern lauern.

So bekommst du den ultimativen Vitamin-Boost fürs Gehirn und die Nerven, Zellschutz und Verjüngungskraft, Kalzium für starke Knochen, Magnesium fürs Herz und für das Gewebe – dazu Kalium, Phosphor, Zink und viele weitere wertvolle Mineralien.

Je wärmer der Raum, desto schneller ist der Erfolg mit deinen Keimlingen. Damit sie auf Vorrat frisch bleiben und nur noch langsam weiterwachsen, stelle ich sie in den Kühlschrank. Wichtig ist, das Glas täglich gut durchzuspülen, damit sich keine Bakterien oder Schimmelpilze entwickeln. Der einfachste Start gelingt mit Keimgläsern, doch wer schon einmal im Kindergarten oder in der Volksschule Kresse auf Watte gezogen hat, weiß: Es ist kinderleicht – und die Gründe dafür erfährst du hier.

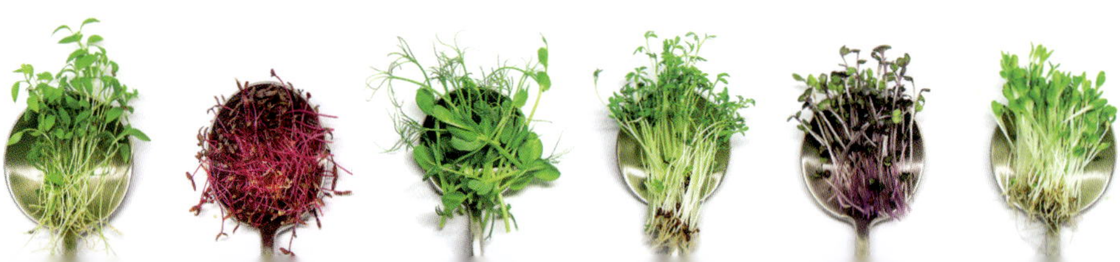

Microgreens – die Kraft der Sprossen

Klein, unscheinbar und meine erste Wahl, im Winter an Vitalstoffe zu gelangen. Sprossen sind die jungen, gekeimten Triebe von Samen verschiedener Pflanzen. Während des Keimprozesses entwickeln sie sich zu kleinen Pflanzen mit Stängel und ersten Blättchen. Dabei vervielfachen sie ihre Nährstoffdichte und Bioverfügbarkeit, sodass sie im Verhältnis zu Größe und Gewicht besonders viele Vitamine, Mineralstoffe und sekundäre Pflanzenstoffe enthalten. Je nach Herkunft sind in einer Gabel gekeimten Sprossen mehr Vitalstoffe als in einem importierten Salatkopf.

Die fertig gekeimten Sprösslinge sind ein täglicher Genuss als Topping für Suppen, für den Salat, für Aufstriche oder einfach auf dem Butterbrot. Bereits beim Einkauf des Saatgutes gibt es ein paar Kriterien zu beachten:

Ich kaufe ausschließlich Samen in Bio-Qualität, um sicherzugehen, dass keine Chemikalien oder Beizmittel enthalten sind, und bevorzuge möglichst heimische und vertrauenswürdige Lieferanten. Idealerweise prüfen die Händler ihre Chargen regelmäßig auf die Keimfähigkeit und manche geben die Keimrate im Shop an. Ein Schwimmtest gibt zusätzlichen Aufschluss. Die Samen, die im Wasser auf den Boden sinken, sind keimfähig. Diejenigen, die an der Oberfläche schwimmen, sind meist abgestorben und deshalb ungeeignet.

Sprossen sind kleine Nährstoffwunder, die viele wichtige Vitamine, Mineralstoffe, Ballaststoffe und sekundäre Pflanzenstoffe enthalten. Während des Keimprozesses erhöhen sich diese gesundheitsfördernden Substanzen oft auf ein Vielfaches im Vergleich zum reifen Samen oder der ausgewachsenen Pflanze. In kalten Zubereitungen bleiben die wertvollen Inhaltsstoffe aktiv. Die Liste an Möglichkeiten der verschiedensten Pflanzen und deren Wirkungsweise geht ins Endlose.

Microgreens sind kalorienarm, gut verdaulich und können das Immunsystem stärken, die Verdauung samt dem Darmmikrobiom fördern sowie antioxidativ und entzündungshemmend wirken. Sie sind vielseitig einsetzbar, bringen frische und knackige Würze in die Ernährung und sind eine einfache Möglichkeit, den Speiseplan mit wertvollen Nährstoffen zu bereichern.

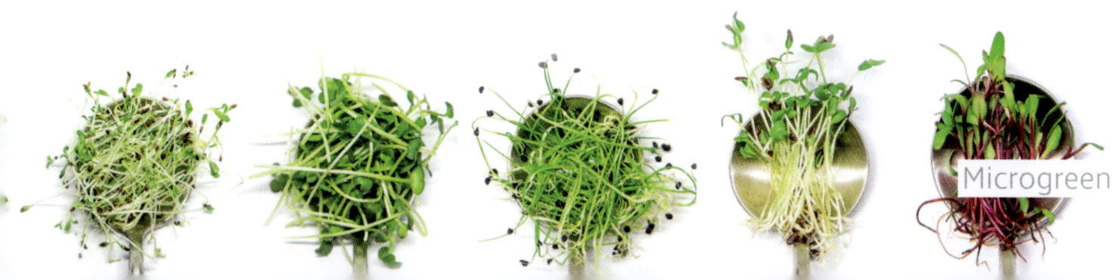

Hier eine Übersicht meiner fünf Lieblingssorten. Da wartet aber noch viel mehr!

ALFALFA-SPROSSEN

Unschlagbar stärkend

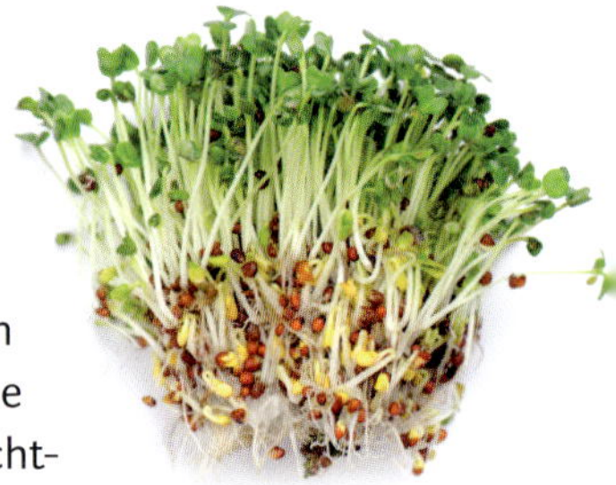

Auch als Luzerne (*Medicago sativa*) bekannt und werden vielfach in der Landwirtschaft als Gründüngung eingesetzt. Wenn auf den Feldern nichts mehr anständig wächst, kommen sie zum Einsatz. Besonders ein Zitat aus Osttirol ist mir im Gedächtnis geblieben: *Sie holt die Toten von der Bahre*. Das bedeutet, dass die Alfalfa-Sprossen so kraftvoll sind, dass sie sogar vor der Ewigkeit bewahren sollen. So weit wird es nicht kommen, aber sie sind wahrlich eine Nährstoffbombe, die für ein vitales Leben steht.

Mit ihrer krebshemmenden, antibiotischen und antimikrobiellen Wirkung übertreffen sie viele. Die Inhaltsstoffe unterstützen das Immunsystem, fördern die Verdauung und helfen bei Entzündungen. Alfalfa fördert zudem die Blutgerinnung durch Vitamin K und kann das Herz-Kreislauf-System durch Cholesterinsenkung entlasten. Die Sprossen stärken auf ganz besondere Weise den ganzen Organismus und gehören nicht umsonst zu meinen Favoriten.

BROKKOLI-SPROSSEN

Sprossen als Krebsschutz

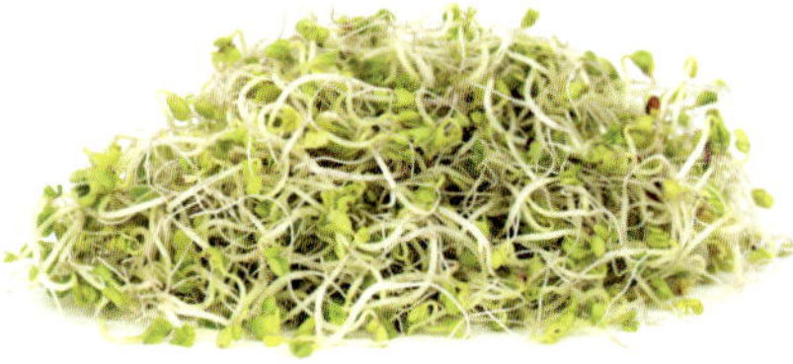

Berühmt als Superfood mit besonders viel Sulforaphan – einem starken Antioxidans, das Entzündungen hemmt und Zellen vor oxidativem Stress schützt. Sulforaphan aktiviert Entgiftungsenzyme im Körper und kann die Entstehung von Krebszellen hemmen. Genau das macht die Sprossen in der heutigen Zeit zu einem ganz besonders spannenden Kandidaten auf dem Teller! Erste Studien deuten auch auf positive Effekte bei Gelenkerkrankungen wie Arthritis und Arthrose hin.

Darüber hinaus kann der Stoff chronische Atemwegserkrankungen lindern, da Senföle über die Lunge und auch über die ableitenden Harnwege verstoffwechselt werden. Das enthaltene Carotin ist Kraftfutter für die Augen, die Haut und die Nerven und das Vitamin C stärkt die Abwehr. Besonders das Kalzium festigt die Knochen und wirkt Osteoporose entgegen. Wichtig: Alle Senföle sind nur bis etwa 40 °C aktiv, deshalb am besten kalt, frisch und knackig genießen.

BUCHWEIZEN-SPROSSEN

Für die Venengesundheit

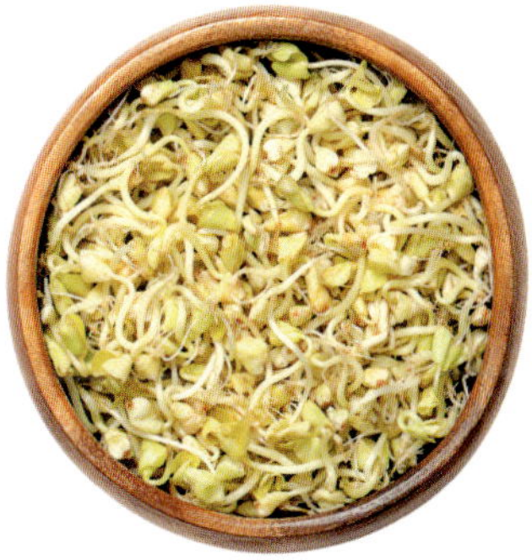

Wenn sich mit den Jahren Besenreiser oder auch Krampfadern bemerkbar machen, wird es Zeit für den Inhaltsstoff Rutin und seine Unterstützung für die Venengesundheit. Genau dieser ist für seine gefäßschützenden Eigenschaften bekannt, denn er sichert die Stabilität und auch die Elastizität der Blutgefäße.

Regelmäßiger Konsum von Buchweizen, ob als Porridge, Mehl oder als Sprossen, kann den Rutinspiegel im Körper erhöhen, das Bindegewebe stärken. Die Sprossen sind reich an Mineralstoffen und B-Vitaminen, fördern die Verdauung, unterstützen den Stoffwechsel und wirken entgiftend. Der hohe Rutin-Gehalt stärkt die Blutgefäße, verbessert die Durchblutung und passt perfekt in eine abwechslungsreiche Ernährung, die venenfreundliche Maßnahmen mit einschließt.

GRÜNKOHL-SPROSSEN

Als Augenschutz

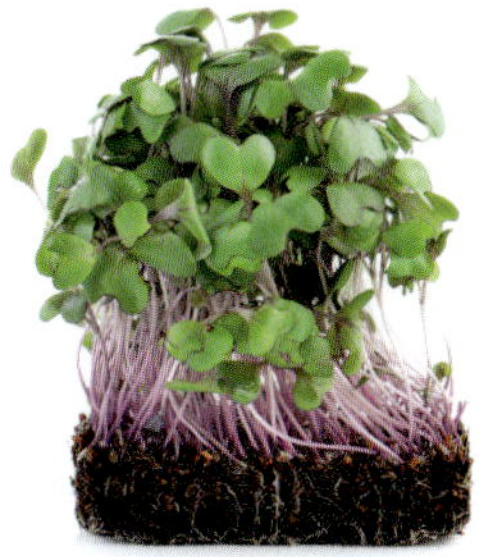

Unsere Augen sind durch unzählige Stunden am PC, Fernseher oder Handy stark gefordert, und das macht sich bereits im jungen Alter bemerkbar. Grünkohl-Sprossen sind ein nährstoffreiches Superfood mit vielen Antioxidantien, Vitaminen (vor allem A, C und K) sowie Mineralien wie Kalzium und Kalium. Zusätzlich enthalten sie Lutein und Zeaxanthin, die die Sehkraft stabilisieren und die Makula vor altersbedingter Degeneration schützen können. Dieser Pool an Inhaltsstoffen stärkt darüber hinaus das Immunsystem und wirkt entzündungshemmend. Zudem fördern sie die Verdauung durch ihren hohen Ballaststoffgehalt und helfen, den Cholesterinspiegel zu senken, was wiederum die Herzgesundheit unterstützt. Die enthaltenen Glucosinolate und Sulforaphan tragen zur Entgiftung bei und haben krebsvorbeugende Eigenschaften. Insgesamt sind Grünkohl-Sprossen eine wirksame Ergänzung für eine gesunde Ernährung und können zur Vorbeugung chronischer Krankheiten beitragen. Das sind Lebensmittel nach meinem Geschmack, und wenn du noch mehr für deine Augengesundheit tun möchtest, sind rohe Karotten und Heidelbeeren eine gute Wahl. Gönn dir gern zusätzlich bildschirmfreie Zeit in der Natur.

ROTKLEE-SPROSSEN

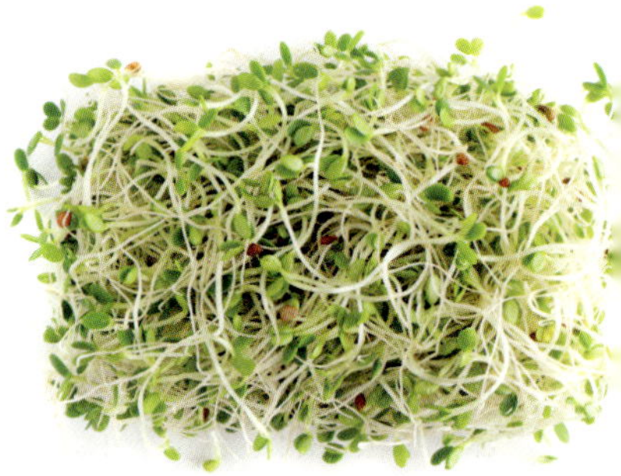

Für einen regulierten Hormonhaushalt

Diese kleinen Wunderkügelchen enthalten Phytoöstrogene und Isoflavone, die eine regulierende Wirkung auf den Hormonhaushalt ausüben, und das Beste gleich am Anfang: Diese pflanzlichen Östrogene können je nach Ausgangssituation im Körper östrogenähnlich oder auch antiöstrogen wirken. Das bedeutet, sie unterstützen einen ausgeglichenen Hormonspiegel, indem sie beispielsweise bei einem Östrogenmangel entgegenwirken und bei zu hohem Östrogenspiegel dessen Wirkung abschwächen. Rotklee-Sprossen sind daher hilfreich bei hormonellen Schwankungen, wie sie in den Wechseljahren oder bei Menstruationsbeschwerden auftreten. Studien zeigen, dass sie typische Beschwerden der Menopause wie Hitzewallungen und Schweißausbrüche lindern können. Zusätzlich wirken sie entzündungshemmend, zellschützend und können auch die Stimmung und den Schlaf verbessern. Sie sind jedoch nicht nur für die Frauengesundheit im Einsatz. Bei Männern können die Phytoöstrogene von Rotklee ebenfalls regulierend wirken, etwa indem sie die Prostata-Gesundheit unterstützen. Zusammengefasst sind Rotklee-Sprossen eine natürliche Möglichkeit, den Hormonhaushalt sanft zu modulieren und hormonbedingte Beschwerden zu mildern. Die Wirkung setzt meist nach mehreren Wochen regelmäßiger Einnahme ein und individuelle Reaktionen können unterschiedlich ausfallen.

PROBLEMFALL WEIZEN

Er ist allgegenwärtig – im Weißbrot, in Kuchen, Keksen, Pasta, Pizzateig, in fertigen Backmischungen und zahlreichen industriell verarbeiteten Backwaren. In der heutigen Zeit genießt der Weizen und das daraus gewonnene Weißmehl nicht unbedingt den besten Ruf. Woher kommt das?

In seiner ursprünglichen Form hatte Weizen als Grundnahrungsmittel einen sehr hohen Nährwert. Durch seine Zusammensetzung aus wichtigen Vitalstoffen war er unverzichtbar und sorgte für eine ausgewogene, vitalstoffreiche Versorgung. Neben Eiweiß, wenig Fett, Kohlehydraten und Ballaststoffen war er reich an B- und E-Vitaminen, Zink, Magnesium, Eisen und Phosphor.

Ballaststoffe haben einen wichtigen Einfluss auf die Darmgesundheit, da sie die Verdauung fördern, das Wachstum hilfreicher Darmbakterien unterstützen und für einen regelmäßigen sowie weichen Stuhlgang sorgen. Sie erhöhen das Sättigungsgefühl, helfen, Übergewicht zu vermeiden, und sorgen dafür, dass Kohlenhydrate langsamer aufgenommen werden – dadurch bleibt der Blutzuckerspiegel stabil und Heißhunger tritt seltener auf.

Pflanzliches Eiweiß trägt wesentlich zu einer ausgewogenen Ernährung bei und ist insbesondere für Menschen, die sich vegetarisch oder vegan ernähren, von hoher Bedeutung. Mikronährstoffe wie die B-Vitamine stärken Nerven, Muskelfunktion und Immunsystem, während Mineralstoffe den Stoffwechsel unterstützen und zur Bildung gesunder Blutzellen beitragen. Und heute?

Weißmehl wird vor allem mit einem erhöhten Risiko für Herz-Kreislauf-Erkrankungen und Bluthochdruck in Verbindung gebracht, insbesondere wenn es in großen Mengen und anstelle von Vollkornprodukten konsumiert wird. Es begünstigt außerdem einen schnellen Blutzuckeranstieg, was das Risiko für Typ-2-Diabetes und Fettleibigkeit erhöhen kann. Auch die Entstehung von Gallensteinen und eine Verschlechterung der Verdauungsgesundheit werden mit regelmäßigem Weißmehlkonsum assoziiert, da Ballaststoffe und wichtige Mikronährstoffe fehlen.

Weiterhin gibt es Hinweise, dass Weißmehlprodukte rheumatische Beschwerden, Augenprobleme sowie das Entstehen von Zahn- und Skelettproblemen begünstigen können, auch wenn viele dieser Zusammenhänge von individuellen Faktoren abhängig sind. Kritiker sehen zudem einen möglichen Zusammenhang mit Autoimmunerkrankungen, vor allem aufgrund der glutenhaltigen Bestandteile. Insgesamt gilt: Ein maßvoller Konsum von Weißmehl ist für Gesunde meist unproblematisch, doch ein Übermaß kann die Entstehung sogenannter Zivilisationskrankheiten unterstützen.

Der mögliche Grund für die Unverträglichkeiten können Belastungen durch Pestizide sein, Schimmelpilzgifte sowie die Verarbeitung und Züchtung moderner Hochleistungssorten. Früher wurde Sauerteigbrot aus Wasser, etwas Salz und Vollkornmehl hergestellt. Die Liste der Inhaltsstoffe von industriegefertigtem Brot aus dem Handel ist erschreckend. Alte Weizenformen zeichneten sich durch große Nährstoffvielfalt, hohe Sättigung und robuste Inhaltsstoffe aus und bildeten ein zentrales, gesundes Element traditioneller Ernährung.

Seit Beginn des 20. Jahrhunderts wurde Dinkel mit Weizen gekreuzt, um die Standfestigkeit und den Ertrag zu verbessern. Wer reinen Dinkel möchte, kann auf den Urdinkel zurückgreifen. Besonders in der Schweiz ist diese Bezeichnung geschützt, denn die alten Sorten wie *Oberkulmer Rotkorn* und *Ostro* sind noch ursprünglich.

Ich bin ein großer Fan der Vielfalt. Umso mehr unterschiedliche Vitalstoffe auf dem Teller landen, umso besser. Deshalb nehmen wir drei ganz besondere Getreide- bzw. Pseudogetreidesorten unter die Lupe. Auch hier können alle Produkte Pestizidrückstände aufweisen. Deshalb macht der Einkauf von Bio- oder Demeterprodukten Sinn.

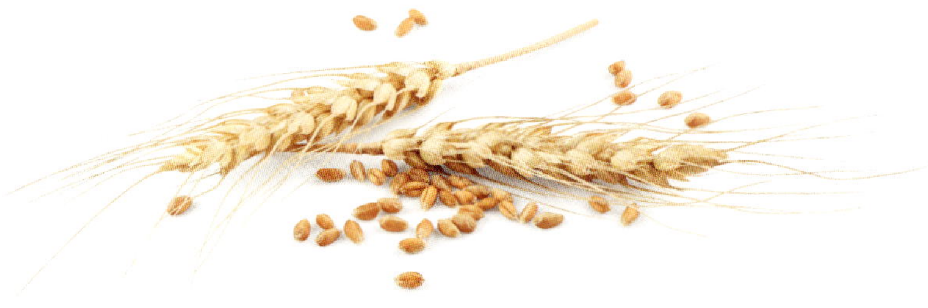

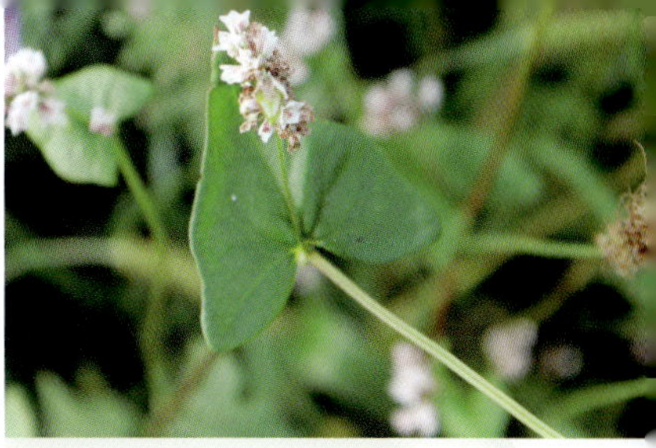

BUCHWEIZEN

Liebeserklärung an die Venen

Der Buchweizen gehört als Pseudogetreide zu den Knöterichgewächsen. Die Bitterstoffe sind vor allem in den Schalen konzentriert. Die dreieckigen, braunen Nüsschen sind glutenfrei und besonders für Menschen mit Zöliakie eine Bereicherung im Menüplan. Ursprünglich stammt er aus China. In Deutschland konzentriert sich der Anbau vor allem im Norden in sandigen Regionen. In Österreich (auch als *Hadn* bekannt) und der Schweiz wird er auf kleineren Flächen kultiviert – oft im ökologischen Anbau.

Wer sich die Pflanze in den Garten holen möchte, sollte bei Berührungen etwas Vorsicht walten lassen. In den Randschichten verbirgt sich der Farbstoff Fagopyrin, der Dermatosen auslösen kann. Ansonsten ist er anspruchslos und trägt nach 12 Wochen Früchte.

Im Laufe der Jahre verlieren unsere Blutbahnen die Spannkraft, und je nach Beruf und Veranlagung werden die ersten Besenreiser und Krampfadern sichtbar. Für solche *Baustellen* gibt es einen Inhaltsstoffs, nämlich das Flavonoid Rutin. Buchweizen stärkt die Gefäße und verbessert die Mikrozirkulation bis in die feinsten Kapillaren. Der Flüssigkeits- und Sauerstoffaustausch der Gefäße wird normalisiert, venöse Stauungen schwellen ab und Spannungsschmerzen und Schweregefühle in den Beinen werden gemindert.

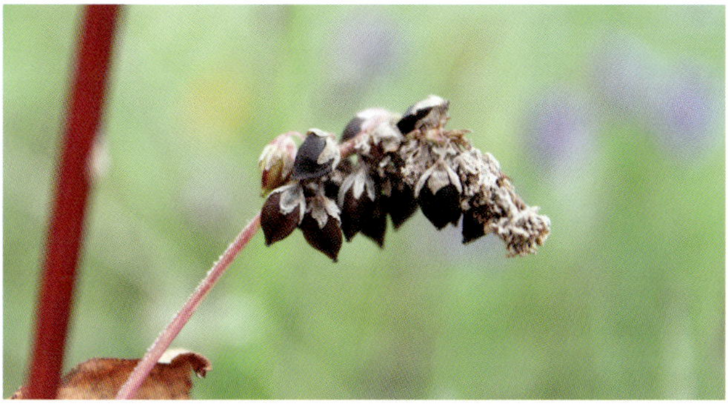

Wissenschaftlich:
Fagopyrum esculentum
Knöterichgewächse /
Polygonaceae

Verwendete Pflanzenteile:
Kraut und Samen

Inhaltsstoffe: Kohlenhydrate, Eiweiß, ungesättigte Fettsäuren, Ballaststoffe, B-Vitamine: B1, B2, B3, B6, Folsäure, Vitamin E, Rutin, Mineralstoffe wie Kalium, Magnesium, Phosphor, Eisen, Zink, Kalzium, Lysin und Tryptophan, Lecithin, Kieselsäure

Anwendungsgebiete:
Durchblutungsstörungen, Arteriosklerose-Prophylaxe, Zöliakie, Hautgesundheit, verdauungsfördernd, Lebergesundheit und zur allgemeinen Stärkung

Verwendung: Samenkörner in der Küche, Sprossen, blühendes Kraut als Tee oder Essenz

Nicht nur in den Sprossen oder im Mehl sind die Inhaltsstoffe enthalten, sondern auch im Tee aus dem Kraut. Die Bienen werden dich lieben, wenn du ihn anpflanzt!

Ich verwende Buchweizenmehl anteilsweise in der Küche zu anderem Mehl, da es keinen Kleber hat. Noch lieber habe ich die kleinen Dreiecke als Sprossen aus dem Keimglas.

Eine Buchweizenkur ist wertvoll, als Radikalfänger, aber auch für die Kopfdurchblutung. Die Denkleistung wird vom enthaltenen Lysin und Lecithin unterstützt. Genauso wird die Leberfunktion dadurch aktiviert.

Buchweizenbrot mit Pesto aus Grünkohl, Nuss und Brokkoli

Zutaten Brot:

- 500 g Buchweizen
- 200 ml Wasser
- 1 TL Salz

Zutaten Pesto:

- 50 g Grünkohl
- 50 g Brokkoli, leicht gedämpft
- 20 g Nüsse (z. B. Pinienkerne)
- 2 EL Olivenöl
- 1 EL Saft von der Zitrone
- 4 EL Wasser
- Salz und Pfeffer
- optional 20 g Bregenzerwälder Bergkäse

Zubereitung:

Einweichen: Buchweizen in einer Schüssel mit Wasser bedecken und 8 Stunden bei Raumtemperatur abgedeckt stehen lassen.

Mixen: Das Wasser vorsichtig abgießen, den Buchweizen mit Salz und Wasser mit einen Stabmixer zu einem glatten Teig verrühren. Es sollte wie dickflüssiger Omelett-Teig sein.

Fermentieren: Den Teig wieder in eine Schüssel geben und abgedeckt in der Küche einen Tag stehen lassen. Dabei fermentiert der Buchweizen. Er kann leicht schleimig werden und etwas speziell duften – das i st normal!

Backen: Den Teig in eine gefettete Kastenform bei 180 °C (Ober-/Unterhitze) ca. 60 bis 70 Minuten backen, bis die Oberfläche goldbraun ist und ein Zahnstocher beim Hineinstechen sauber herauskommt.

Abkühlen: Aus der Form nehmen und auf einem Gitter abkühlen lassen.

Pesto: Den Grünkohl waschen, abtrocknen und klein schneiden. Anschließend alle Zutaten in einem Mixer fein pürieren und abschmecken.

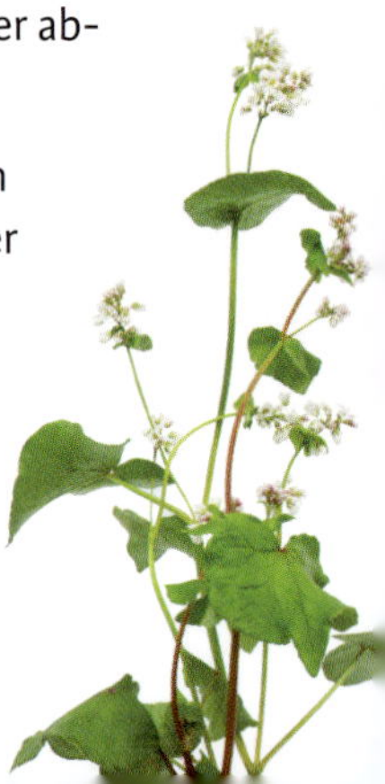

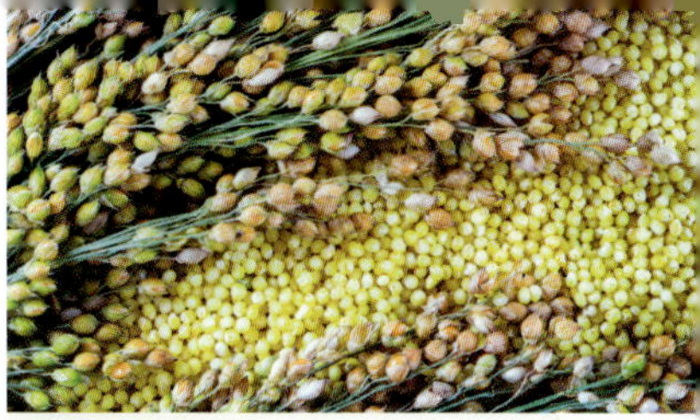

GOLDHIRSE

Die kraftvollen Wunderkügelchen

Hirse ist das wahrscheinlich älteste Getreide, das von den Menschen kultiviert wurde. Funden zufolge war sie bereits 4000 Jahre v. Chr. bekannt. In der äußeren Schicht sind einige Bitterstoffe enthalten.

Goldhirse ist geschält und gehört nicht zum Vollkorn. Kraftvoll ist sie trotzdem. Die ebenso bekannte Braunhirse ist eine Sorte, bei ihr steckt die geballte Kraft in der Hülle. Sie wird nicht geschält und kommt gemahlen als Hirsemehl in den Handel. Eines haben aber alle Sorten gemeinsam: Sie sind glutenfrei und strotzen nur so vor Kieselsäure. Das bedeutet für uns eine kraftvolle Wirkung auf den Bereich der Haut, Haare, des Bindegewebes und der Nägel. Sie sorgt für Elastizität und eine straffe Haut, die uns jünger wirken lässt.

Durch den ausgiebigen Genuss kann man auch der Cellulite vorbeugen. Die großen Mengen an Eisen übernehmen den Ablauf der Blutbildung und Sauerstoffversorgung. Das natürliche Fluorid stärkt die Zähne und schützt vor Karies. Besonders wertvoll sind die enthaltenen B-Vitamine und weitere wertvolle Mineralien und Spurenelemente wie Magnesium und Kalzium. Viele Vegetarier schwören auf diese gute Eiweiß- und Eisenquelle. Die Kieselsäure übernimmt einen wichtigen Beitrag für einen starken Knochenaufbau, widerstandsfähige Nägel und sorgt für eine kraftvolle Mähne. Menschen, die sich gut mit Kieselsäure versorgen, leisten einen wertvollen Beitrag zur eigenen Knochen- und Gelenksgesundheit.

Braunhirse ist ein Sonderfall und würde als Siliziumquelle eher zu den Nahrungsergänzungsmittel gehören. Sie muss sehr lange gekocht werden, bis sie weich ist. Einfacher ist

Wissenschaftlich:
Panicum miliaceum
Süßgräser / *Poaceae*

Verwendete Pflanzenteile:
Samenkörner

Inhaltsstoffe: Kohlenhydrate, Eiweiß, ungesättigte Fettsäuren, Ballaststoffe, Vitamin-B-Komplex: B1, B2, B3, B6, B9, Beta-Carotin, Magnesium, Phosphor, Eisen, Zink, Kupfer, Mangan, Kalium, Kieselsäure, Antioxidantien

Anwendungsgebiete: unterstützt die Blutbildung, schwaches Bindegewebe, Haut, Haare, Nägel, Augengesundheit, Knochen, Gelenke, blutzuckerregulierend, Stärkung des Immunsystems, unterstützt die Lebergesundheit und deren Regeneration

Verwendung: die Samenkörner in der Küche als Beilage, Porridge oder gemahlen

Während die Goldhirse relativ leicht von ihren Schalen befreit werden kann, gelingt dies bei der Braunhirse nicht. Sie wird deshalb mitsamt Schale gemahlen und das so fein, dass man nichts von Schalen und Spelzen merkt.

es, sich das Mehl zu besorgen und wenigstens anteilsweise mit dem üblich verwendeten Mehl zu kombinieren.

Für mich gehört die Hirse, speziell die Braunhirse, in die *Schönheitsapotheke*. Dem Mineralstoffmangel im Körper macht die Braunhirse in Nullkommanix den Garaus. Für welche Hirse du dich auch entscheidest: Es ist wichtig, die Körnchen nicht roh zu verzehren, sondern nur gekocht! Warum nicht einmal als kraftvoller Start in den Tag als warmes Müsli?

Porridge als süße oder salzige Variante

Zutaten nach persönlicher Vorliebe:

- 80 g Haferflocken, Buchweizen oder Hirse
- 300 ml Pflanzenmilch für Hafer oder
- 400 ml Pflanzenmilch für Buchweizen oder Hirse

Für die süße Variante:

- 1 TL Honig on top
- 50 g Beeren
- ½ TL Kurkuma
- 2 EL Olivenöl

Für die salzige Variante:

- 50 g Grünkohl (oder grünes Gemüse nach Wahl fein geschnitten)
- 50 g Karotte, fein geraspelt
- 1 TL Sesam
- 1 TL Sojasauce

Zubereitung:

Flüssigkeit aufkochen.

Haferflocken hinzugeben, 5 Minuten leicht köcheln, regelmäßig umrühren.

Buchweizen oder Hirse 35 Minuten leicht köcheln, regelmäßig umrühren.

Für die süße oder salzige Variante am Ende der Kochzeit die Zutaten nach Wahl zugeben und kurz mitköcheln lassen.

Honig für die süße Variante nur als Topping benutzen und nicht mit erwärmen.

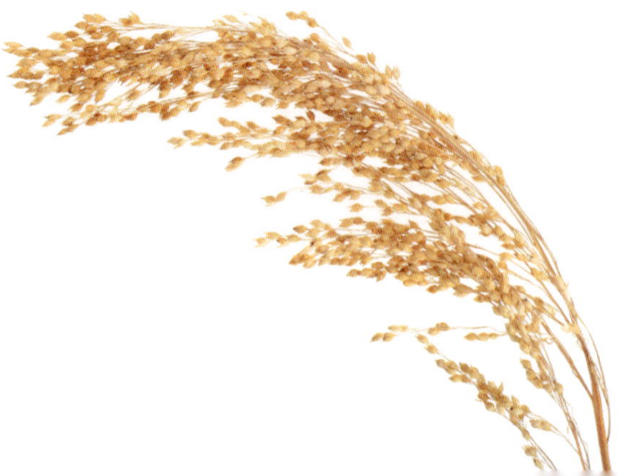

HAFER

Ein natürliches Dopingmittel

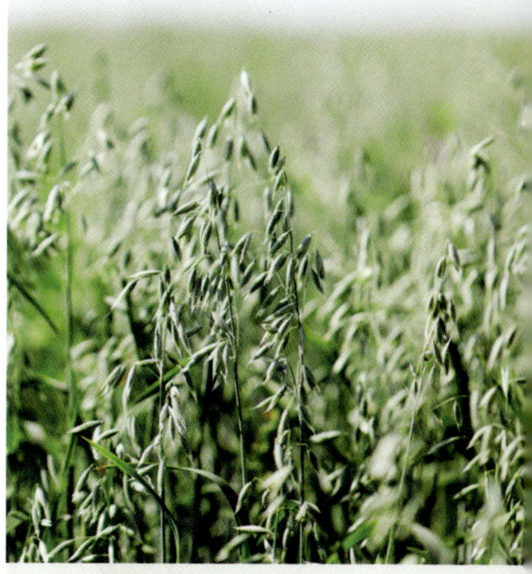

Der glutenarme Hafer schenkt Wärme und Energie, wie kaum eine andere Nahrung. Er gehört zu den wertvollsten Getreiden für unsere Gesundheit und enthält wertvolle Bitterstoffe. Der Hafer, der bei uns angebaut wird, geht fast zur Gänze in die Futtermittelindustrie, aber das natürlichste Dopingmittel soll auch auf deinem Teller landen.

Bei Hafer findet sich der höchste Mehrwert in den Flocken aus dem vollen Korn, bei denen nur wenige Vitamine in der Produktion verloren gehen. Zuerst wird das Rohgetreide über Dampf behandelt, gewalzt und danach getrocknet.

Die Großblattflocken oder auch Vollkornflocken sind im Handel meist als *kernig* bezeichnet und haben einen kräftigeren Biss. Die zarten Haferflocken entstehen aus den zerkleinerten Haferkernen, und bei der Haferkleie wird nicht das ganze Korn verarbeitet, sondern die äußeren Schichten des Mehlkörpers und der Keimling. Sie erinnert an grob gemahlenes Mehl und hat einen nussigeren Geschmack.

Hafer ist ein fantastischer Nährstofflieferant und macht im Gegensatz zu anderen Getreidesorten lange satt. Mit ihm decke ich sechs der acht essenziellen Aminosäuren ab. Weizen enthält nur eine. Hafer enthält Biostoffe, die anerkannt eine krebshemmende Wirkung aufweisen. Dazu kommen Kalzium, Mangan, Silizium, Zink und Magnesium.

Er stärkt das Nervenkostüm durch die Vitamine B1 und B6, Vitamin E als Oxidationsschutz und unterstützt nebenbei die Bauchspeicheldrüse und die Leber. Haferflocken sind nicht nur günstig erhältlich, sondern auch ein Must-have für Sportler und Fitnessbegeisterte.

Die andere Möglichkeit liegt im Haferkraut, das im Idealfall während der Blüte für Tee oder alkoholische Essenzen ge-

Wissenschaftlich:
Avena sativa
Süßgräser / *Poaceae*

Verwendete Pflanzenteile:
Korn und Kraut

Inhaltsstoffe: Kohlenhydrate, Proteine, Fette, Ballaststoffe, B-Vitamin-Komplex (B1, B2, B3, B6), Magnesium, Eisen, Zink, Kalium, Kalzium, Phosphor

Anwendungsgebiete: nervenstärkend, blutbildend, verdauungsfördernd, blutzuckerregulierend, cholesterinsenkend, entzündungshemmend

Verwendung: Korn, Flocken, Kleie, Mehl, Milchersatz, Kraut, alkoholische Essenzen, Tee

Eine Pflanze, die man sich nicht entgehen lassen sollte.

erntet wird. In dieser Zubereitung steht uns ein Nerventonikum zur Verfügung, das Stressreaktionen und Angstzustände reduziert. Er wirkt beruhigend bei Schlafproblemen und hat sich bei der Raucherentwöhnung bewährt. Haferkraut verbessert die Durchblutung, stärkt das Herz und fördert die mentale Leistungsfähigkeit. Zudem harmonisiert der Tee den Säure-Basen-Haushalt und fördert die Ausscheidung von Harnsäure. Er schenkt uns in dieser Form auch Mut, stärkt die Entscheidungsfreude und entspannt bei Gereiztheit.

Haferdrink

mein Liebling

Zutaten:

- 100 g Bio-Haferflocken zart
- 1 l Wasser
- 1 Prise Salz
- optional Gewürze wie Zimt, Tonkabohne, Vanille, Kardamom, Lebkuchengewürz, Rohkakaopulver und 2–3 Datteln

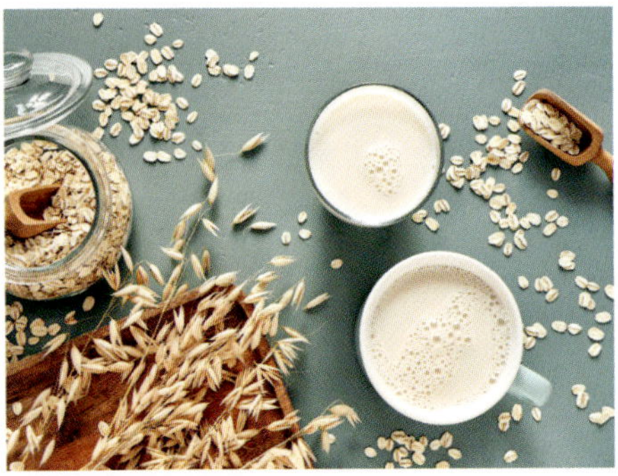

Zubereitung:

Haferflocken trocken in einer Pfanne anrösten, ohne dass sie Farbe annehmen. Dadurch wird der Hafer bekömmlicher und Phytinsäure wird reduziert. Diese Säure bindet Mineralstoffe wie Eisen, Zink, Magnesium und Kalzium und erschwert dem Körper die Aufnahme.

Alle Zutaten in einen Mixbecher geben und etwa 10 Minuten quellen lassen.

Danach durchmixen, durch ein feines Tuch absieben, in eine Flasche füllen und kühl lagern. Wenn der Drink nur durch ein Sieb läuft, bleibt relativ viel Trester zurück. Der Trester kann für Gebäck aller Art verwendet werden. Der Drink wird durch Erwärmen cremiger.

Im Kühlschrank lagern und vor Gebrauch schütteln, hält 3 bis 5 Tage.

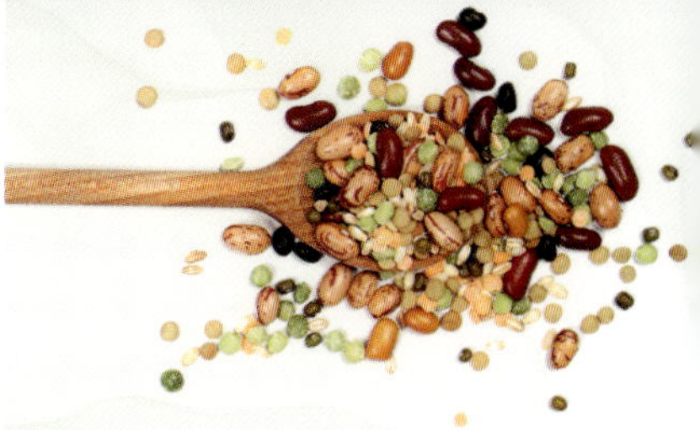

HÜLSENFRÜCHTE

Erbsen, Linsen und Co. als wertvolle Proteinlieferanten

Dazu gehören weltweit ca. 20.000 Arten, darunter Bohnen, Erbsen, Kichererbsen, Linsen und Co. Sie alle sind wertvoll für unsere Gesundheit. Hülsenfrüchte können eingelagertes Fett in der Leber entfernen und unterstützen auf diesem Weg die Regeneration unserer Superheldin. Hülsenfrüchte brauchen durch den Einweichprozess etwas Vorlaufzeit, liefern dafür einen ordentlichen Proteingehalt, bis zu 25 g pro 100 g Trockengewicht.

Mit 1 bis 2 Mahlzeiten pro Woche können wir unserer Gesundheit einen gewaltigen Schritt entgegengehen. Mineralstoffe wie Kalium, Magnesium, Eisen und ein zusätzlicher B-Vitamin-Cocktail fördern ein gesundes Mikrobiom und eine gute Verdauung. Zusätzlich enthalten sie essenzielle Aminosäuren, die der Körper selbst nicht herstellen kann. Hülsenfrüchte senken den LDL-Cholesterinspiegel und machen lange satt. Mit Kümmel oder Bohnenkraut gewürzt, kommt es gar nicht erst zu lästigen Blähungen. Die enthaltenen Bitterstoffe fördern die Produktion aller Verdauungssäfte.

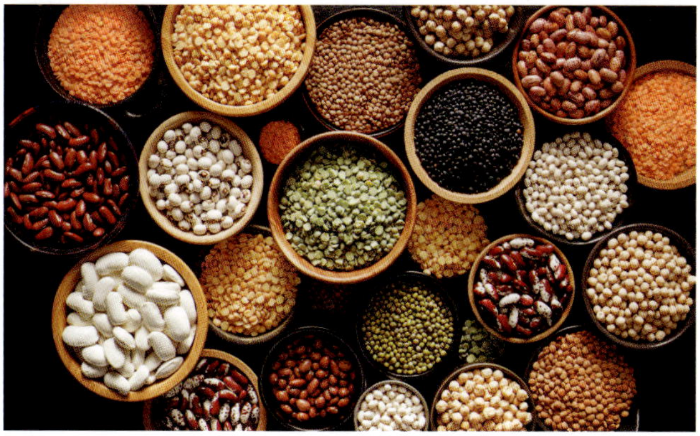

Wissenschaftlich:
Schmetterlingsblütler / *Faboideae*

Verwendete Pflanzenteile:
Samen

Inhaltsstoffe:
Proteine, Ballaststoffe, Kohlenhydrate, B-Vitamine wie B1 und B6, Kalium, Magnesium, Eisen, Zink, Kupfer, Purine, Alkaloide

Anwendungsgebiet:
wichtige Eiweißquelle, regulieren den Blutzuckerspiegel, fördern die Verdauung, stärken das Herz-Kreislauf-System, Nerven und Blutbildung, Gewichtsregulierung

Verwendung: in der Küche für Eintöpfe, Salate, Brot, Aufstriche

Vorsicht: nicht roh, sondern ausreichend lange gekocht verwenden, um die natürlichen Giftstoffe zu neutralisieren!

KIESELSÄURE

Schutz, Struktur und Balance

Kieselsäure, die natürliche Verbindung des Elements Silizium, ist ein enorm wichtiger Baustein unseres Körpers. Sie stärkt Bindegewebe, Haut, Haare, Nägel und Knochen, indem sie die Bildung von Kollagen und Elastin unterstützt – jene Eiweiße, die für Spannkraft, Festigkeit und Elastizität sorgen. Auch für die Einlagerung von Kalzium in die Knochen und die Erhaltung der Gefäßelastizität ist Silizium mitverantwortlich. Fehlt Silizium über längere Zeit, kann das Bindegewebe an Spannkraft verlieren und die Knochenmineralisierung gestört werden – insbesondere im Alter oder bei erhöhter Aluminiumaufnahme.

Das ist auch der Grund, weshalb ausgerechnet dieser Inhaltsstoff hier erwähnt wird. Das Schwermetall Aluminium kann sich im Körper an Kieselsäure binden. Diese Bindung hilft einerseits, das Metall zu neutralisieren und über die Nieren auszuscheiden – ein natürlicher Entgiftungsmechanismus. Andererseits wird dadurch auch ein Teil des verfügbaren Siliziums verbraucht. Wenn Aluminium im Körper überhandnimmt, kann der Siliziumhaushalt aus dem Gleichgewicht geraten und es steht weniger Kieselsäure für Aufbau- und Regenerationsprozesse zur Verfügung.

Ein ausreichender Siliziumgehalt ist daher wichtig, um den Körper zu stabilisieren und gleichzeitig vor Belastungen durch Aluminium zu schützen. Pflanzliche Quellen löslicher Kieselsäure – etwa aus Getreiden, Brennnessel oder Schachtelhalm – können helfen, diesen Bedarf zu decken.

So wirkt Kieselsäure im Körper gleich doppelt: Sie stärkt die Struktur und unterstützt zugleich die entgiftende Wirkung. Der Ackerschachtelhalm gehört im Pflanzenreich zu den kraftvollsten Vertretern mit dem Hauptinhaltsstoff Kieselsäure.

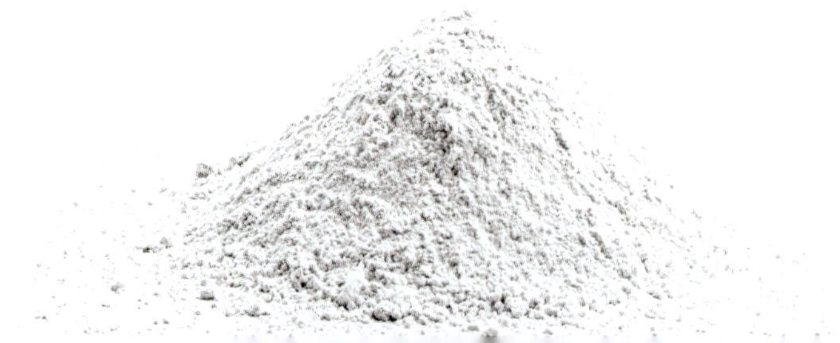

ACKERSCHACHTELHALM

Der grüne Wunderwedel als Urzeitheld

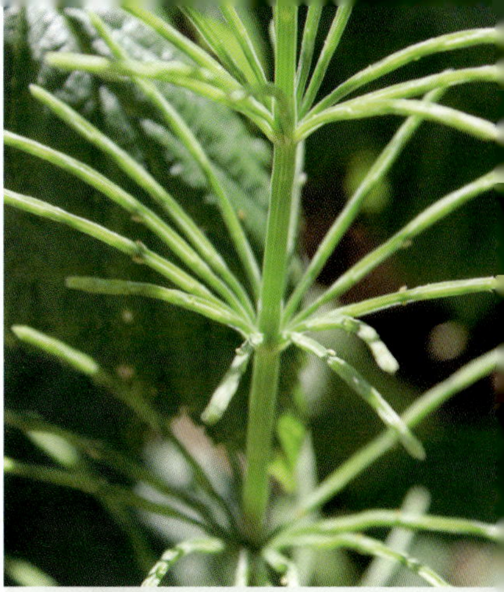

Die Schachtelhalme haben die Erde bereits zu Dinosaurierzeiten bewaldet, ein echtes Fossil unter den Pflanzen. Damals ragten sie wie riesige Nadelbäume in den Himmel, heute erinnern die *Katzenschwänze* wie sie bei uns genannt werden, am Wegesrand an kleine Wunderwerke der Natur.

Der Name *Equisetum arvense* bedeutet wörtlich *Acker-Pferdeschweif.* Er leitet sich von *equus* (Pferd) und *seta* (Borste, Haar) ab und beschreibt treffend den feinen, schweifartigen Wuchs der Pflanze.

Der Artname *arvense – vom Acker* – verweist auf seinen bevorzugten Standort auf nährstoffreichen Böden. Im Frühling reift vom Ackerschachtelhalm zuerst der Sporenträger, der an einen Pilz erinnern kann. Sobald dieser verblüht ist, kommt der grüne Wedel nach, den wir für unsere Zubereitung verwenden. In der Homöopathie hat er den Schwerpunkt im Bereich der Nieren und ist auch als *pflanzliches Skalpell* bekannt. Er wirkt wie eine Klinge und holt Unerwünschtes an die Oberfläche, setzt Eiter und Verdorbenes frei, während sich gleichzeitig das Gewebe reinigt.

Seinen wahren Charakterzug beweist er als starke Mineralstoffquelle. Kieselsäure oder auch Silizium, als sein Hauptinhaltsstoff, ist eines der 12 Schüßlersalze und wird vom ganzen Körper dringend für den Gewebeaufbau und auch bei Verlust der Nervenkraft benötigt. Das Einsatzgebiet ist fast unbegrenzt und entfaltet sein Potenzial bei Mangel an Festigkeit im Leben, im Bereich von Haut, Bindegewebe, Haare und Nägel. Zusätzlich sind Saponine, sogenannte Seifenstoffe, enthalten, die eine reinigende Wirkung im Körper entfalten. Besonders kraftvoll ist der Ackerschachtelhalm, wenn er auf steinigem Untergrund wächst – dort sammelt er mehr Kieselsäure als auf humusreichen Gartenböden.

Wissenschaftlich:
Equisetum arvense
Schachtelhalmgewächse / *Equisetaceae*

Verwendete Pflanzenteile: grünes Kraut im jungen Stadium

Inhaltsstoffe: Kieselsäure, Kalium, Kalzium, Magnesium, Eisen, Flavonoide, Seifenstoffe

Anwendungsgebiete: stärkend für Bindegewebe, Haut, Haare, Nägel, harntreibend, entzündungshemmend, stoffwechselanregend, bei Nieren- und Blasenbeschwerden

Verwendung: lange gekochter Tee, in der Küche, Schüßlersalz *Silicea*

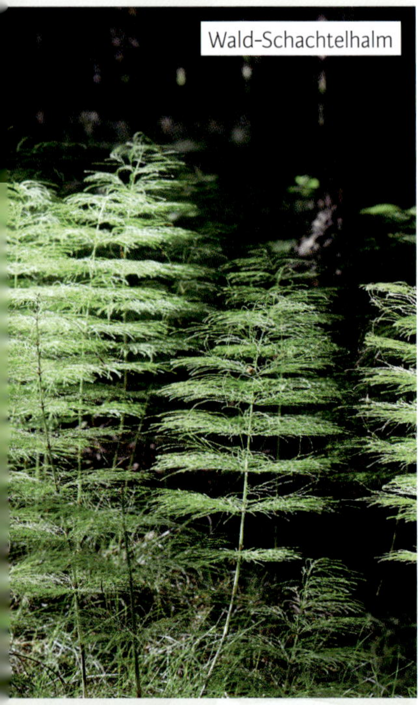

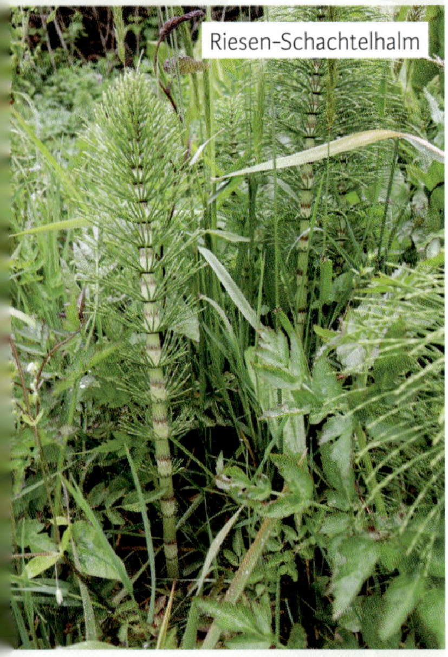

Wer diese Pflanze schon einmal in der Hand gehalten hat, spürte die kraftvolle Struktur. Eine Struktur, die dem Gewebe der Knochen, abgenutzten Knorpeln, zum Wiederaufbau von Gelenken, Bandscheiben und dem Bindegewebe zugutekommen kann.

Für die innerliche Anwendung als Tee muss er mindestens 20 Minuten lang kochen, damit die Kieselsäure gelöst wird und ins Teewasser übergeht. Als Haarspülung, im Nudelwasser oder zum Gießen der Pflanzen, ist er ein wahres Multitalent. Bei Problemen mit den Bandscheiben sind regelmäßige Vollbäder und kurmäßiger Konsum eine herrliche Möglichkeit, sich die Inhaltsstoffe zu gönnen.

Die 23 Bandscheiben im menschlichen Körper sind Wunderwerke. Je nach Standort (Hals- oder Lendenwirbelbereich) sind sie zwischen 3 bis 7 mm hoch, bilden den Puffer zwischen den Wirbeln und ermöglichen erst die Beweglichkeit der Wirbelsäule. Allgemeine Rückenschmerzen bis zum Bandscheibenvorfall sind stark verbreitet und gehören mittlerweile schon zu den *Volkskrankheiten*. Der Volksmund bringt es emotional zum Ausdruck: *mit dem Rücken zur Wand stehen* oder *jemand sitzt im Rücken, fällt in den Rücken* oder *ein kalter Schauer läuft über den Rücken*. Manchmal ist es nicht nur der Körper, sondern auch die Seele, die Unterstützung braucht.

Ein geschmeidiger, starker Rücken steht für geistige Aufgeschlossenheit und Beweglichkeit. Wenn ein vorgefallener Bandscheibenkern auf die Wurzel des Ischiasnervs drückt, also auf den dicksten Nerv im Körper, dann sieht das Schmerzbild übel aus. Den physischen Auftrag der Bandscheiben als Puffer und Mediator können wir auch ins reale Leben übertragen. Rückenschmerzen können ein Zeichen dafür sein, dass die Last zu groß wird und ich mich nicht ausreichend unterstützt fühle. Nur so als Gedankenspiel.

Nicht nur der Rücken freut sich über den Schachtelhalm. Auch unsere Lungen profitieren. Für viele Long-Covid-Patienten gehören Kurzatmigkeit, Husten oder ein Engegefühl in der Brust zum Alltag. Kieselsäure kann das Lungengewebe stärken, entzündungshemmend wirken und widerstandsfähiger machen. Emotionen wie Angst und Trauer werden in der TCM direkt mit der Lunge in Verbindung gebracht. Deshalb macht es auch Sinn, bei Depressionen, Traurigkeit und Ängstlichkeit die Lungenfunktion mit Heilpflanzen kraftvoll zu unterstützen.

Der Ackerschachtelhalm wächst über den ganzen Planeten verteilt. Verwechslung mit anderen Arten wie Sumpf-, Wald- oder Riesen-Schachtelhalm ist bedenklich, da andere Arten giftig wirken können.

Weitere Heilpflanzen mit ordentlich Kieselsäure:

- Hohlzahn (*Galeopsis*), der ausschließlich frisch oder getrocknet und pulverisiert eingenommen wird, da er als Tee nicht allzu wirksam ist.
- Vogelknöterich (*Polygonum*) als sogenannte Trittpflanze, wächst am liebsten auf Schotterwegen. Der Tee aus der Pflanze wird so lange gekocht, bis etwa ein Drittel weniger Flüssigkeit im Topf ist.
- Auch die Brennnessel punktet mit diesem wertvollen Inhaltsstoff. Besonders durch das Zerkleinern in Smoothies, Suppen oder wie Spinat zubereitet.

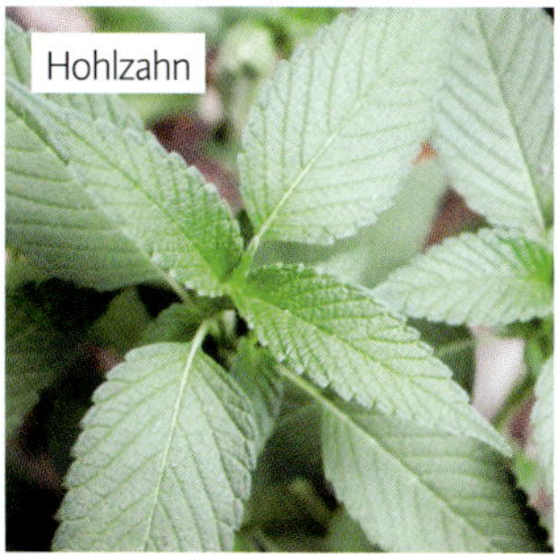
Hohlzahn

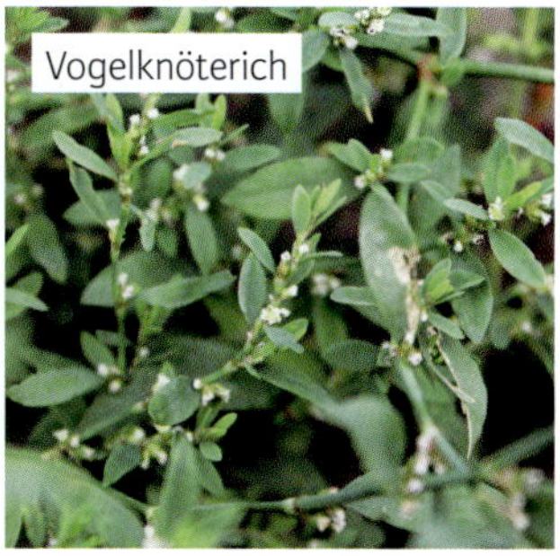
Vogelknöterich

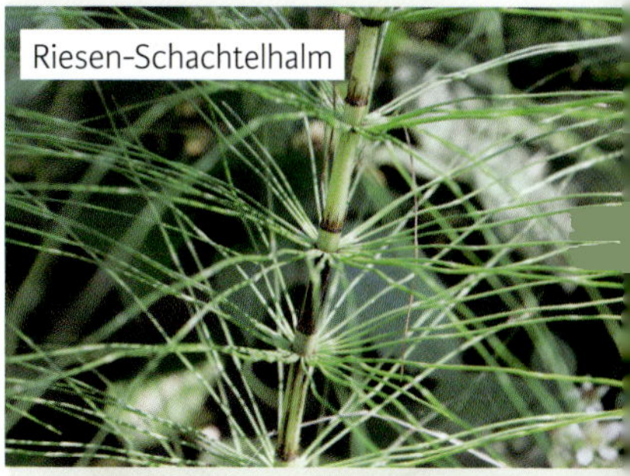
Riesen-Schachtelhalm

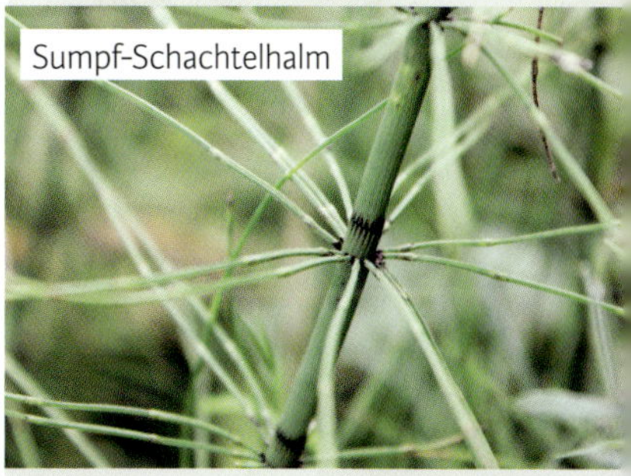
Sumpf-Schachtelhalm

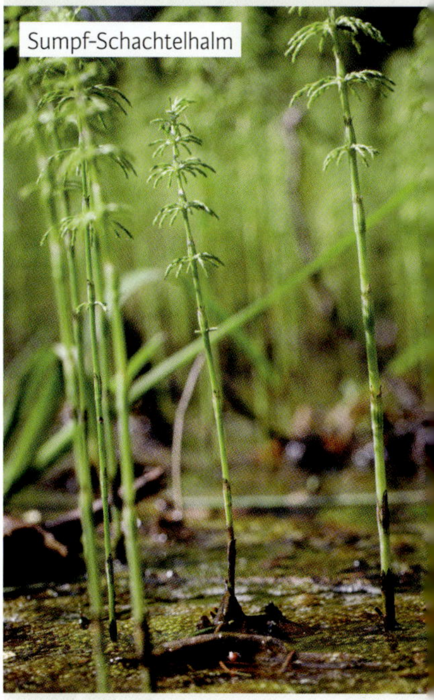
Sumpf-Schachtelhalm

WUNDERWERK BIENE

Der Genuss, an einem herrlichen Sommertag den noch warmen Honig direkt aus der Wabe zu naschen, ist unbeschreiblich und macht glücklich. Sobald man sich bewusst macht, welche Arbeit die Bienen dafür leisten, bleibt nur noch ehrfürchtiges Staunen und die Vorbildfunktion für ein sinnvoll gelebtes Leben.

Weißt du, was der Unterschied zwischen einer Biene und der Bienenkönigin ist? Nicht der Adelsstand oder das Krönchen – beide haben dieselben Gene. Der große Unterschied ist das Futter. Jungbienen werden mit Pollen gefüttert – die Larve der Königin bekommt Gelee Royal – das Königinnenfutter. Wenn die Königin stirbt, kann sich ein Bienenvolk mit Zugang zu offenen Brutwaben jederzeit eine neue Regentin *nachbauen*.

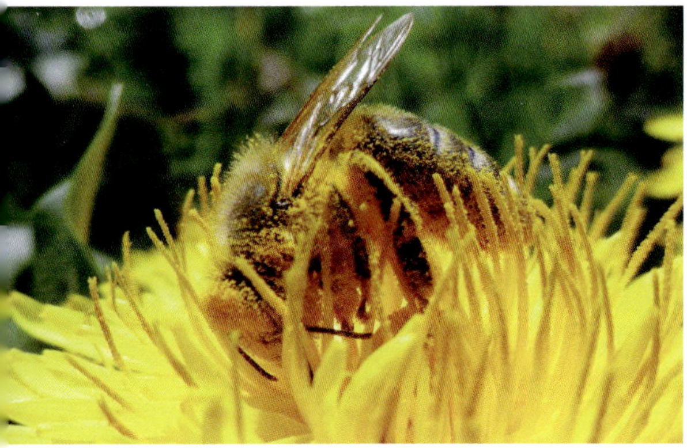

Eine Arbeiterbiene im Sommer hat eine Lebenserwartung von wenigen Wochen. In dieser Zeit ist sie je nach Diensteinteilung für den Wabenbau zuständig, als Hebamme oder hat die Aufsicht in der Kinderstube. Sie dient in der Putzkolonne, widmet sich der Honig- bzw. Nektarpflege, beschützt als mutige Kriegerin ihr Volk vor böswilligen Eindringlingen und ist im Außendienst zum Sammeln von Pollen, Nektar oder Wasser unterwegs. Die älteren Bienen erkennt man am Pelz. Sobald zwischen den Flügeln auf dem Rücken eine kahle Stelle sichtbar wird, hat dieses Tier schon so fleißig gearbeitet, dass ihr das Fell ausgeht. Wenn die Arbeiterinnen alles geben – und das tun sie –, können sie in ihrem Leben etwa 10 g Honig herstellen – ein Teelöffel voll.

Echter Bienenhonig ist wie Gold im Glas. Heilsam, genussvoll und vielseitig einsetzbar für die Gesundheit. Vorausgesetzt, wir lernen, zwischen Zuckerwasser und echtem Bienenhonig zu unterscheiden.

Die erste Unterscheidung im Handel darf und soll radikal zwischen In- und Ausland sein. Wenn auf dem Etikett steht: „Mischung von Honig aus EU-Ländern und Nicht-EU-Ländern", müssen alle Alarmglocken losgehen. Da weiß außer dem Hersteller keiner, was drin ist, woher er kommt und wie mit den Bienen umgegangen wurde.

„In 23 von 31 gezogenen Proben aus österreichischen Supermarktregalen steckt hinter der Etikettaufschrift *Honig* nur aromatisierter Zuckersirup, der noch nie eine Biene gesehen hat. Alle beanstandeten Honigproben haben ihren Ursprung außerhalb Österreichs. Oft zu Preisen unter 8 Euro pro halbem Kilogramm im Regal. Die Gentests zeigen nun, dass nicht nur die Konsumenten, sondern auch die Händler betrogen werden ..."[1]

Wie beim Brot, Fleisch, Gemüse, Eiern und anderen Lebensmitteln macht es Sinn, den Honig bei kleineren Imkern in der Umgebung einzukaufen! Auch wenn das Produkt vielleicht mehr kostet als das Angebot im Handel.

Unsere Bienen sind emsige und vor allem reinsortige Sammlerinnen. Das bedeutet, dass eine bestimmte Blütensorte so lange angeflogen wird, bis es keine mehr gibt. So entsteht Akazien-, Wald-, Löwenzahn- oder beispielsweise Rapshonig.

Echter Bienenhonig ist eine komplexe Zusammenstellung aus Fruchtzucker, Traubenzucker, Enzymen, Mineralstoffen, Spurenelementen, Aminosäuren, Vitaminen und Wasser. Je nach Sorte variieren diese Stoffe. Meist beginnt Blütenhonig früher zu kandieren und teilweise schrecken Kunden davor zurück, obwohl es ein Qualitätsmerkmal ist! Sobald Honig über 45 °C erwärmt und pasteurisiert wird, verliert er die Fähigkeit zu kandieren, samt den wertvollen Inhaltsstoffen. Das gilt auch für das Süßen im zu heißen Tee.

In meiner Region gibt es bewirtschaftete Wiesen und Felder. Hier haben Bienen alle 3 bis 4 Jahre dank Fichte und Weißtanne Waldtracht, im Frühling die Löwenzahnblüte, und danach ist ab dem Frühsommer außer den Gärten und Wildpflanzen eine grüne Wüste.

In anderen Regionen ist es noch extremer, denn da wird der Löwenzahn vor der Blüte gemäht. Ich habe mir erklären lassen, dass dann der Eiweißgehalt in der Pflanze höher sei und sie somit für die Mastbetriebe wertvoller erscheint.

Wenn die Biene von der Erde verschwindet, hat der Mensch nur noch vier Jahre zu leben. Keine Bienen mehr, keine Bestäubung mehr, keine Pflanzen mehr, keine Tiere mehr, keine Menschen mehr. (EINSTEIN ZUGESCHRIEBEN, ABER NICHT BELEGT)

Es gibt noch eine weitere große Bedrohung für unsere Bienen, wie auch für uns Menschen: elektromagnetische Felder und deren Strahlung. Chilenische Forscher haben festgestellt, dass Bienen deutlich mehr Stressproteine ausschütten und unter Orientierungsverlust leiden. Etwa ein Drittel weniger Pflanzen wurden bestäubt.

Die Folgen der Strahlung weiten sich auf das ganze Ökosystem aus! Ein Schaden, den man in Kauf nimmt, um immer und überall erreichbar zu sein. Auch wenn gewisse Institutionen kommunizieren, dass Strahlungen von WLAN, Handy, Elektroautos und Starkstrommasten nicht schädlich für die Menschen sind, so bin ich gänzlich anderer Meinung.

In der Natur gibt es außer der Biene zahllose andere Bestäuber. Wenn man vor ein paar Jahrzehnten mit dem Auto eine lange Strecke zurückgelegt hat, war die Windschutzscheibe samt Kühlergrill übersät mit Insekten. Heute ist das vorbei. Es mag für den einen oder anderen praktisch erscheinen. Für mich ist es ein Anzeichen für die katastrophale Lage, in der wir alle uns befinden. Wo sind die Insekten? Die Schmetterlinge? Die vielen bunten Vogelarten?

Wir alle sind Teil einer Nahrungskette. Der Mensch steht am Ende, und weil das Angebot an Sättigungsmitteln und Industriefutter so überdimensional geworden ist, fällt es uns nicht auf. Der Einsatz von Pestiziden fordert Opfer, und zwar Milliarden! Damit wir geschöntes Obst und Gemüse im Handel kaufen können, werden andere Lebewesen bewusst vernichtet.

Auch wenn es eintönig klingt … jeder Einkauf zählt. Genauso wie jede Insektenweide im Garten und jeder Meter Blühstreifen am Feldrand!

ECHTER BIENENHONIG

ist die Speise der Götter, die mit gewaltigem Aufwand von den Honigbienen hergestellt wird. Die emsigen Tierchen sammeln den Nektar und transportieren ihn in ihrer Honigblase zum Bienenstock. Durch die mehrfache Weitergabe werden dem Nektar körpereigene Enzyme hinzugefügt und Wasser entzogen. Dadurch ist er haltbar, um ihn in den Waben als Winterfutter einzulagern.

Erst der reife Honig, mit einem Wassergehalt unter 20 %, wird mit einem Wachsdeckel versiegelt. Für 1 Kilogramm Honig müssen etwa 3 Millionen Blüten angeflogen werden. Ohne die Bienen und ihre wichtige Aufgabe als Bestäuber gäbe es etwa ein Drittel unserer Lebensmittel gar nicht.

Honig ist nicht nur ein beliebtes Nahrungsmittel, sondern auch ein bewährtes Hausmittel. Traditionell wird er bei Husten und Heiserkeit eingesetzt. Er liefert schnell verfügbare Energie, die den Blutzuckerspiegel nicht zu stark belastet, und verstärkt die Bioverfügbarkeit verschiedenster Inhaltsstoffe.

Heimischer Honig stärkt das Immunsystem und kann als natürliches Antibiotikum Infektionen abdämpfen. In der Wundheilung hemmt er das Wachstum von Bakterien und fördert den Heilungsverlauf. Als Präbiotikum sorgt er für eine gesunde Darmflora und unterstützt das Überleben probiotischer Kulturen. Als ehemalige Imkerin bin ich mir des unbezahlbaren Einsatzes unserer Bienen bewusst. Dementsprechend ehrfürchtig verwende ich Wachs, Propolis und auch den unvergleichbaren Bienenhonig.

Eines meiner Lieblings-Einsatzgebiete ist das Oxymel. Honig – gemeinsam mit Apfelessig – und das in allen Varianten! Siehe Grundrezepte Oxymel. Es gibt jedoch noch eine weitere Möglichkeit der genussvollen und heilsamen Zubereitung.

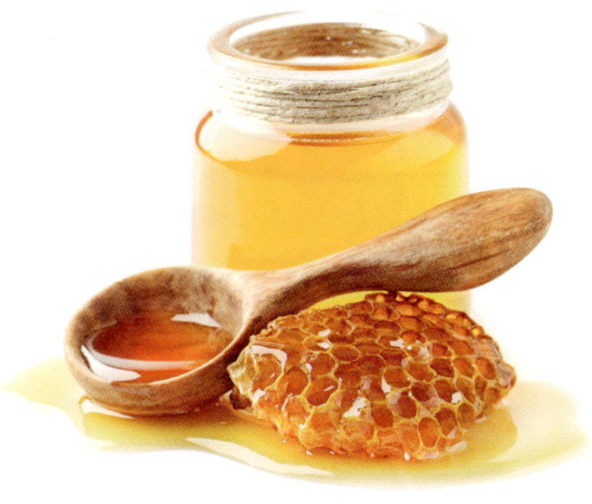

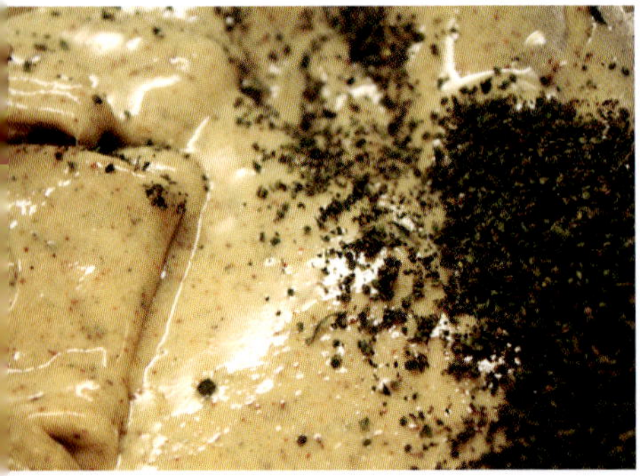

Glückshonig

Der beste Zeitpunkt, Cremehonig herzustellen, ist dann, wenn der Honig bereits kristallisiert.

Würden wir rein theoretisch die Kräuter in den flüssigen Honig untermischen, drückt es das Pflanzenmaterial immer wieder an die Oberfläche. Beim Cremehonig bleiben sie besser vermischt und, je nach Pflanze, im ganzen Glas erhalten.

Zutaten:

- getrocknete Kräuter nach Wahl. Würdest du frische Pflanzen verwenden, beginnt der Honig mit sehr hoher Wahrscheinlichkeit zu fermentieren.
- Ich zaubere den Glückshonig mit Bitterpflanzenkombinationen, die ich auch für einen Tee verwenden würde. Beispielsweise: Schafgarbenblüten und Frauenmantel für die Frauengesundheit, Brennnesselsamen und Ackerschachtelhalm für die Kieselsäure oder Hagebuttenschalen für das Immunsystem. Das ausgewählte Pflanzenmaterial im Mörser oder in einer Küchenmaschine pulverisieren.

Zubereitung:

Den kandierten Honig gebe ich in eine saubere Rührschüssel und mixe ihn auf der niedrigsten Stufe. Dadurch werden die großen Kristalle feiner verrieben. Das kann einige Zeit dauern und denk bitte daran, die Schüssel gut festzuhalten! Sobald die Konsistenz beginnt, cremig zu werden, gebe ich die Kräuter dazu und rühre nochmal alles durch. Menge und Auswahl an Pflanzenmaterial ist deiner Vorliebe überlassen.

Ich nehme für ½ Kilo Honig 2 bis 3 Esslöffel pulverisierte Kräuter. Bei den pulverisierten Brennnesselblättern habe ich die Erfahrung gemacht, dass nach ein paar Tagen das Pflanzenmaterial wieder an der Oberfläche ist. Das bedeutet, dass man vor dem Genuss etwas umrühren muss. Bei den pulverisierten Hagebuttenschalen ohne die Kerne war das Resultat perfekt! Dann den Glückshonig in schöne Gläser abfüllen, guten Freunden schenken und natürlich auch selbst ausgiebig genießen.

PROPOLIS

Heilkraft aus dem Bienenvolk

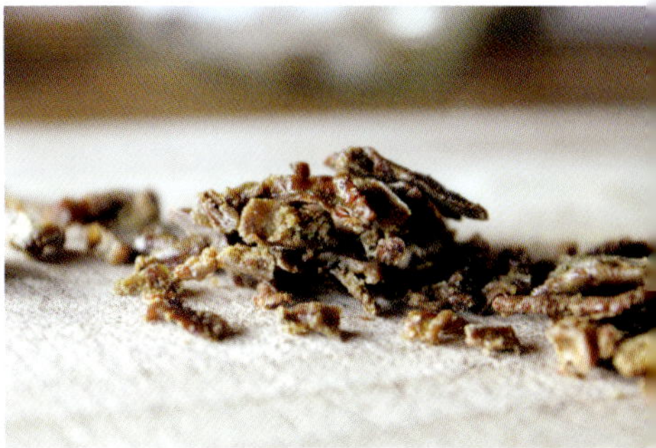

Den Namen kennen sicher viele, und wer sich mit Bienen und der Naturheilkunde auseinandersetzt, hat meist ein kleines Fläschchen von dieser dunkelbraunen Tinktur im Medizinschrank daheim. Der Duft ist einzigartig!

Propolis ist wie ein Tausendsassa: gesundheitsfördernd, insbesondere durch seine antimikrobiellen, entzündungshemmenden und zellschützenden Eigenschaften. Es bekämpft Bakterien, Viren und Pilze, fördert die Wundheilung und unterstützt das Immunsystem durch seine überwiegend modulatorische Wirkung.

Im Kiefer- und Mundbereich wirkt Propolis als bewährtes Naturheilmittel gegen unerwünschte Eindringlinge, hemmt Entzündungen und fördert die Wundheilung. Deshalb verarbeite ich in jeder Salbe ein paar dieser Zaubertropfen, denn sie verlängern auch die Haltbarkeit der Produkte. Propolis ergänzt die konventionelle Zahn- und Mundmedizin, besonders bei entzündlichen und infektiösen Beschwerden.

Wirkungsvoll wird dieser Stoff im Bienenstock für die unterschiedlichsten Zwecke eingesetzt. Vielfach zum Abdichten von Spalten, durch die es ziehen könnte, oder auch zum Schutz der Brut vor Mikroorganismen. Es ist die wichtigste Substanz für die Hygiene und den Immunschutz eines Bienenvolkes.

In einem Jahr ist ein durchschnittliches Bienenvolk in Europa fähig, zwischen 50 g und 150 g dieses braunen Goldes herzustellen. Dafür brauchen sie die Harze von verschiedenen Bäumen wie Pappel, Erle, Birke oder Kastanie. Anschließend vermischen die Bienen das Harz mit ihrem Speichelsekret und Wachs zu Propolis.

Vorsicht vor Flecken! Wenn die Tropfen auf Bekleidung oder die Armaturen im Bad tropfen, bleibt dir das Andenken lange erhalten! Auch bei direktem Kontakt mit den Zähnen könnten Verfärbungen entstehen, die mit der Zeit und dem Zähneputzen wieder abgehen.

Insgesamt ist Propolis ein hochwirksames Naturprodukt, dessen Anwendung individuell auf den Gesundheitszustand abgestimmt werden sollte, um die bestmögliche Wirkung zu erzielen.

ANTHOCYANE

Hauptsache bunt und in allen Farben

Wie wäre es doch so langweilig, wenn alles nur noch grau wäre. Besonders auffallend ist das in der Autoindustrie, wo fast nur noch weiß, schwarz und grau lackiert wird. Die Kraft der Anthocyane ist unglaublich und gestaltet unser Leben und unsere Lebensmittel in allen Farben.

Hinter dem Begriff stecken wasserlösliche Farbpigmente, die den Früchten und Gemüsesorten ihre rote, violette und blaue Farbe verleihen. Genau diese Farben wirken entzündungshemmend, antioxidativ und fördern so die Gefäßgesundheit. Sie können den Blutdruck und das Krebsrisiko senken und unser Herz-Kreislauf-System unterstützen. Besonders reichlich sind diese Farbstoffe in allen dunklen Beeren, blauen Trauben oder auch in Rotkohl und in der Auberginenschale enthalten. Anthocyane sind nur begrenzt hitzestabil und freuen sich über eine möglichst sanfte Zubereitung, um ihre Farbe und Wirkung zu bewahren.

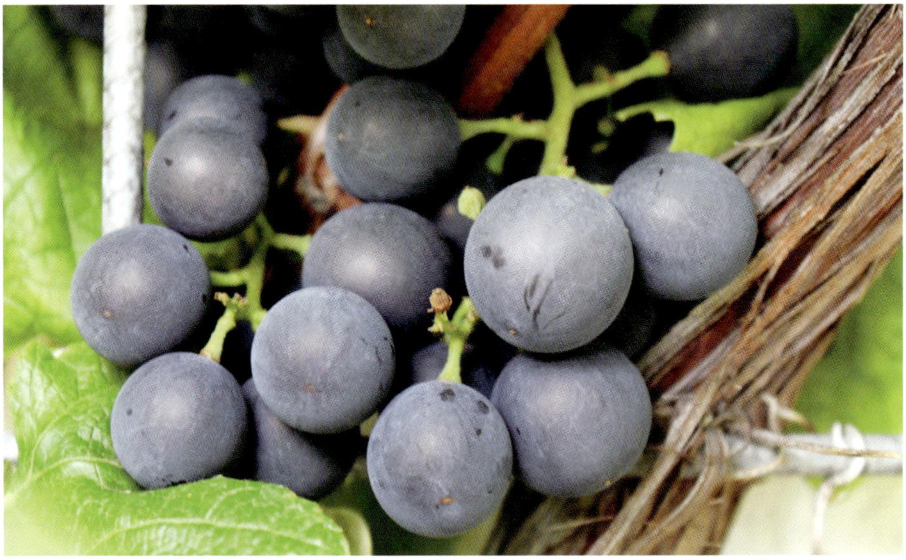

ROTE BETE / ROTE RÜBE

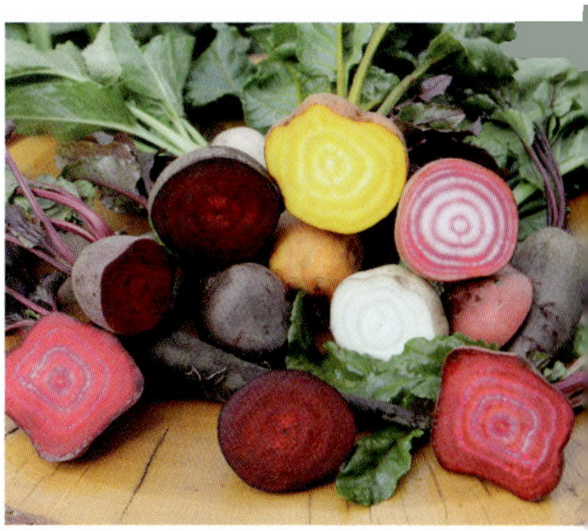

Geschmacklich ist sie eine echte Überraschung: erst erdig, dann süß, mit einer leicht bitteren Note. Die leuchtend dunkelrote Knolle kennt jeder von uns. Sie ist ein sensationeller Eisenlieferant, wirkt blutdrucksenkend, unterstützt die Bildung von roten Blutkörperchen und verbessert die Sauerstoffaufnahme. Die wertvollen Inhaltsstoffe sind vorwiegend wasserlöslich. Das erklärt, weshalb nach ausgiebigem Konsum Urin und Stuhl rot gefärbt sein können.

Als Farbstoffträger finden wir dieses Gemüse ganz oft im Erdbeerjoghurt, der für die hellrosa Färbung verantwortlich ist. Rote Bete ist nicht nur der Liebling in der Küche und in Saftbars, sondern auch ein echter Kraftprotz: Sie bringt Eisen, Folsäure und jede Menge gute Laune auf den Teller. Die Rote Bete unterstützt die Leber beim Entgiften, hilft, die Gallengänge freizuhalten, und schützt vor Fettansammlungen.

Schätzungen zufolge sind über 20 % der Bevölkerung von einer Fettleber betroffen. Der rote Farbstoff Betain kann nachweislich Fettansammlungen in der Leber reduzieren und dementsprechend stärken. Die Heilwirkung dieses Gemüses zieht sich über den ganzen Organismus. So kann sie aufgrund der Inhaltsstoffe als Stimmungsaufheller in der dunklen Jahreszeit, zellschützend und entzündungshemmend wirken. Sie stärkt Knochen und Knorpel und ist für mich in Kombination mit Kren der pure Genuss.

Kren oder Meerrettich wiederum ist eine der kraftvollsten Wurzeln gegen Viren, Bakterien und als Präbiotikum für den Darm. So funktioniert heilsamer Genuss! Es kann kitschig einfach sein! Und wer behauptet, Gemüse könne nicht spannend sein, hat wohl noch nie erlebt, wie ein Bete-Carpaccio schmeckt.

Beim Einkauf achte bitte auf feste Knollen. Wenn die Möglichkeit besteht, kannst du die Blätter beim Kochen dranlassen. Sonst blutet die *Wunderknolle* aus und die wertvollen Inhaltsstoffe landen im Kochwasser. Die Heilwirkung im Winter ziehe ich aus den Sprossen, und die sind nicht nur ein farbliches Highlight, sondern Potenz pur.

Rote-Bete-Carpaccio mit Bittersalat, geröstetem Brokkoli und Nüssen

Zutaten:

- 1 mittlere Rote Bete (in der Schale gekocht, geschält und in dünne Scheiben geschnitten)
- 50 g Bittersalat (z. B. Endivie oder Zuckerhut)
- 100 g Brokkoli (in Röschen)
- 20 g geröstete Nüsse, gehackt (z. B. Kürbiskerne oder Walnüsse)
- 1 EL Olivenöl für den Brokkoli
- 3 EL Olivenöl oder Kürbiskernöl
- 3 TL Balsamico (Apfelbalsam)
- 1 EL Nussmus nach Wahl
- Salz und Pfeffer
- optional etwas Kren

Zubereitung:

Brokkoli in Röschen teilen, mit etwas Öl und Salz marinieren, anschließend im vorgeheizten Backofen auf einem gefetteten Blech oder einem Blech mit Backpapier verteilen und bei 200 °C ca. 15 Minuten rösten.

Dünne Rote-Bete-Scheiben auf zwei Tellern auslegen, Bittersalat und Brokkoli darauf verteilen.

Öl, Balsamico und Nussmus zu einem Dressing verrühren, mit Salz und Pfeffer würzen, anschließend über den Salat träufeln.

Mit trocken angerösteten Nüssen und Kürbiskernen bestreuen.

Rote-Bete-Smoothie mit Beeren

Zutaten:

- 100 g Rote Bete (gekocht)
- 50 g dunkle Beeren
- 1 TL geriebener Ingwer
- 1 TL Honig
- 1 EL Leinsamen
- 200 ml Wasser oder Mandeldrink (Mandeldrink ist etwas dezenter im Geschmack. Eine Zubereitung mit Haferdrink ist auch sehr gut möglich.)

Zubereitung:

Alle Zutaten im Mixer pürieren, bis sie schön smooth sind.

In Gläser füllen und genießen.

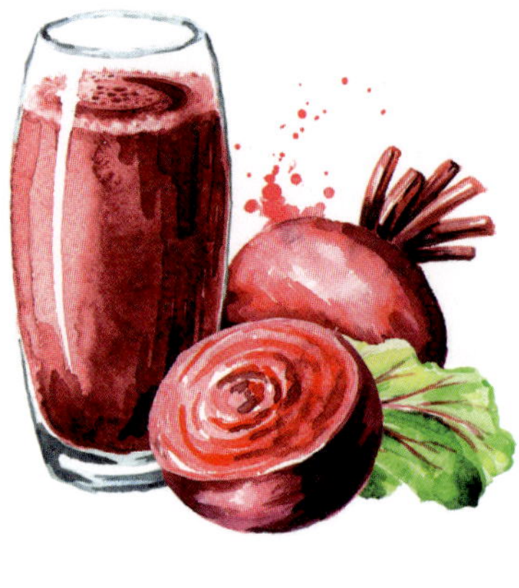

HEIDELBEEREN

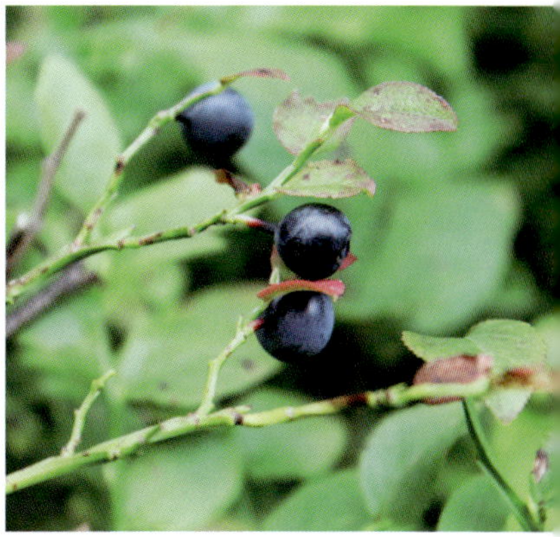

Wenn ich von Heidelbeeren schwärme, meine ich ausschließlich diejenigen mit dem dunklen Fruchtfleisch. Die möglichst wilde Variante. Nicht die importierten, als 125-g-Mikroportion in Kunststoff eingeschweißten Kunstobjekte. Einige milde Bitterstoffe beeinflussen die Verdauung. Die Heidelbeeren haben frisch eine leicht abführende Wirkung und getrocknet werden sie bei Durchfall mit ihrer stopfenden Wirkung eingesetzt. Sie sorgen als Lebensmittel dafür, dass unsere Blutgefäße elastisch bleiben. Das gilt auch für das Gehirn und die Augenpartie.

Die kleinen blauen Wunderkügelchen verbessern die Durchblutung der Netzhaut und sind eine Möglichkeit für Menschen, die sich mit der Nachtsicht schwertun. Die Anthocyane sind ein regelrechter Killer für freie Radikale, wirken so als Zellschutz und der vorzeitigen Alterung entgegen. Ein Superfood, das sich positiv auf die Verdauung samt Darmflora, den Kreislauf, Cholesterin und Blutdruck auswirkt. Oxymel mit frisch gesammelten Heidelbeeren ist ein unbeschreiblicher Genuss. Vor allem zu Bittersalaten. Ein Sieg auf ganzer Linie!

HIMBEEREN UND BROMBEEREN

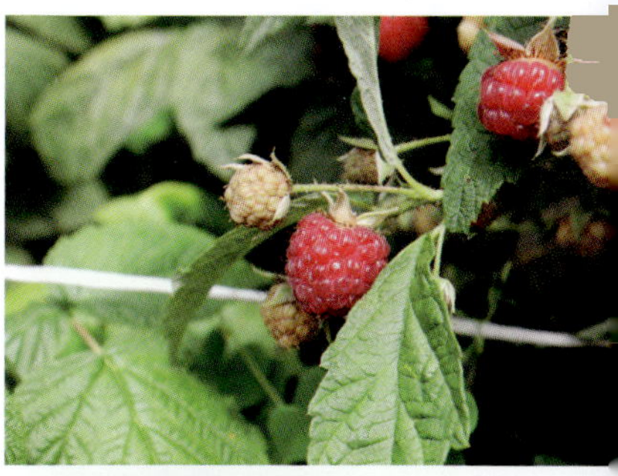

Bitterstoffe sind in kleinen Mengen in den Früchten enthalten, in größeren Anteilen in den Wurzeln. Gesund und wohlschmeckend sind beide Beeren. Vor allem, wenn sie sonnengewärmt im Garten gepflückt oder auf einem Waldspaziergang genascht werden.

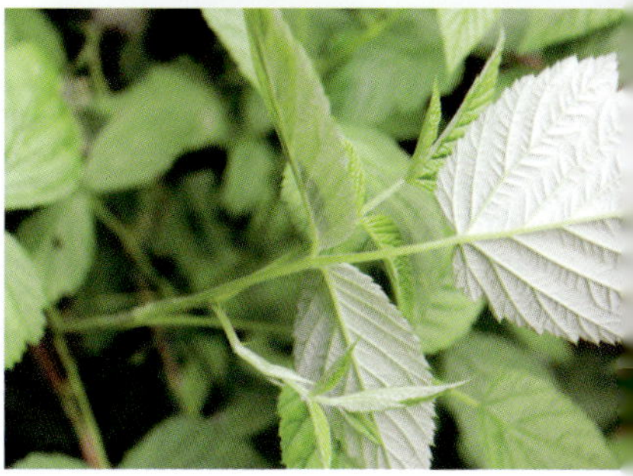

Vielleicht darf ich dir nochmal ans Herz legen, auf Importware gänzlich zu verzichten. Bio ist nicht gleich Bio, und in allen Ländern werden die Bestimmungen anders ausgelegt. Der Schaden sollte nie höher sein als der Nutzen. Beide Früchte sind reich an Vitalstoffen und können die Zellen vor Schäden schützen, freie Radikale reduzieren und das Risiko für chronische Krankheiten wie Diabetes, Herz-Kreislauf-Erkrankungen und Krebs (Magen, Dickdarm, Brust und Eierstock) abmildern.

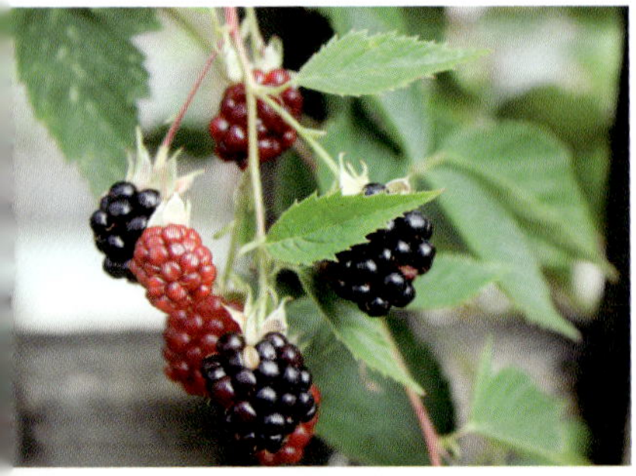

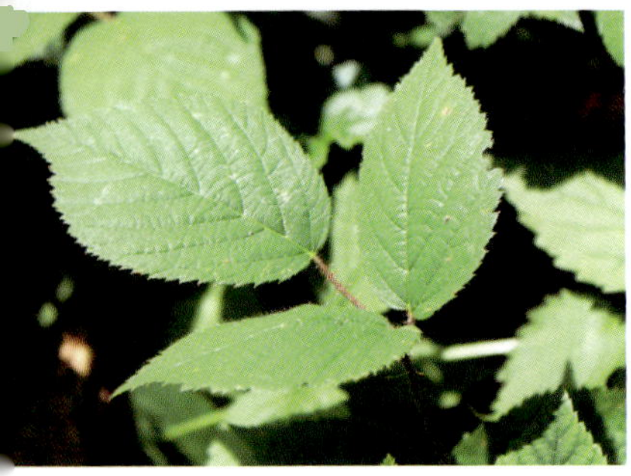

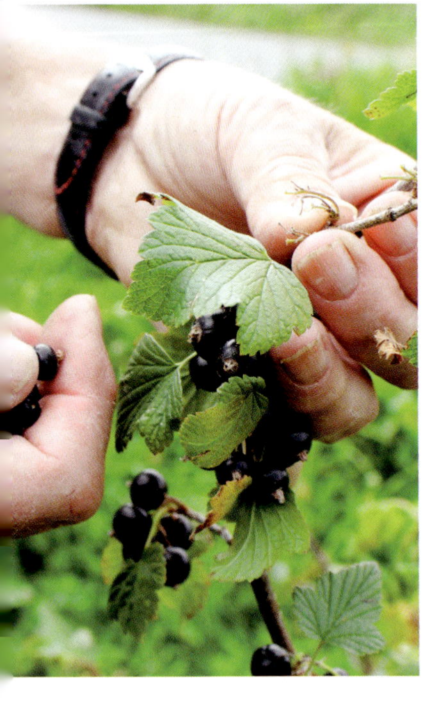

Diese süßen Früchtchen verbessern die Fließeigenschaft des Blutes, senken den Blutdruck und die Antioxidantien schützen die Haut vor UV-Strahlung, vor Faltenbildung und stärken die Lebergesundheit.

Den größeren Unterschied in der Heilwirkung machen die Blättertees. Die Gerbstoffe in den Brombeerblättern wirken zusammenziehend, was bei Durchfall oder Entzündungen im Mund- und Rachenraum sehr hilfreich ist. Die Blätter der Himbeere haben weniger Gerbstoffe, werden dafür durch die entkrampfende Wirkung eher in der Frauenheilkunde eingesetzt. So empfehlen Hebammen teilweise heute noch den Himbeerblättertee als Dammschnittprophylaxe in den letzten Wochen vor dem Geburtstermin. Beide Teesorten können übrigens wunderbar bei einem Waldspaziergang in einer noch intakten Natur selbst gepflückt werden.

SCHWARZE JOHANNISBEERE

Die Königin unter den Sträuchern. Egal, ob die Frucht verwendet wird, der Blättertee oder das unbezahlbare Gemmomazerat aus den Knospen im Frühling. Die Bitterkeit findet sich vor allem in den Schalen der Beeren, in den Blättern und in den Knospen.

Ihr Aufgabengebiet ist es, dafür zu sorgen, dass unsere Gefäße elastisch und widerstandsfähig bleiben. Im Ayurveda wird sie als verjüngendes Mittel angesehen, das die Vitalität steigert und das Immunsystem stärkt. Der Blättertee ist grandios, und auch hier sind Aromen der schwarzen Johannisbeere samt einer Vielzahl von wertvollen Vitalstoffen enthalten. Als Durchspülungstherapie bei Gicht, rheumatischen Beschwerden und zu viel Harnsäure im Körper und in den Gelenken. Mit dieser Anwendung verlagert sich die Wirkung eher auf Niere und Blase und die Blätter passen so sehr gut in einen Detox-Tee.

AB INS GRÜNE ...

Am liebsten barfuß!

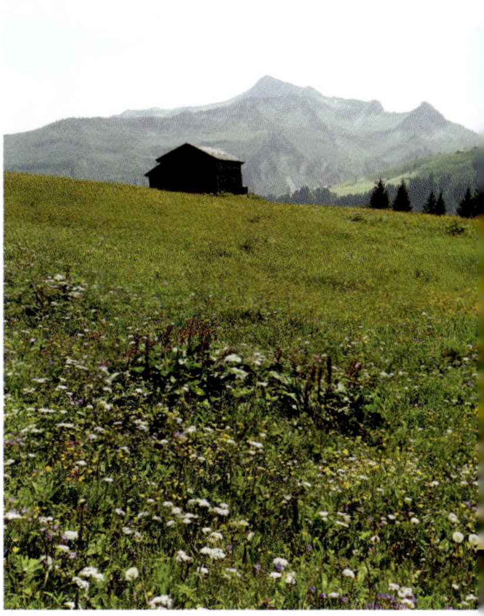

Raus aus dem Stress und Wahnsinn des Alltags und ab in die freie Natur. Das Verweilen im Wald und die frische Luft wirken wohltuend auf Körper, Geist und Seele – eigentlich spüren wir es alle intuitiv.

Schon der Blick auf Bäume oder eine grüne Umgebung – etwa aus dem Krankenhausfenster – kann Heilung beschleunigen. Patienten, die eine Aussicht ins Grüne hatten, erholten sich schneller und benötigten weniger Schmerzmittel als jene mit Blick auf eine kahle Mauer. Dieses Phänomen wies der Architekturprofessor Roger S. Ulrich 1984 nach. Selbst Bilder von Bäumen reduzieren Stress und Schmerzen. Die Natur ist und bleibt unsere größte Kraftquelle! Sie reduziert Stress, senkt den Blutdruck, stärkt das Immunsystem und hebt die Stimmung. Grünflächen und Sonnenlicht fördern die Ausschüttung von Glückshormonen wie Serotonin, erfreuen unsere Sinne und bringen Körper und Geist wieder in Balance. Natur lädt zur Bewegung ein, versorgt uns mit frischer Luft und kann Konzentration sowie Erholung fördern.

Besonders kraftvoll erleben wir die Natur beim Barfußlaufen. Das Gehen ohne Schuhe aktiviert die Fußmuskulatur, fördert die natürliche Laufmechanik und verbessert Haltung und Gleichgewicht. Jeder Schritt auf weichem, taunassem Gras, auf dem weichen Waldboden oder durch ein kühles Bachbett holt uns zurück in unsere Mitte. Oft erfolgreicher und nachhaltiger als ein Urlaubstrip.

Das bewusste Wahrnehmen des Untergrunds stärkt die Verbindung zu unserem Körper und schenkt Energie. An einen Baum angelehnt, können wir die ursprüngliche Kraft der Natur aufnehmen – spüren, wie wir mit der Erde verwurzelt sind und zugleich geistig auftanken. Die Natur wird so zum Heilraum, der uns regeneriert, zentriert und stärkt. Also: ab ins Grüne! Den Organen tut es gut, den Geist erfrischt es und die Seele dankt es mit neuer Lebensfreude und Ausgeglichenheit!

ABWEHREN

Aus Liebe zu mir selbst

Wenn ich den täglichen Nachrichten lausche, wird mir klar, weshalb die Angst auf der Welt um sich greift. Doch inmitten all der Unsicherheiten gibt es eine grandiose Wahrheit: Unser Körper ist kein wehrloses Opfer, sondern beherbergt ein geniales Verteidigungssystem! Ein höchst spezialisiertes Schutzschild, das Tag für Tag für unsere Gesundheit kämpft – unser Immunsystem. Doch Umweltgifte, Mangelernährung und seelische Belastungen schwächen diese kraftvolle Abwehrmauer. Zum Glück hat die Natur für jede Herausforderung ein Kraut parat! Die echten Chefs unter den Pflanzen geben uns unsere Kraft zurück, beleben Körper und Geist und helfen, wieder selbstbestimmt nach vorn zu schreiten.

Damit unsere Festung stark bleibt, braucht sie tägliche Bewegung an der frischen Luft, eine bitterstoffreiche Ernährung und eine liebevolle, versöhnliche Haltung sich selbst und den Mitmenschen gegenüber. In diesem Kapitel finden sich die wahren Immunhelden – die Pflanzen, die nicht nur Krankheitserreger abwehren, sondern auch Stress, Viren, Parasiten und Bakterien in Schach halten. Und natürlich darf das Räuchern als meine Herzensangelegenheit nicht fehlen, der mentale Blitzableiter für Geist, Seele und durchgebrannte Sicherungen.

Noch ein wertvoller Hinweis: Viel raus in die Natur, barfußlaufen, sooft es geht, und Gartenarbeit betreiben – so eliminiert man freie Radikale und stärkt den Körper auf allen Ebenen. Denn die beste Abwehr ist immer noch die gute, alte Selbstliebe – mit der kraftvollen Unterstützung der Natur an unserer Seite.

Die folgenden Kapitel runden die Themen ab, und sie sind eine Einladung, sich selbst zu schützen, zu achten und liebevoll zu stärken – aus Liebe zu mir selbst!

NEOPHYTEN

Feind oder Mitspieler in der Natur?

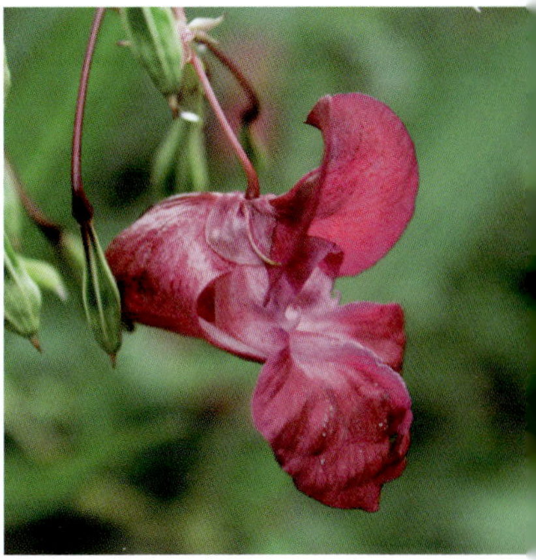

Neophyten, also Pflanzen, die seit Christoph Kolumbus' Zeiten aus anderen Ländern zu uns gelangten, haben hier keine natürlichen Feinde. Sie breiten sich schnell aus – manchmal zu schnell für unseren Geschmack. Doch sie blühen oft dann, wenn es bei uns kaum mehr etwas zu holen gibt. Sie liefern Insekten im Spätsommer bis in den Herbst hinein wertvolle Nahrung, wie beispielsweise das Drüsige Springkraut. Diese Pflanze ist ein großzügiger Nektar- und Pollenlieferant und für unsere Nützlinge ein selten gewordenes Luxusdinner.

In einer Landschaft, die vom Menschen geprägt ist – mit englischem Rasen, Schottergärten und gefüllten Zierpflanzen statt bunter Blumenwiesen, in denen es summt und brummt – füllen Neophyten die entstandenen Lücken. Sie passen sich an, wo wir andere verdrängt haben. Vielleicht ist es also nicht die Natur, die sich neu erfindet, sondern wir, die umlernen dürfen.

Statt *feindlich* auf Pflanzen zu blicken, könnten wir erkennen, dass jede Art uns etwas über Wandel, Anpassung und Lebenskraft lehrt. In einer Welt, in der invasive Pflanzen auf dem Vormarsch sind, braucht es Offenheit und kluges Beobachten. Das Wort *invasiv* klingt nach Eroberung, Angriff, Bedrohung – und lässt viele von uns automatisch in Abwehrhaltung gehen. Doch vielleicht dürfen wir innehalten und fragen: Ist die Natur tatsächlich unser Gegner? Ich bin überzeugt: Nein! Die Natur steht immer auf unserer Seite – auch dann, wenn sie uns zunächst herausfordert.

Natürlich entstehen Probleme – manche Arten verdrängen alte, standortangepasste Pflanzen. Andere gehen durch Mauern. Ich persönlich würde eher industriell gezüchtetes und genmanipuliertes Saatgut und das eintönige Gemüse im Handel, von dem wir überschwemmt werden, als invasiv bezeichnen.

Doch auch das ist Teil einer größeren Bewegung: Eine Einladung, bewusster zu wählen, was in unserem Leben Wurzeln schlagen darf.

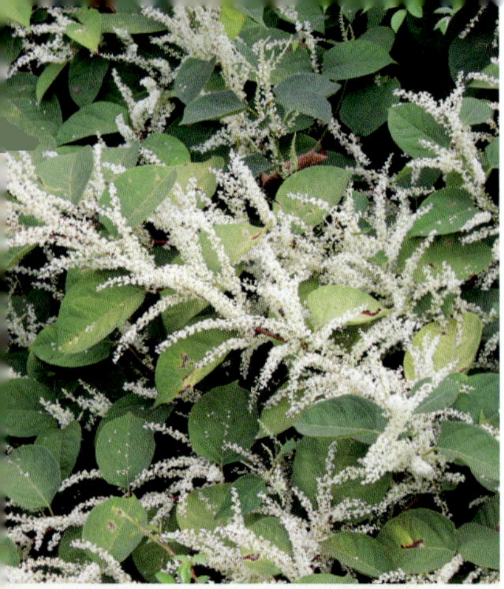

Wissenschaftlich:
Fallopia japonica
Knöterichgewächse / *Polygonaceae*

Verwendete Pflanzenteile: Wurzel und junge Triebe

Inhaltsstoffe: Resveratrol, Flavonoide wie Quercetin, Eisen, Kalium, Kupfer, Mangan, Vitamine A und C, Oxalsäure

Anwendungsgebiete: entzündungshemmend, zell- und herzschützend, leicht abführend, antiallergisch, immunstärkend

Verwendung: Tee, alkoholische Essenz oder die pulverisierte Wurzel, junge Triebe in der Küche als Rhabarberersatz

JAPANISCHER STAUDENKNÖTERICH

Der exotische Resveratrol-Booster

Der Japanische Staudenknöterich ist ein aggressiver Einwanderer in unser Ökosystem – ein Neophyt.

Ja, er ist invasiv. Ja, er ist ehrgeizig und ja, er will es wissen. Er ist kein gern gesehener Gast und trotzdem ist der Japanische Staudenknöterich gekommen, um zu bleiben. Er entstammt den feuchten, vulkanischen Böden Ostasiens – Landschaften, die sich immer wieder selbst zerstören und erneuern. In dieser Umgebung entwickelte er jene ungeheure Regenerationskraft, die ihn bis heute auszeichnet.

So steht der Staudenknöterich im mythischen Sinn für die Grenze zwischen Heilung und Übermaß, zwischen Anpassung und Dominanz – ein kraftvolles Sinnbild der Naturkraft im aktuellen Zeitalter.

Der Name *Fallopia* ehrt den italienischen Anatomen und Botaniker Gabriele Falloppio (1523–1562), einen Gelehrten der Renaissance. Wie auch bei *Reynoutria japonica* bedeutet der Artname *japonica – aus Japan stammend* und verweist auf die Herkunft aus Ostasien, insbesondere Japan, China und Korea. Der Staudenknöterich hat sehr robuste Überlebensmechanismen ausgebildet. Die Pflanze hat keine klar definierte Bitterstoff-Dichte, sondern Stoffgruppen, die bitter schmecken, wie z. B. Anthrachinone

Seine Wurzel geht bis zu 2 Meter in die Erde und kann mehrere Meter lang werden. Vor allem direkt am Haus würde ich ihn entfernen. Doch Vorsicht: Ein kleines Stück Wurzel ist ausreichend, um wieder neu auszutreiben. Wer so viel Wurzelwerk ausbildet, ist auch schnell im oberirdischen Wachstum. Dieses Kraftpaket kann bis zu 30 cm pro Tag zulegen. Auch wenn er bei uns nicht viel Zuspruch findet und teilweise sogar mit Starkstrom gegen ihn vorgegangen wird – die Bienen lieben ihn leidenschaftlich für seine späte Blüte!

Der potente Staudenknöterich hat noch keine natürlichen Fressfeinde. Vielleicht sollten wir das ändern. Allein wegen dem Schatz: Resveratrol. Man findet diesen Wirkstoff in roten Traubenschalen, Kakao, Heidelbeeren, dunkler Schokolade, Erdnussbutter oder in seinen Wurzeln.

Dieser Knöterich ist eine der reichhaltigsten, natürlichen Quellen für den Vitalstoff. Seine Eigenschaften:
- entzündungshemmend, blutreinigend, leberschützend, schmerzstillend
- Schutz vor Herz-Kreislauf-Erkrankungen aufgrund der antioxidativen Wirkung
- hemmt Krebszellen im Wachstum, antiallergisch, antiviral, antifungizid
- stärkt das Immunsystem, natürliche Anti-Aging-Wirkung, Borreliose, wundheilend
- gedächtnisverbessernd bei beginnendem Alzheimer

Die Natur schickt uns immer, was wir für unser Wohlbefinden benötigen. Resveratrol verfügt über Reparaturmechanismen, wenn die DNA beschädigt wurde, und ist eine Möglichkeit zur Reduzierung von Autoimmunkrankheiten.

Leute, auf was warten wir noch? Im Frühling oder Spätherbst ist die perfekte Zeit, um Wurzeln zu graben! Innerlich kann die Wurzel als alkoholischer Ansatz, in pulverisierter Form oder auch als Fertigpräparat verwendet werden. Generell sollte die Einnahmedauer von 6 Monaten nicht überschritten werden. Tabu ist der Wirkstoff für Schwangere, Stillende und bei Einnahme von Blutverdünnern.

Im Frühling verwende ich die jungen Triebe in der Küche. Sie erinnern vom Geschmack an Rhabarber und grünen Spargel, wobei die säuerliche Note der hohlen Stängel etwas überwiegt. Aus Spaß habe ich für Kursteilnehmer einen Kuchen damit gebacken oder ich schwenke die jungen Triebe zu Mittag kurz in der Pfanne mit etwas Olivenöl und Kräutersalz. Zur Rote-Bete-Pasta schmecken sie sensationell.

Vorsicht: Oxalsäure kann in starken Konzentrationen eine gesundheitsschädliche Wirkung aufweisen. Menschen mit Neigung zu Nieren- oder Harnsteinen sollten auf oxalsäurehaltige Lebensmittel wie Rhabarber, Spinat oder den japanischen Staudenknöterich verzichten. Nicht bei Gicht, Rheuma und Osteoporose.

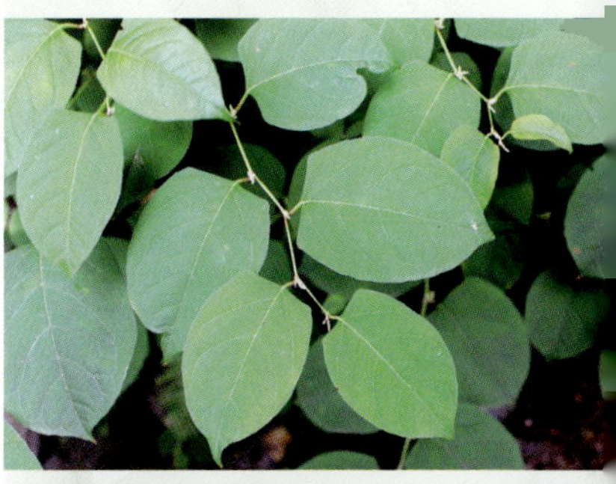

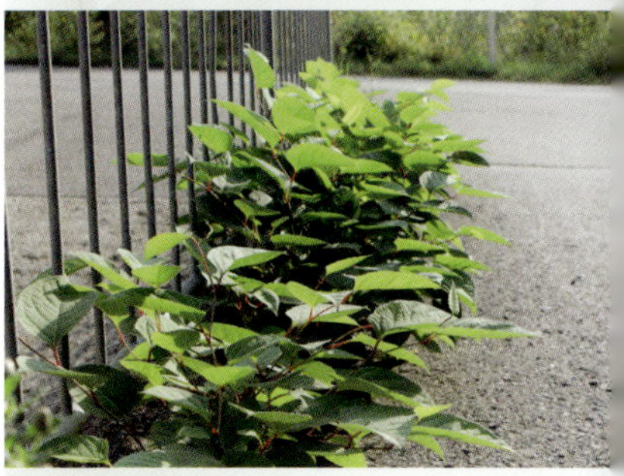

ADAPTOGENE

Bitter – ein Schutzschild gegen Stress

Wie läuft's? – Ach, ich bin total im Stress ...

Stress – er gehört heute fast schon zum guten Ton und ist bei vielen von uns zum Dauerbrenner geworden. Wir sind stolz darauf, viel zu leisten, immer beschäftigt zu sein, Bedeutung zu haben. Leistung wird zum Statussymbol und Überforderung zur Normalität.

Ob seelischer Stress durch Konflikte oder emotionale Belastung, körperlicher Stress von Schlafmangel, elektromagnetischer Strahlung, zu viel Sport oder chemischer Stress von Medikamenten und Umweltgiften. Dieser Umstand hat viele Gesichter. Schädlich sind sie alle.

Stress kann uns zwar kurzfristig motivieren und kreativ machen, doch dauerhaft führt er zu Erschöpfung und Überreizung. In unserer Leistungsgesellschaft herrscht das ungeschriebene Gesetz: *Ein bisschen mehr geht immer.* So aktiviert der Körper ständig das alte Überlebensprogramm von Angriff oder Flucht. Die körperlichen Folgen ähneln jenen von Wut: Der Adrenalinspiegel steigt, Cortisol wird ausgeschüttet, Herzschlag und Blutdruck nehmen zu – mit ernsthaften Folgen wie Herzrhythmusstörungen, Infarkt oder Schlaganfall.

Auch der Verdauungstrakt reagiert mit der Zeit durch Übelkeit, Durchfall, Verstopfung oder Reizdarmsyndrom. Ebenso treten Muskelverspannungen, Kopfschmerzen, Migräne oder langsame Wundheilung auf.

Hier kommen Adaptogene ins Spiel. Der Begriff leitet sich vom lateinischen *adaptare – anpassen* – ab. Adaptogene sind pflanzliche Wirkstoffe, die dem Körper helfen, sich besser an Stress anzupassen und seine Widerstandskraft zu erhöhen. Sie machen uns widerstandsfähiger und wirken wie eine willkommene Mini-Impfung gegen Überforderung.

Wirkungsweise von Adaptogenen:

- Stressreduktion: Regulierung der Ausschüttung von Stresshormonen wie Cortisol
- Unterstützung des inneren Gleichgewichts
- Stärkung der Resilienz: Erhöhung der körperlichen und seelischen Widerstandskraft
- antioxidative Wirkung: Schutz vor oxidativem Stress durch freie Radikale
- Einfluss auf Neurotransmitter: Ausgleich von Botenstoffen wie Serotonin und Dopamin

In der Naturheilkunde gelten Adaptogene als natürliche Verbündete gegen Stress. Sie unterstützen Körper und Geist auf sanfte Weise, verbessern das allgemeine Wohlbefinden und fördern die Balance zwischen Belastung und Regeneration – ganz ohne chemische Keule, und das noch Schönere daran: Viele dieser Pflanzen wachsen bei uns vor der Haustüre!

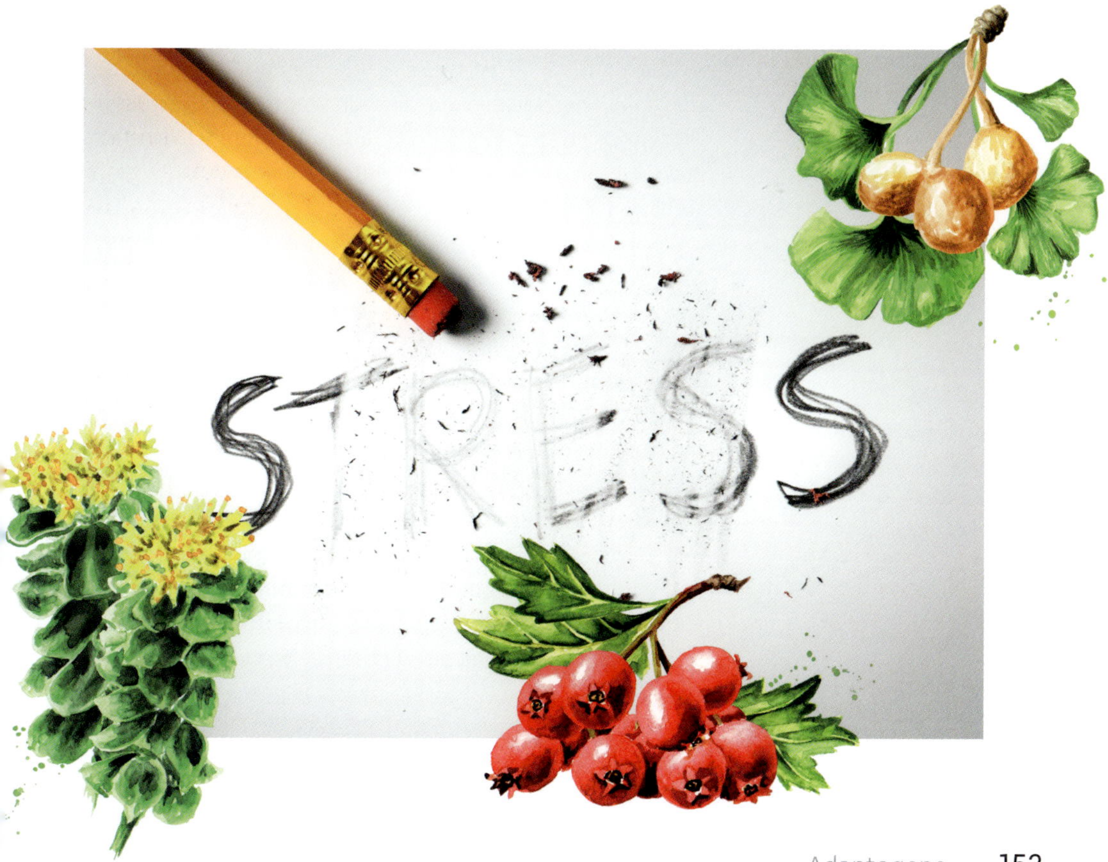

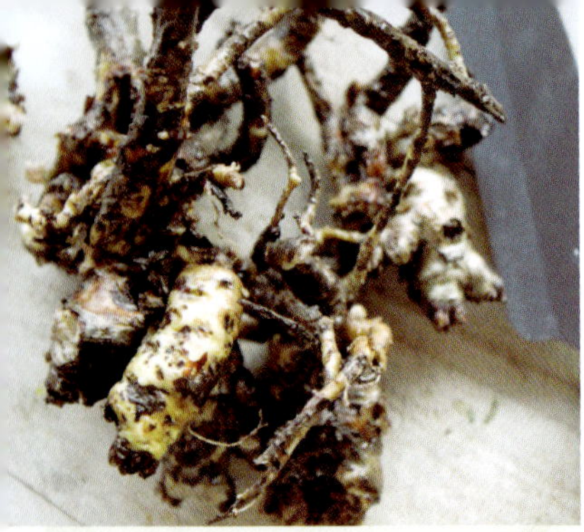

ROSENWURZ

Duftende Wurzel der Widerstandskraft

Wissenschaftlich:
Rhodiola rosea
Dickblattgewächse /
Crassulaceae

Verwendete Pflanzenteile:
Wurzel

Inhaltsstoffe: Flavonoide, Proanthocyanidine, Polysaccharide, Vitamine A, C, D, B6, B12, Eisen, Kupfer, Selen, Zink, ätherische Öle

Anwendungsgebiete: Steigerung von Konzentration und geistiger Leistungsfähigkeit, mildert Unruhe und Angstgefühle, fördert körperliche Ausdauer, verbessert Regeneration, blutdrucksenkend, stärkt Immunsystem, entzündungshemmend

Verwendung: Essenz, Tinktur, Tee, Pulver, Fertigarznei

Die Rosenwurz ist eine Pflanze der Extreme. Sie wächst wild dort, wo andere längst aufgeben – in den arktischen und hochalpinen Regionen der Nordhalbkugel, auf kargen Silikatfelsen, in Felsspalten, auf Feuchtwiesen und sogar auf trockenen, sandigen Böden. Im Garten ist Geduld angesagt. Dort lässt sie sich ganz viel Zeit. Ihr ursprüngliches Verbreitungsgebiet reicht von den Gebirgsregionen Skandinaviens über Island und Grönland bis hin zu den Alpen, dem Himalaja sowie bis in den Norden Nordamerikas. Kein Wunder also, dass sie vor allem in Russland seit Jahrhunderten als Adaptogen geschätzt wird.

Der Gattungsname *Rhodiola* geht auf das griechische *rhódon* – *Rose* – zurück. Er verweist auf den feinen Rosenduft, der sich beim Anschneiden der frischen Wurzel entfaltet. Schon Dioskurides beschrieb diese Eigenart und verglich den Duft mit dem jener echten Rosenblüten. Der Artenname *rosea* steht im Lateinischen für *rosenfarben* oder *rosig*.

Mythologisch gesehen gilt *Rhodiola rosea* als Rose des Nordens: eine Blume, die dringend benötigte Durchsetzungsfähigkeit und den Duft des Südens in die rauen Höhen der Berge trägt. Ihr unter der Erde verborgenes Aroma wird zum Sinnbild einer stillen, unvergänglichen Lebenskraft, die selbst schwierige Phasen im Leben übersteht.

Sie gilt als Zeichen der Vereinigung von Gegensätzen: Erde und Duft, Stoff und Geist, Kälte und Leben. Dass gerade ihre Wurzel den Duft der Blüte birgt, wurde als Hinweis verstanden, dass das Geistige im Irdischen verborgen liegt und selbst in der Dunkelheit zu leuchten vermag.

Bereits die Wikinger schätzten Rosenwurz als Kraftspender und Ausdauerbooster. In Russland trägt sie den Namen *goldene Wurzel* – dort wie auch in Sibirien war sie ein beliebtes Hausmittel zur Stärkung der Lebensenergie, gegen Erkältungen und zur Verlängerung des Lebens. Die Inuit im Norden verzehrten sogar frische Pflanzenteile, die winterlichen Vorräte wurden fermentiert gelagert. Die Wurzel der Rosenwurz trägt ihren Namen zu Recht und überzeugt zugleich durch ihre goldene Wirkungskraft.

› Reguliert den Cortisolspiegel und harmonisiert so die Stressantwort des Körpers
› schützt das Nervensystem und unterstützt die Gehirnfunktion
› fängt freie Radikale ab und verlangsamt Alterungsprozesse auf Zellebene
› antidepressiv und stimmungsaufhellend
› leberschützend und unterstützt deren Entgiftungsleistung
› stärkt die Abwehr und wirkt entzündungshemmend
› antibakteriell und antiviral, insbesondere gegen Grippeviren
› Studien zeigen eine hemmende Wirkung auf Tumorzellen

Ihr Einsatzgebiet als klassisches Adaptogen ist die Steigerung der psychischen und physischen Leistungsfähigkeit. Besonders bei Burn-out, chronischer Überlastung oder Lernstress. Sie hilft, Energie und Lebensfreude auf natürliche Weise zurückzugewinnen.

Die Rosenwurz prägt Hausapotheken in Russland, Skandinavien und Teilen Nordasiens seit Jahrhunderten. Auch die Volksmedizin empfiehlt sie zur Stärkung, zur Potenzsteigerung, als Tonikum gegen Erschöpfung oder zur besseren Anpassung an Extreme. Bis heute wird Rosenwurz intensiv kultiviert, um die Wildbestände nachhaltig zu erhalten und den dringend benötigten Bedarf zu decken.

Vorsicht: vorzugsweise am Morgen einnehmen – wirkt anregend, nicht für Schwangere, Stillende und Kinder, Wechselwirkung mit Medikamenten möglich, wirkt immunstimulierend – deshalb Vorsicht bei Autoimmunkrankheiten

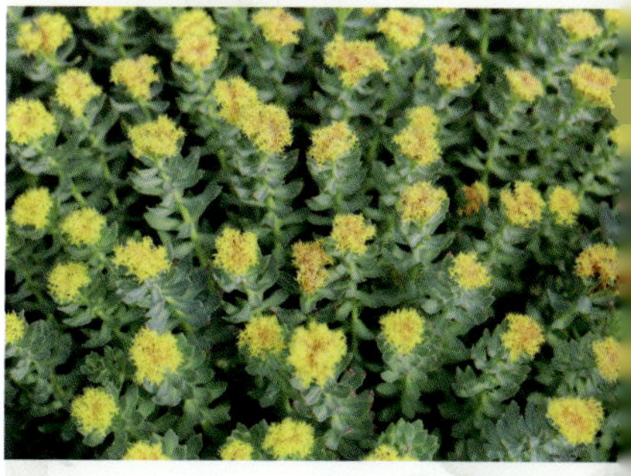

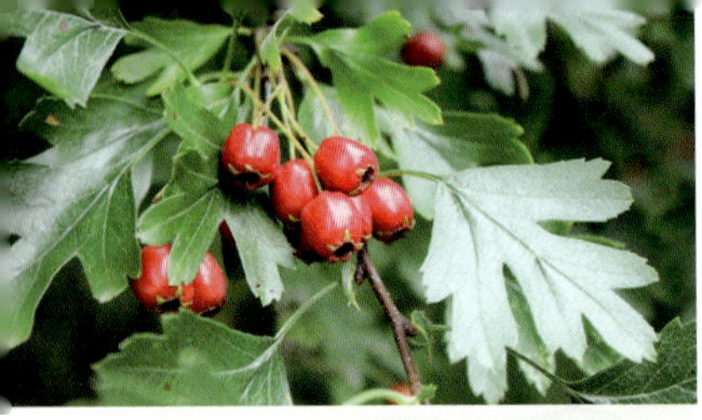

WEISSDORN

Liebeserklärung ans Herz

Wissenschaftlich: *Crataegus monogyna* und *Crataegus laevigata* – Rosengewächse / *Rosaceae*

Verwendete Pflanzenteile: Blatt, Blüte, Frucht

Inhaltsstoffe: je nach verwendeten Pflanzenteilen: Flavonoide, OPC, Vitamin C und Provitamin A, Pektin

Anwendungsgebiete: zur Stärkung des Herzens, Durchblutung des Herzmuskels, bei leichten Herzrhythmusstörungen, nervösen Herzbeschwerden, bei erhöhtem Blutdruck, leichten Angstzuständen, in der Rekonvaleszenz und im stressigen Alltag

Verwendung: Essenz, Tee, Oxymel, Fertigarznei

Vorsicht: bei niedrigem Blutdruck, bei gleichzeitiger Einnahme von Herzmedikamenten

Der Gattungsname *Crataegus* geht auf das griechische *krataíos – stark, kräftig, hart* zurück, abgeleitet von *krátos – Kraft, Macht, Stärke*. Der Name verweist auf das zähe, widerstandsfähige Holz des Strauches, das schon in der Antike für seine Härte geschätzt wurde. Bereits Theophrast und Dioskurides erwähnten ähnliche Gehölze und hoben ihre besondere Festigkeit hervor – eine Eigenschaft, die im Namen bis heute präsent ist.

Der Artname *monogyna* – vom griechisch-lateinischen *monos – einzeln* und *gynē – Frau, weiblich* – bedeutet botanisch *mit einem Griffel*, also mit nur einem Fruchtknoten. Beim *Crataegus laevigata* (zweigriffeliger Weißdorn) verweist *laevigata* auf die glatte Beschaffenheit der Blätter oder Zweige (*laevis* – glatt, eben).

Mythologisch und symbolisch steht der Weißdorn seit uralter Zeit an der Schwelle zwischen Leben und Tod, Schutz und Verwundung. Seine Dornen wachen wie kleine Hüter über das, was zart und lebendig ist, während seine weißen Blüten die Reinheit des Neubeginns verkörpern. In dieser doppelten Natur – wehrhaft und doch sanft, schützend und zugleich öffnend – spiegelt sich die innere Bedeutung seines Namens: *Crataegus* – die Starke, die Kräftige, Hüterin des Herzens, Wächterin der Grenze zwischen Diesseits und Jenseits. So verbindet der Weißdorn irdische Härte mit seelischer Sanftmut – ein Strauch, der schützt, heilt und erinnert, dass wahre Stärke immer ein Herz besitzt.

Symbolisch ist das Herz unser energetisches Zentrum, Heimat starker Gefühle wie der Liebe. Es ist Quelle unserer Lebensenergie und Sitz unserer Seele. Jeder kennt Redewendungen wie *mit dem Herzen fühlen, das Herz auf der Zunge tragen, mir rutscht das Herz in die Hose* oder *das Herz schlägt bis zum Hals*. Dabei hat das Herz die zentrale Aufgabe, unser Blut unermüdlich durch den Körper zu pumpen – wie lebenswichtig dieses Organ ist, spüren wir täglich.

Nach vielen Jahrzehnten ununterbrochener Höchstleistung verliert unser Herz an Spannkraft. Oft ärgert man sich, warum mit 60 nicht mehr die Kraft und Ausdauer wie im Alter von 30 Jahren vorhanden ist.

Mach es deinem Herz leichter: Verwöhne es frühzeitig mit einem Rundum-Sorglos-Paket. Der Grund, rechtzeitig zu beginnen, sind die enormen Anforderungen des Alltags: Stress, Leistungsdruck und Versagensängste sind keine Ausnahme, sondern ständige Begleiter.

Der Weißdorn findet seine Aufgabe dort, wo das Herz belastet wird – denn was das Herz nicht verkraftet, muss die Leber ausbaden. Auch für Sportler und Bergsteiger ist diese Pflanze wertvoll, denn sie verbessert die Sauerstoffaufnahme im Blut und erleichtert die Anpassung an die Höhenluft. Es gibt drei Lebenspflanzen in der TCM, die den ganzen Körper abdecken – Ginseng, Ginkgo und Weißdorn. Hier unter den Top 3 zu sein, ist sehr aussagekräftig. Er ist der Kardinal schlechthin für unser Herz, den Kreislauf, für zu hohen Blutdruck, verbessert die Schlagkraft und die Pumpleistung.

Fast unverzichtbar in der Rekonvaleszenz hilft der Weißdorn, nach einer Krankheit schneller wieder auf die Beine zu kommen. Wie ein sanfter Begleiter harmonisiert er den Grippetee, nimmt dem Herzen die Last. Er ist besonders ideal für die Langzeiteinnahme – die volle Wirkung entfaltet sich erst ab etwa sechs Wochen. Deshalb hat er sich seinen festen Platz in diesem Kapitel mehr als verdient.

Bei uns gibt es den ein- und zweigriffligen Weißdorn, beide mit derselben Kraft und Anwendungsbreite. Am besten

Es ist wichtig, Liebe zu leben – beruflich und privat. Nur auf Herzensebene erreichen wir eine höhere Schwingung und erleben die schönsten Überraschungen. Mit der Offenheit eines Kindes, der Freude an kleinen Dingen, natürlicher Neugier und Enthusiasmus leben wir am einfachsten.

So bleibe ich wachsam und öffne mein Herz für alles, was mir guttut. Ich höre auf mein Herz – und das kann ich auch dir empfehlen.

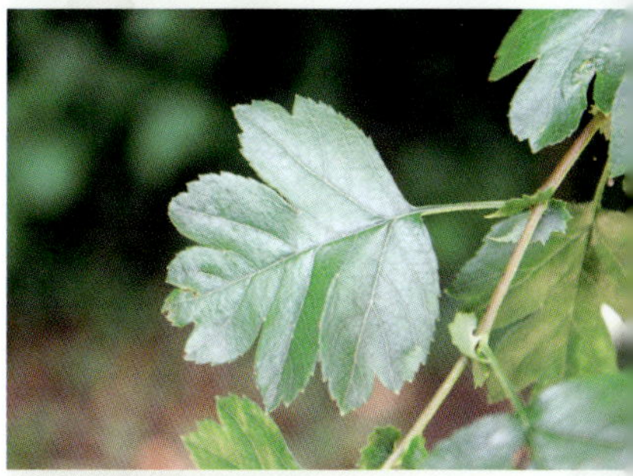

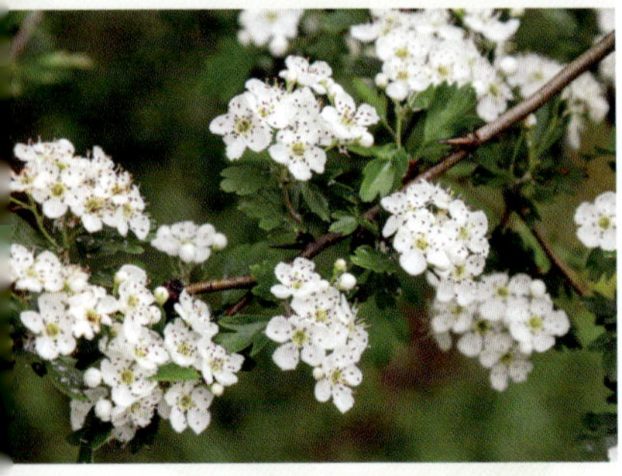

sammelt man die Blätter und Blüten in der Blütezeit, die Früchte dann im Herbst.

Kein anderes Organ wurde so oft besungen wie unser fleißiges Liebesorgan. Berechtigterweise, denn ohne unser Herz läuft nichts. Physisch und emotional wären wir verloren. Jeder kennt das Gefühl, wenn das Herz bricht oder vor Freude überquillt. Das Herz ist unsere unumstrittene Energiequelle – Sitz der Liebe und Ausdruck der Lebenskraft, die sich in unserem ganzen Körper durch das Blut ausbreitet.

Drum prüfe,
wer sich ewig bindet,
Ob sich das Herz
zum Herzen findet.
Der Wahn ist kurz,
die Reu' ist lang.

(SCHILLER, SÄMTLICHE WERKE BD. 1, S. 307 F.)

Wo spüre ich den inneren Frieden und das Glück am stärksten? Oder wenn ich über beide Ohren verliebt bin und nach langer Zeit mein Herzblatt endlich wieder treffe? Erinnerst du dich noch an das Herzklopfen? Nicht zu verwechseln mit Herzrasen, das unplanmäßige Mitmenschen verursachen können.

Unser Herz verteilt das sauerstoffreiche Blut und zieht das sauerstoffarme zurück, um es erneut zu beleben. Es leistet in jeder Sekunde unseres Lebens einen gewaltigen Liebesdienst – den wir kaum zu schätzen wissen. Je mehr ich mich auf Mitgefühl, Liebe, Vergebung und Frieden konzentriere, desto kraftvoller schlägt mein Herz. Enttäuschungen sind bei großem Einsatz immer möglich und betreffen dann nicht nur das Herz, sondern mein ganzes Wesen. Ich kann mein Herz verschließen, um zukünftige Verletzungen zu vermeiden. Doch das ist nicht das Ziel: Unser Herz lebt für die Liebe. Sie nährt es und zeigt mir, wenn ich das Leben zu ernst nehme.

Herzbeschwerden weisen oft auf einen Mangel an Liebe oder verdrängte Traurigkeit hin. Schmerz, der nicht gefühlt wird, verschwindet nicht, sondern liegt tief verborgen und wartet darauf, gesehen zu werden. Das Leben fühlt sich dann schwer an, ein ständiger Kampf im Fluchtmodus.

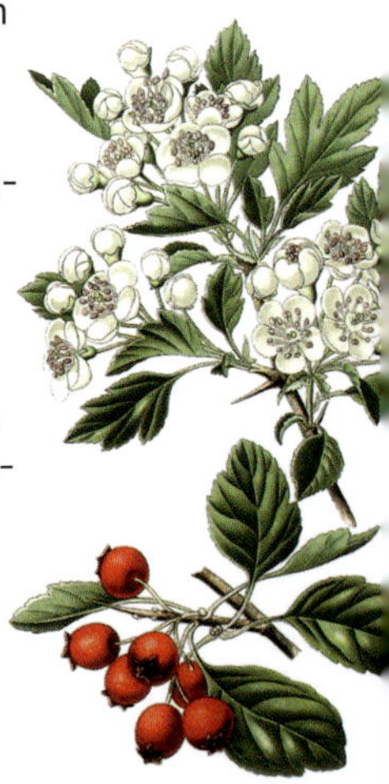

GINKGO

Die Eminenz der geistigen Frische

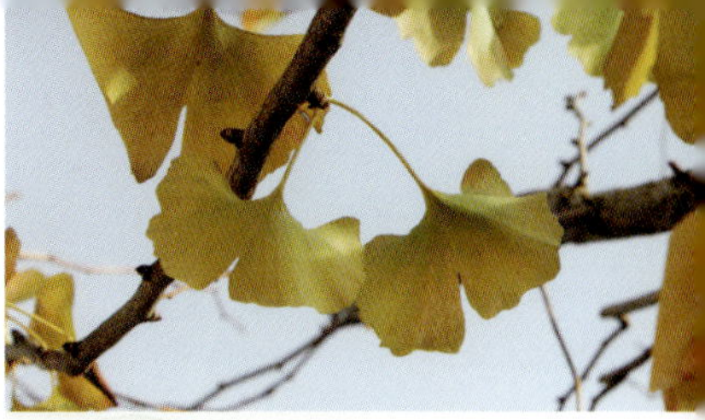

Ginkgo ist der Kardinal des Gehirns! Kaum eine Pflanze hat eine so reiche kulturelle und symbolische Bedeutung wie dieser Wunderbaum. Sein Name *Ginkgo* setzt sich zusammen aus *gin* für *Silber* und *kyo* für *Aprikose* – ein Hinweis auf seine gelb leuchtenden Früchte, die mit feinem, silberfarbenem Flaum überzogen sind und durch die Buttersäure unverwechselbares Aroma erhalten. *Biloba* bedeutet *zweilappig* (von *bi* – zwei, *lobus* – *Lappen*) und verweist auf die charakteristisch geteilte Blattform, deren zwei Lappen wie die gespiegelten Flügel eines Schmetterlings erscheinen.

Sein Blatt, gespalten wie ein Herz, das sich zugleich vereint und trennt, wurde zum Symbol des Doppelten: von Licht und Schatten, von Ewigkeit und Vergänglichkeit. Goethe, der ihn in Weimar pflanzte, sah darin das Sinnbild der Freundschaft – *ein Sinnbild des Lebens selbst*, wie er schrieb.

Die ehrwürdigen Monarchen unter den Ginkgo-Bäumen stehen im asiatischen Raum, wo sie als lebende Heiligtümer verehrt werden. Der berühmteste unter ihnen, der *Li Jiawan Grand Ginkgo King* in Guizhou, ist geschätzte 4500 Jahre alt und beeindruckt mit einem Stammumfang von 15 Metern.

In den alten Gärten des Ostens erzählt man, der Ginkgo sei nicht gepflanzt, sondern vom Himmel gefallen – ein Blatt, das zu einem Baum wurde, als die Erde noch jung war. Man nennt ihn *den Baum der Erkenntnis ohne Schuld*, denn er trägt kein Gift, keine Dornen, keine Hast im Wachstum – nur Geduld und wirkt wie ein Wesen, das Zeit nicht kennt.

In China gilt er als Wohnsitz der Unsterblichen, als heiliger Baum der Weisen und Tempelgeister. Seine Fächerblätter, geteilt und doch vereint, symbolisieren das Yin und Yang, die beiden Atemzüge der Schöpfung. Wenn der Wind durch

Wissenschaftlich:
Ginkgo biloba
Ginkgogewächse / *Ginkgoaceae*

Verwendete Pflanzenteile: Blätter, Knospen in der Gemmotherapie

Inhaltsstoffe: Flavonoide wie Quercetin, Ginkgolide – einzigartig im Ginkgo, Bilobalid, Ginkgolsäuren

Anwendungsgebiete: Gedächtnisschwäche, Konzentrationsprobleme, Tinnitus, Schwindel, Gleichgewichtsstörungen, Durchblutungsstörungen

Verwendung: Essenz, homöopathisch, Tee, Fertigarznei

Vorsicht: kann zu allergischen Reaktionen führen, kann die Blutgerinnung hemmen – deshalb vor Operationen absetzen, kann zu Wechselwirkung mit Medikamenten führen.

Der Ginkgo – ein lebendes Symbol von Kraft, Weisheit und Zukunftssicherung, das unsere geistige Gesundheit auf höchster Ebene unterstützt!

seine Krone fährt, heißt es, spricht er die Sprache des Gleichgewichts – halb Mensch, halb Gott.

In Japan ist der Ginkgo der Baum des Lebens. Nach den Atombomben von Hiroshima trieb er wieder aus – und wurde zum Wunderbaum, zum lebenden Beweis, dass das Leben selbst den Tod überdauert.

Während heimische Bäume wie die Fichte mit dem Klimawandel und Trockenheit kämpfen, könnte der Ginkgo der Baum der Zukunft sein – robust, widerstandsfähig und ein Überlebenskünstler.

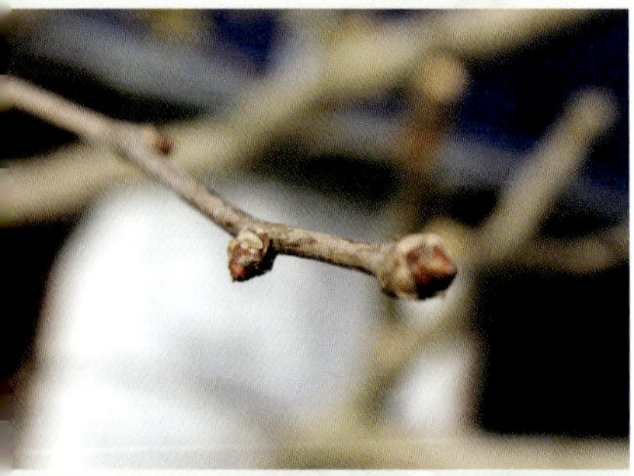

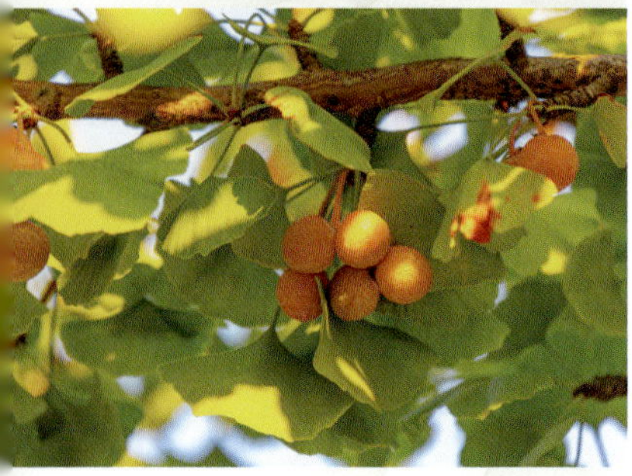

Ginkgo wird zwar nicht klassisch als Adaptogen eingestuft, zeigt aber adaptogene Eigenschaften. Die Inhaltsstoffe wirken dämpfend auf die Ausschüttung des Stresshormons Cortisol und fördern die Freisetzung von beruhigenden Neurotransmittern. Die Kraft des Ginkgos entfaltet sich vor allem durch seine Wirkung auf die Gehirndurchblutung und Mikrozirkulation. Er kann eine Option bei Tinnitus und Schwindel sein, stärkt die Belastbarkeit unter Stress und verbessert Denkvermögen sowie Merkfähigkeit: Alles für eine gesunde Gehirnfunktion.

In der Traditionellen Chinesischen Medizin findet Ginkgo auch Anwendung bei Bluthochdruck, Angina Pectoris, Demenz, Alzheimer, Depressionen und Hörminderung. Während Jahrtausende lang Blätter zu Tee und alkoholischen Essenzen verarbeitet wurden, weist man heute auf mögliche Risiken der enthaltenen Ginkgotoxine hin, die einen maßvollen Konsum erfordern.

Ich bevorzuge das Gemmomazerat aus den Knospen mit Glycerin und Alkohol, dosiert ab D1 homöopathisch. Für alle, die auf Nummer sicher gehen wollen, gibt es standardisierte Präparate zur Förderung von Gehirnleistung und Stressresistenz – eine ideale Unterstützung für moderne Herausforderungen.

BITTERE IMMUNPFLANZEN

Nicht nur für die Ansteckungszeiten

Stimulierend oder modulierend

Warum überhaupt zwischen stimulierend und modulierend unterscheiden? In den letzten Jahren haben Autoimmunkrankheiten und Krebs massiv zugenommen – ein echtes Thema unserer Zeit, und deshalb ist es gut, den Unterschied zu verstehen, weil Immunstimulation und Immunmodulation unterschiedliche therapeutische Ziele verfolgen.

Ohne unser Immunsystem wären wir schutzlos ausgeliefert. Es ist unsere schlagkräftige Kampfeinheit im Körper, bestehend aus vielen Teilen wie Knochenmark, Thymusdrüse, Lymphknoten, Milz, Mund- und Rachenmandeln, Blinddarm, Schleimhäuten, Darm und Lymphgefäßen.

Doch bei einer Autoimmunkrankheit wendet sich das Blatt: Die eigene Armee, unser Immunsystem, schießt über das Ziel hinaus, statt effektiv die echten Feinde von außen zu bekämpfen. Diese Krankheiten entstehen durch eine Mischung aus Veranlagung, hormonellen Veränderungen, Umweltfaktoren wie Stress, Infektionen oder auch Giften und Schwermetallen.

Es gibt über 100 verschiedene Autoimmunkrankheiten, von denen etwa 8 bis 10 % der Bevölkerung betroffen sind. Von Hashimoto und Morbus Basedow (Schilddrüse) bis zu Multipler Sklerose (Nervensystem), rheumatoider Arthritis (Gelenke), Morbus Crohn oder Colitis ulcerosa (Darm), Psoriasis (Haut) und vielen mehr. Erschreckende Zahlen zeigen, dass diese Erkrankungen in unserer Gesellschaft stark zunehmen. Die Liste geht noch viel weiter.

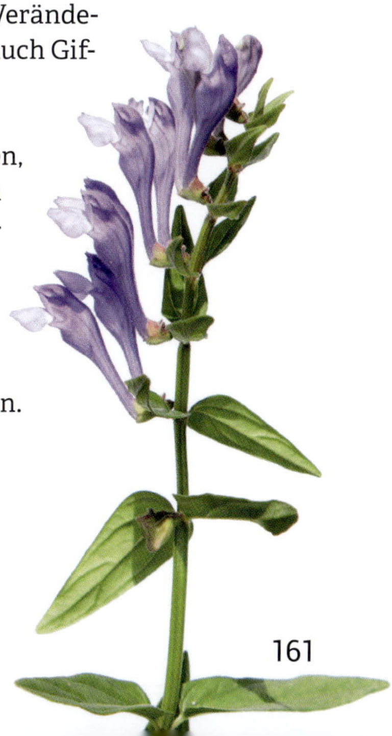

Zöliakie, eine Darmerkrankung aufgrund von Glutenunverträglichkeit, hatte in den letzten 10 Jahren eine Zunahme von 130 %. Autoimmunhepatitis, eine chronische oder akute Leberentzündung, um 80 %. Es sind Zahlen aus Deutschland, die sich aber auf Österreich und die Schweiz ausweiten lassen.

In der Naturheilkunde begegnen wir deshalb zwei wichtigen Begriffen: immunstimulierend und immunmodulierend.

Stimulierend bedeutet, das Immunsystem anzuregen, gezielt zu aktivieren und zu verstärken. Das ist großartig, wenn das Immunsystem schwach oder ausgebrannt ist. Es bringt die Abwehr auf Trab. Aber Vorsicht: Bei Autoimmunkrankheiten ist die Abwehrkraft bereits überaktiv, dann kann eine weitere Stimulation sogar schaden und zu einer Überreaktion führen.

Modulierend dagegen bedeutet, das Immunsystem sanft zu regulieren, zu balancieren und in Harmonie zu bringen. Modulierende Heilpflanzen oder Mittel können überschießende Immunreaktionen beruhigen und für ein ausgewogenes Gleichgewicht sorgen – ohne zu schwächen oder zu überreizen. Eigentlich ist es wie ein Überbegriff: Sie können aktivieren ebenso wie hemmen, je nachdem, was der Körper gerade braucht.

Warum das wichtig ist? Weil nicht jede Pflanze oder jedes Mittel für jeden Menschen passt – besonders bei Autoimmunkrankheiten braucht es viel Umsicht. Deshalb ist es aus meiner Sicht berechtigt, genauer hinzuschauen, denn nicht jede Immunpflanze ist für jeden von uns geeignet.

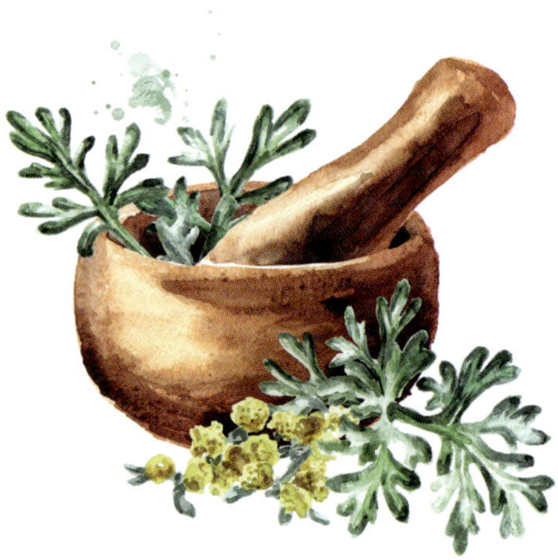

BAIKAL-HELMKRAUT

Schutzschild für Körper und Geist

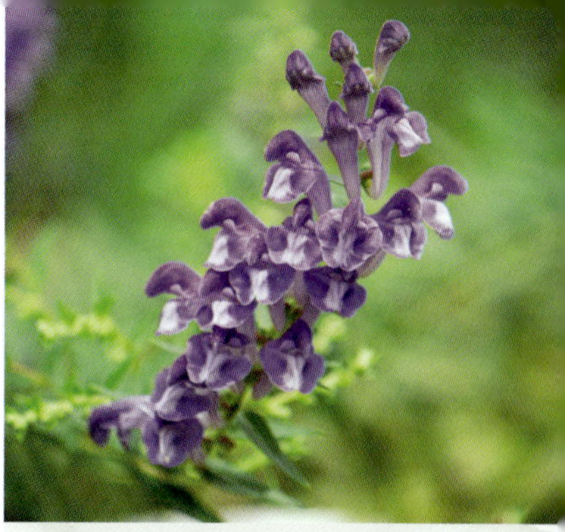

Es gibt Pflanzen, die kennt jeder. Und dann gibt es das Baikal-Helmkraut. Ein wahres Multitalent, das gekommen ist, um sich seinen berechtigten Platz im Rampenlicht der Naturheilkunde zu sichern!

Scutellaria stammt vom lateinischen *scutella – kleines Schild* oder *Schälchen*. Es verweist auf die Helm- oder schildförmige Kelchstruktur der Blüte, die nach dem Verblühen wie ein winziges, gewölbtes Gefäß erscheint, das die Samen schützt. Schon im antiken Sprachgebrauch wurde *scutellum* mit Schutz und Heilung in Verbindung gesetzt – Sinnbilder, die sich später auch in der Heilkunde des Helmkrauts wiederfinden.

Baicalensis bedeutet *vom Baikalsee stammend* – jener uralten Seen Sibiriens, dem tiefsten und ältesten Süßwassersee der Erde. Seine maximale Tiefe beträgt 1.642 Meter und er wird auf ein Alter von 25 bis 30 Millionen Jahre geschätzt. Eine geologische Einzigartigkeit. Damit trägt die Pflanze in ihrem Namen den Ursprung von Wasser, Stein, Zeit – das große Gedächtnis der Erde.

In der alten sibirischen Pflanzenmagie galt das Baikal-Helmkraut als Pflanze des inneren Schildes. Schamanen verwendeten seine getrockneten Wurzeln in Reinigungsritualen, um Geist und Körper zu beruhigen und den Übergang zwischen Traum und Wachen zu sichern. Es hieß, der Geist des Helmkrauts wohne in einem blauen Helm aus Licht, der die Gedanken ordnet und böse Einflüsse abwehrt.

In der chinesischen Überlieferung gehört es zu den vier himmlischen Kräutern, die Herz, Leber, Lunge und Erde schützen. Es wird dem Element Wasser und der Energie des

Wissenschaftlich:
Scutellaria baicalensis
Lippenblütler / *Lamiaceae*

Verwendete Pflanzenteile:
Kraut und Wurzel

Inhaltsstoffe: ätherisches Öl, Flavonoide wie Baicalin, Gerbstoffe, Harze

Anwendungsgebiete:
potenziell antitumoral, fördert die Leberfunktion, entgiftend, stärkend für Nervensystem und Herz-Kreislauf, blutdruckregulierend, gegen Pilze, Viren und Bakterien, immunmodulierend, radioprotektiv

Verwendung: Tee, Essenz, pulverisiert, Fertigpräparate

Vorsicht: nicht in der Schwangerschaft, Stillzeit und Kinder unter 12 Jahren

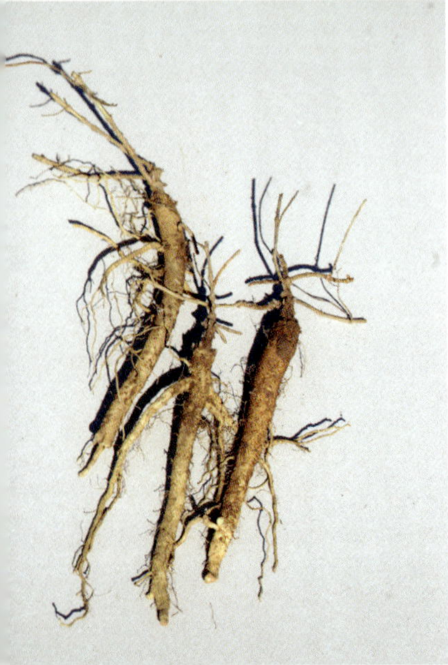

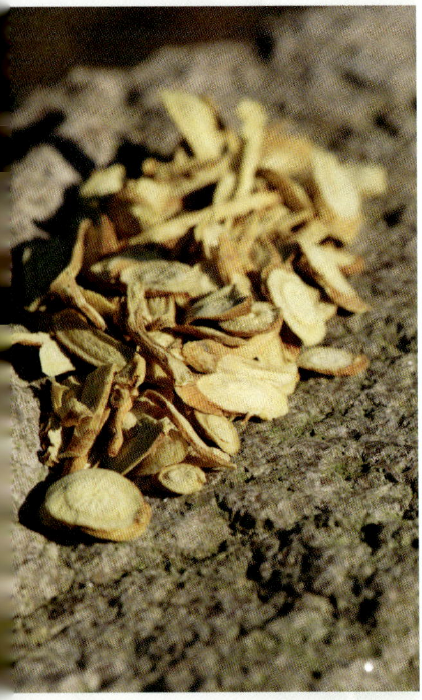

Westens zugeordnet – Symbol des Untergangs der Sonne, der Reinigung und des Rückzugs ins Innere.

Man glaubte, dass seine Wurzel die Stimme des Drachen in sich trage, der unter dem Baikalsee ruht: ein uraltes Wesen, das das Gleichgewicht zwischen Hitze und Kälte, Feuer und Wasser hütet. So wurde das Helmkraut zur Pflanze der inneren Harmonie, des stillen Widerstands und der klaren Gedanken.

Mit rund 460 Arten weltweit ist die Gattung der Helmkrautgewächse eine botanische Spielwiese. Während diese Pflanze in anderen Kulturen längst im Einsatz ist, erobert sie bei uns langsam, aber stetig die grünen Hausapotheken – und das mit gutem Grund. Wie ein Schutzschild auf molekularer Ebene kann sie die gesunden Zellen vor Strahlenschäden, toxischen Belastungen und den Angriffen des modernen Alltags bewahren.

Doch damit nicht genug: Das Helmkraut regt die Leber zur Entgiftung an und hat eine besondere Verbindung zum zentralen Nervensystem. Wer unter Dauerstress leidet, wessen Gedankenkarussell sich unaufhörlich dreht, wer Spannungskopfschmerzen oder innere Unruhe verspürt, findet im Baikal-Helmkraut einen pflanzlichen Verbündeten. Es bringt Ruhe ins System, schenkt Gelassenheit und hilft, das Gleichgewicht wiederzufinden.

In der Naturheilkunde gibt es Pflanzen, die das Immunsystem anfeuern. Großartige Mitstreiter für die Gesundheit, wie etwa der Sonnenhut (*Echinacea*). Doch was, wenn das Immunsystem ohnehin schon außer Rand und Band ist? Hier zeigt das Helmkraut seine Superkraft als Balance-Meister. Es bringt das Immunsystem wieder ins Gleichgewicht, statt es weiter zu befeuern. Es gehört zur seltenen Gruppe der immunmodulierenden Pflanzen. Das bedeutet, es kann überschießende Immunreaktionen regulieren und das Gleichgewicht im Immunsystem wiederherstellen.

Studien zeigen zudem eine antivirale Breitbandwirkung. Sogar gegen SARS-CoV-2 wurde das Helmkraut in vitro getestet, und bereits 2007 sorgte es in Studien zu Leukämie für Aufsehen. Bereits vor über 20 Jahren war Ignaz Schlifni, der Gründer des FNL, der Meinung: „Diese Pflanze wird noch besonders wichtig für uns werden!" Und er hatte recht! Die Anwendung ist vielseitig und unkompliziert.

Ob als Tee, Essenz, Pulver oder Fertigpräparat: Das Baikal-Helmkraut ist ein echter Schatz für die Hausapotheke. Doch wie bei allen Heilpflanzen gilt: Mit Bedacht genießen!

Schwangere, Stillende und Kinder unter 12 Jahren sollten gänzlich auf das Helmkraut verzichten.

Das Baikal-Helmkraut ist eine faszinierende Pflanze mit beeindruckendem Wirkungsspektrum – ein Schutzschild für Körper und Geist, das uns die Natur schenkt. Wer dem Stress des Alltags, den Herausforderungen des modernen Lebens und einem übermütigen Immunsystem begegnen möchte, findet in diesem botanischen Schatz einzigartige Unterstützung.

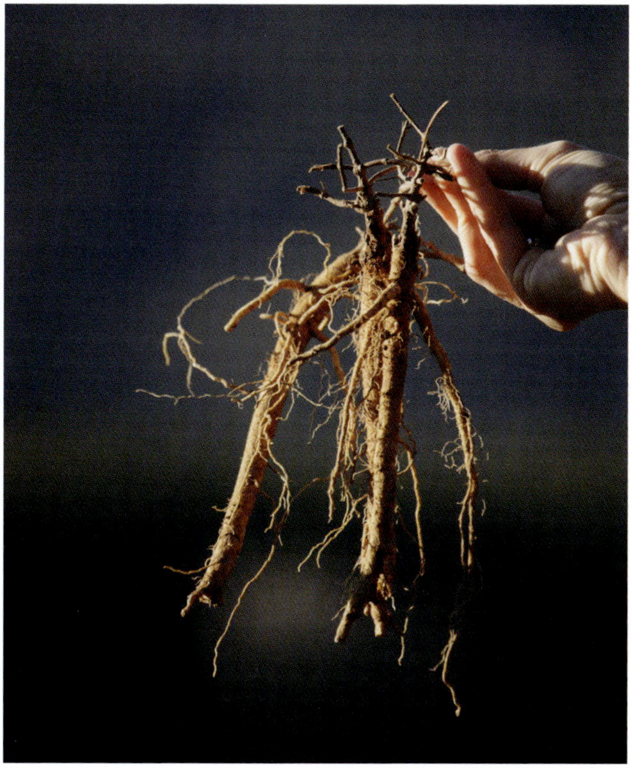

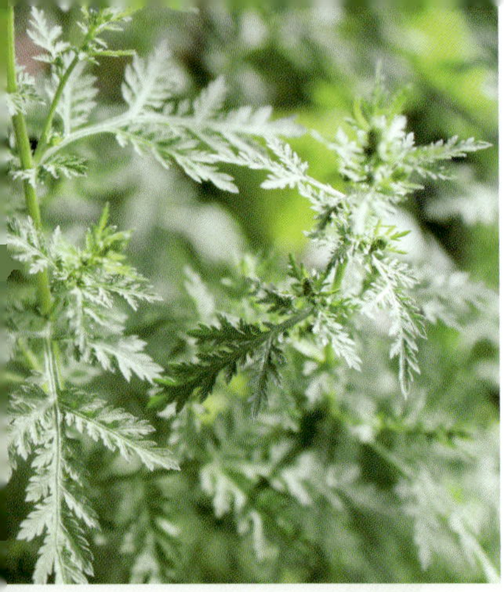

EINJÄHRIGER BEIFUSS

Jahrtausende alte Heilpflanze für moderne Anwendungen

Wissenschaftlich:
Artemisia annua
Korbblütler / *Asteraceae*

Verwendete Pflanzenteile:
Kraut mit dem höchsten Gehalt an Inhaltsstoffen kurz vor oder während der Blüte

Inhaltsstoffe: über 600 wirksame Inhaltsstoffe wie Artemisinin, Thujon, ätherische Öle, Bitterstoffe, Flavonoide, Vitamine, Mineralstoffe wie Zink, Selen und Eisen

Anwendungsgebiete:
Malaria, Krebstherapien, Virusinfektionen wie Covid und Herpes, entzündungshemmend und bei autoimmunbedingten Erkrankungen

Der Einjährige Beifuß (*Artemisia annua*) ist ein wahres Heilpflanzenwunder mit spannender Geschichte und beeindruckender Kraft. Ursprünglich heimisch in den sommerwarmen Regionen Chinas, Indiens und des Irak, wurde diese kraftvolle Pflanze schon vor über 2000 Jahren in den Schriften der chinesischen Volksheilkunde verewigt – namentlich bereits um 168 v. Chr.

In der chinesischen Tradition ist *Artemisia annua* als Qīng Hāo bekannt und wird seit mehr als zwei Jahrtausenden als Kräutergeist des klaren Atems verehrt. Ihre Energie gilt als kühlend und reinigend, sie vertreibt *falsches Feuer* und *Giftnebel* – Sinnbilder für Fieber, Zorn oder Krankheit. Die Pflanze wurde mit dem Drachen des Ostens in Verbindung gebracht, dem Hüter des Frühlings und der aufgehenden Sonne, weil sie das Gleichgewicht zwischen Feuer und Wasser, Fieber und Ruhe wiederherstellt.

Mit ihrem angenehm bitter-scharfen Geschmack, der für ihre reinigende Wirkung spricht, wird die frische Pflanze im Sommer zur Blütezeit geerntet, wenn sie ihre höchste Wirkstoffkonzentration entfaltet. Das wertvolle ätherische Öl und die konzentrierten Bitterstoffe machen den Einjährigen Beifuß zu einem starken Verbündeten für Leber und Galle. Doch sein herausragender Schatz ist das Artemisinin – eine Substanz, die weltweit als stärkstes Mittel gegen Malaria gilt und 2015 mit dem Nobelpreis für Medizin geehrt wurde.

Darüber hinaus reguliert der Einjährige Beifuß das Immunsystem und ist daher unterstützend bei chronisch-entzündlichen und Autoimmunerkrankungen einsetzbar. Er lindert Schmerzen – beispielsweise bei Gelenkarthrose – und schützt die Zellen als kraftvoller Radikalfänger vor schädlichen Einflüssen.

Besonders bemerkenswert ist auch seine schützende Wirkung auf die Schleimhaut des Magen-Darm-Trakts. Hierzu reduziert er die Magensäureproduktion, stärkt die Schleimhautbarriere, fördert die Durchblutung und unterstützt die Regeneration geschädigter Bereiche.

Wichtig: Die Anwendung während der Schwangerschaft ist nicht empfohlen. Als schonende Darreichungsformen bewähren sich vor allem die pulverisierte Pflanze oder die Essenz aus der frischen Pflanze.

In der Krebstherapie wird *Artemisia annua* verstärkt erforscht. Artemisinin wirkt selektiv gegen Tumorzellen, indem es im Inneren durch die Reaktion mit Eisen freie Radikale bildet, die Krebszellen schädigen und abtöten können. Erste klinische Studien zeigen vielversprechende Ergebnisse, etwa eine Verminderung der Tumorgröße und eine verbesserte Lebensqualität.

Neben seiner antiparasitären und antiviralen Wirkung moduliert der Einjährige Beifuß das Immunsystem sanft, balanciert überschießende Reaktionen aus und unterstützt so eine harmonische Immunabwehr. Insgesamt ist *Artemisia annua* ein antiviral und antiparasitär wirksamer und immunmodulierender Helfer, der schützt, reguliert und stärkt, ohne zu überreizen.

Diese Heilpflanze ist eine echte Meisterin der Naturmedizin – wissenschaftlich bestätigt, medizinisch teilweise anerkannt und seit Jahrtausenden bewährt.

Verwendung: Tee, Essenz, Fertigpräparate, Gemmomazerat, Ölauszug für äußere Anwendungen – besonders Artemisinin ist vor allem fettlöslich. Kalten Zubereitungen den Vorzug geben, da Artemisinin hitzeempfindlich ist

Vorsicht: nicht in der Schwangerschaft und Stillzeit, da alle Artemisien den Inhaltsstoff Thujon in sich bergen. Wechselwirkungen mit Medikamenten möglich

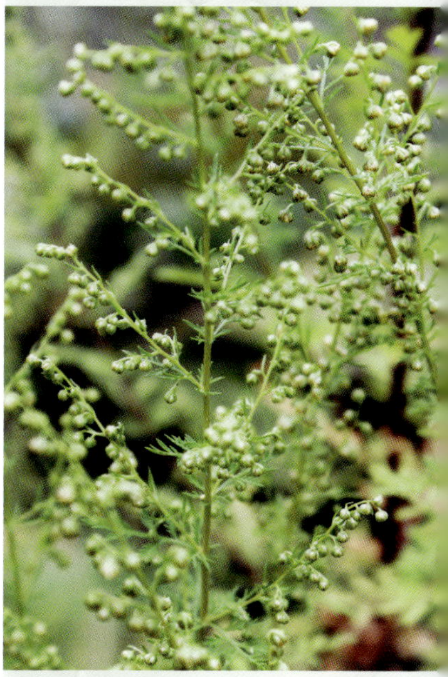

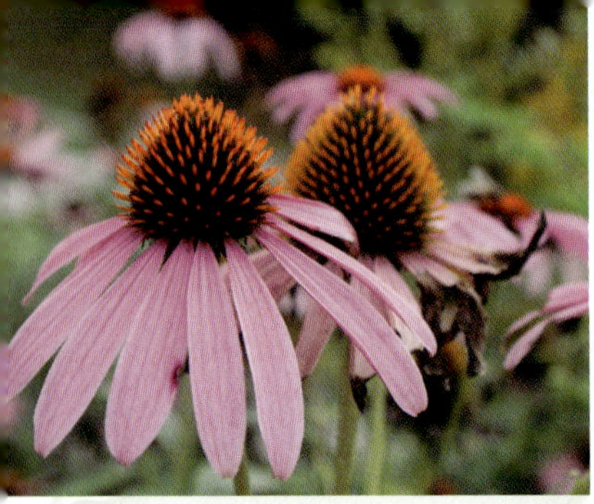

Wissenschaftlich:
Echinacea ssp.
Korbblütler / *Asteraceae*

Verwendete Pflanzenteile: die ganze Pflanze

Inhaltsstoffe: ätherische Öle, Echinacin, Bitterstoffe, Phytosterine, Inulin, Polysaccharide, Alkylamide, Kaffeesäurederivate, Harze

Anwendungsgebiete: stärkt das Immunsystem, unterstützend bei Infekten der oberen Atemwege, fördert die Wundheilung, entzündungshemmend, antiviral, antibakteriell

Verwendung: Essenzen, Salben

Vorsicht: Getrocknetes Kraut nur sehr beschränkt wirksam, Vorsicht bei Autoimmunerkrankungen

SONNENHUT

Die aktivierende Nordamerikanerin

Echinacea, die wilde Schönheit Nordamerikas, ist weithin bekannt als Immunstärker – sei es aus Erzählungen oder Traditionen der Ureinwohner, die sie gegen Schlangenbisse nutzten und zur Förderung der Wundheilung sowie bei Infektionen.

Echinacea leitet sich vom griechischen Wort *echinos – Igel* oder *Seeigel* ab. Es beschreibt den stacheligen, igelähnlichen Blütenboden in der Mitte der Pflanze, der an ein leuchtendes, wehrhaftes Sonnenrad erinnert. Der Name verweist also auf Schutz, Wehrhaftigkeit und Lebenskraft.

Purpurea bedeutet *purpurn*, eine Farbe, die seit jeher mit Heiligkeit, Blut, Heilung und spiritueller Kraft assoziiert wird. In der alten Symbolik steht Purpur zwischen Rot (Leben, Feuer) und Blau (Geist, Himmel) – also für die Verbindung von Körper und Seele, von Erde und Licht. In den Legenden der nordamerikanischen Prärien, wo Echinacea purpurea heimisch ist, galt sie den indigenen Völkern – besonders den Lakota, Cheyenne und Omaha – als *Sonnenpflanze des Schutzes*. Sie wurde nicht nur als Heilmittel, sondern auch als spirituelle Kraftpflanze verwendet: Man rieb ihre Wurzel auf die Haut vor der Jagd oder vor Initiationsritualen, um Furcht zu vertreiben und die Lebenskraft der Sonne in sich zu tragen.

Die Blüte selbst galt als Auge des Großen Geistes, das im Hochsommer über die Steppe wacht. Ihre Stacheln symbolisierten die Abwehr böser Geister und Krankheiten, während die purpurne Farbe die Heilung durch Opfer und Erneuerung verkörperte.

Später, in der europäischen Deutung, verschmolz sie mit dem Archetyp der solaren Heilerin – eine irdische Entsprechung von Helios' Strahlenkrone, die den Menschen lehrt, wie man Licht in sich selbst bewahrt, wenn das Jahr sich neigt.

Ihr Wirkspektrum auf körperlicher Ebene ist heute wissenschaftlich bestätigt mit ihrer antiviralen, antibakteriellen und entzündungshemmenden Wirkung, wodurch das Risiko von Infekten um über 50 % gesenkt werden kann.

Weltweit gibt es rund 40 Sonnenhut-Arten, wobei der Rote und der Schmalblättrige bei uns am bekanntesten sind. Die Kraft steckt je nach Pflanzenteil in variierenden Inhaltsstoffmengen, doch am effektivsten für die Immunstärkung eignen sich die frischen Blütenköpfe in voller Blüte – wenn sie sich von einem flachen Köpfchen zum wehrhaften, stacheligen Igel aufrichten.

Der Wirkmechanismus basiert vor allem auf Alkylamid-Metaboliten, die durch Leberenzyme oxidiert werden. Diese wirken vielseitig: Sie blockieren entzündliche Botenstoffe und verstärken so die Immunantwort. Zusätzlich entfalten die Inhaltsstoffe antibakterielle, keimhemmende, antivirale und wundheilungsfördernde Wirkungen, insbesondere bei äußerlicher Anwendung. Das Geheimnis liegt in den Alkylamiden, ätherischem Öl, Cichoriensäure, Kaffeesäurederivaten und weiteren wertvollen Stoffen, die in der frischen Pflanze nahezu vollständig vorhanden sind. Getrocknete Blüten sind zwar hübsch, doch in der Wirkung deutlich schwächer.

Echinacea bietet vielfältige Zubereitungsformen – etwa Presssäfte oder alkoholische Essenzen aus der frischen Pflanze –, die besonders wirksam gegen unkomplizierte virale Atemwegsinfekte sind und Dauer sowie Schwere von Erkältungen merklich reduzieren können.

Insgesamt entfaltet Sonnenhut seine rundum stärkende und balancierende Kraft dort, wo unser Immunsystem sie am meisten braucht. In der harmonisch geschwungenen Form der Blüten verbindet sich traditionelles Wissen mit moderner Forschung und es vermittelt die vielfältigen Facetten der Heilpflanze.

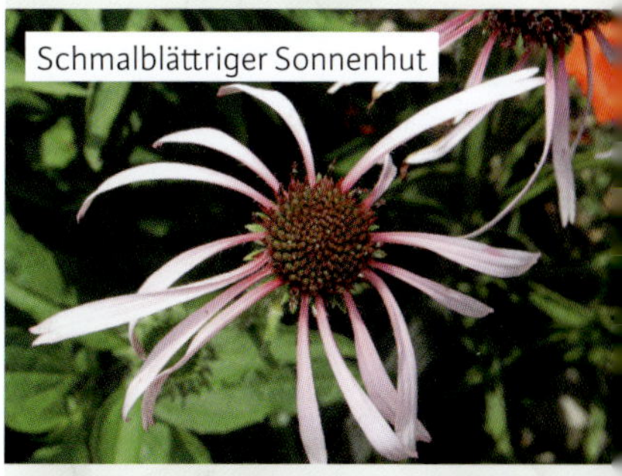
Schmalblättriger Sonnenhut

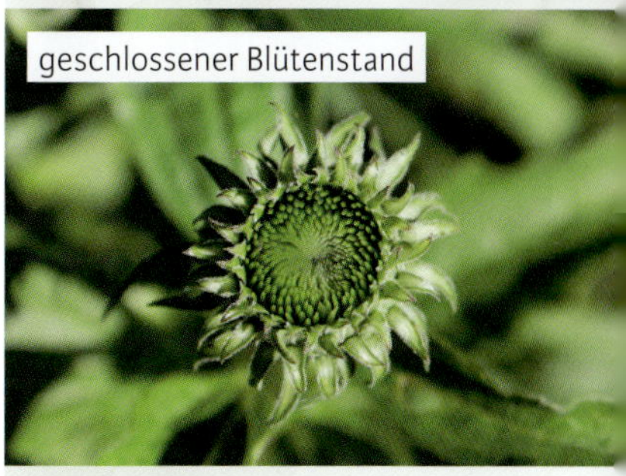
geschlossener Blütenstand

Vorsicht ist bei Autoimmunerkrankungen geboten: Da Sonnenhut die Immunzellen anregt und weiße Blutkörperchen fördert, kann er das bereits überaktive Immunsystem weiter stimulieren.

Für alle anderen, die unter Stress oder Schlafmangel leiden, ist *Echinacea* ein idealer Begleiter – auch bei Grippe, Herpes- und Coronaviren. Wichtig ist die richtige Dosierung, denn zu viel kann Fieber auslösen. Empfehlenswert sind kurmäßige Einnahmen im Frühling und Herbst, mit Pausen dazwischen.

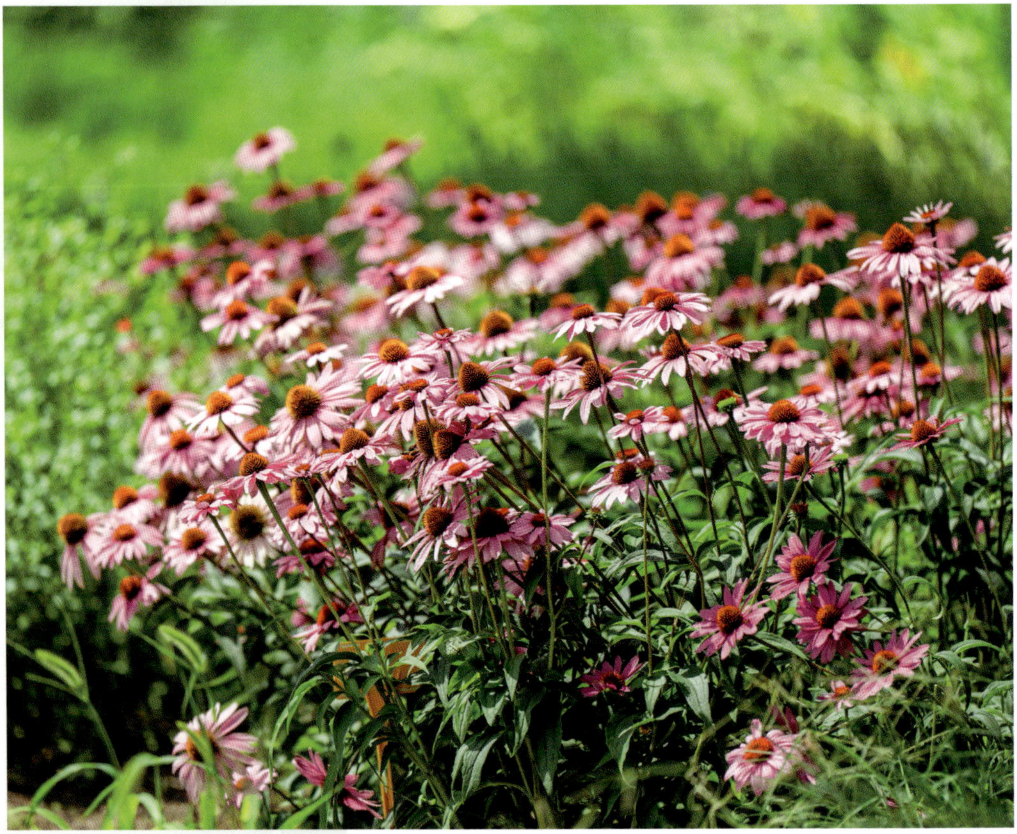

ZITRONENMELISSE

Seelenbalsam für die Virenfront

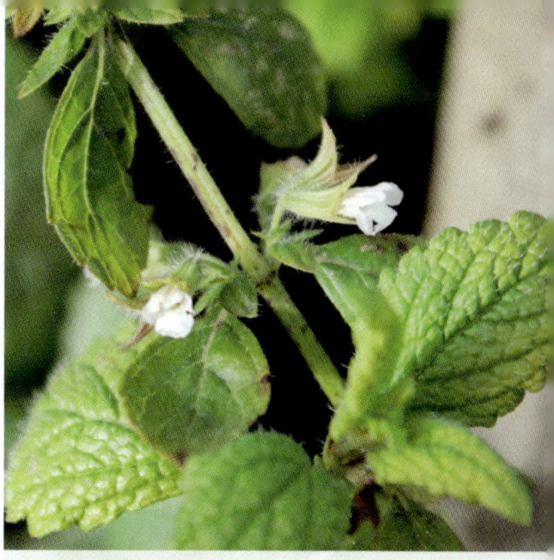

Zitronenmelisse ist ein Multitalent, insbesondere rund um Herpesviren und nervliche Belastungen. Die ideale Pflanze für die heutige Zeit! Fast jeder Garten beherbergt dieses aromatische Kraut, das nicht nur durch seinen zitronigen Duft verführt, sondern auch unser Gemüt ins Gleichgewicht bringt, den Magen beruhigt und bei Stress als natürlicher Schutzschild agiert.

Melissa stammt aus dem Altgriechischen *mélissa – Biene*. Der Name verweist auf die uralte Verbindung der Pflanze zu den Bienen. *Officinalis* bedeutet *in den Offizinen verwendet* – also in den Apotheken und Klosterlaboren der Heilkunde. Dieser Gattungsname wurde jenen Pflanzen verliehen, die als bewährte Heilmittel galten.

In der griechischen Mythologie ist *Melissa* der Name einer Nymphe, die das göttliche Kind Zeus mit Honig nährte. Als Dank verwandelte Zeus sie in eine Biene, damit sie ewig zwischen Himmel und Erde wandeln könne – Trägerin des goldenen Glücks der Götter. Aus dieser Legende entstand der Glaube, dass die Melisse den Geist der Bienen in sich trägt: ein Wesen von Reinheit, Licht und zarter Ordnung. Deshalb ist sie die *Pflanze der Sanftmut*, Symbol der Seele, die sich in süßem Duft auflöst, ohne zu brennen.

In der mittelalterlichen Alchemie ist sie Pflanze des Mondes und der Venus – als Vermittlerin zwischen Herz und Geist, Blut und Atem. In volkstümlicher Überlieferung heißt es, wo Melisse wachse, fliehen die Schatten und Bienen finden nach Hause.

Zitronenmelisse wurde von Plinius dem Älteren im 1. Jahrhundert n. Chr. gegen hypochondrische und hysterische

Wissenschaftlich:
Melissa officinalis
Lippenblütler / *Lamiaceae*

Verwendete Pflanzenteile:
Blätter vor der Blüte

Inhaltsstoffe: ätherische Öle, Phenolcarbonsäuren wie die Rosmarinsäure, Flavonoide, Bitterstoffe, Harze

Anwendungsgebiete: Herpes, Gürtelrose, stressbedingte Beschwerden, beruhigend zum Einschlafen, Angstzustände und leichte Depressionen, fördert den Gallenfluss, bei krampfartigen Magen-Darm-Beschwerden

Verwendung: Tee, Essenz, Heilwein, Lippenpflege, Schüttellotion, Badezusätze

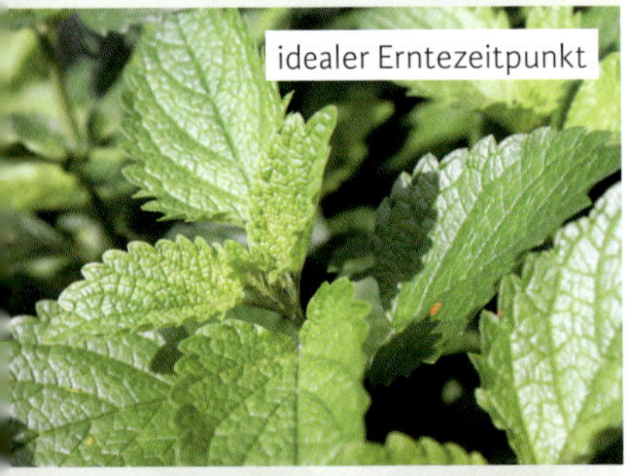
idealer Erntezeitpunkt

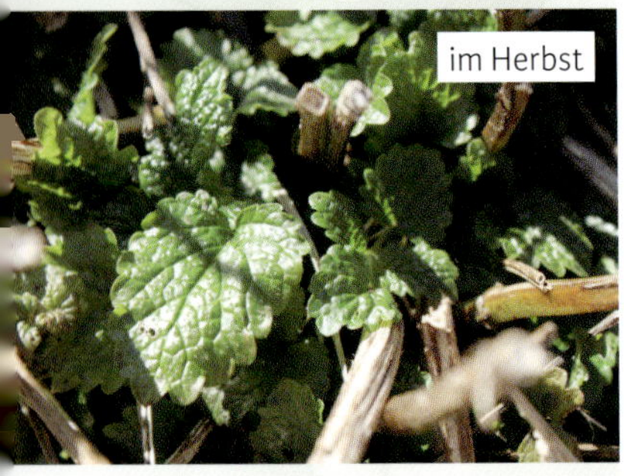
im Herbst

Beschwerden empfohlen. Typisch sind die beruhigenden und entspannenden Effekte der ätherischen Öle, die bei Unruhe und Schlafproblemen helfen und speziell auch den nervösen Magen stabilisieren. Besonders erwähnenswert ist die antivirale Kraft der Zitronenmelisse: Die enthaltene Rosmarinsäure verhindert, dass Viren – zum Beispiel Herpesviren – sich an gesunde Zellen anheften können. So ist *Melissa officinalis* bei akuten Lippenbläschen oder den ersten Herpes-Anzeichen die Pflanze der Wahl.

Wer keinen Garten hat, profitiert von einem Töpfchen Zitronenmelisse auf dem Fensterbrett: Sie ist pflegeleicht und direkt nutzbar. Bei ersten Herpes-Symptomen reicht es, ein frisches Blatt abzuzupfen, zwischen den Fingern zu zerreiben und auf die betroffene Stelle zu legen. Für Tee sollte unbedingt vor der Blüte geerntet werden, da sich nach der Blüte die Zusammensetzung und Wirkung der Inhaltsstoffe verändern. Der erste Schnitt ist am gehaltvollsten, weitere Ernten sind heilsam, aber mit reduzierter Kraft.

Das ätherische Öl der Zitronenmelisse ist besonders flüchtig. Aus diesem Grund wird in Frankreich teils direkt auf dem Feld destilliert, denn für 1 Liter sind vier bis 8 Tonnen Blätter nötig. Wegen der geringen Ausbeute werden billige Öle oft mit Lemongras oder Citronella gestreckt.

Bei schmerzhafter Gürtelrose (Herpes Zoster) kann ein kräftiger Melissentee im Anfangsstadium als Umschlag verwendet werden. Auch als Heilwein nach Hildegard von Bingen ist Zitronenmelisse bewährt. Hildegard von Bingen hat in ihren Rezepturen die Zutaten aufgekocht. Die Haltbarkeit ist sicher ein Grund dafür. Ein Kaltansatz funktioniert auch – ist dann aber kürzer haltbar. Dank der kalten Zubereitung bleiben vor allem die Wirkstoffe im Honig erhalten.

Herpes-Ausbrüche werden oft mit den Emotionen Wut, Frustration und Ekel in Verbindung gebracht. Die Melisse hilft, diese Gefühle zu erkennen und zu transformieren, damit sich keine *giftigen* Reaktionen zwischen Haut und Nervensystem festsetzen. Die Symptome sind also nicht nur körperlich, sondern erzählen auch von seelischem Schmerz, der durch das duftende, besänftigende Kraut ins Gleichgewicht gebracht werden kann.

In Bezug auf Autoimmunerkrankungen ist Zitronenmelisse potenziell interessant, vor allem durch die entzündungshemmende Rosmarinsäure, die antioxidativen Flavonoide und die nervenberuhigenden ätherischen Öle.

Es gibt außer der Zitronenmelisse ein paar effektive Pflanzen, die bei Herpes unterstützen können. Das sind außer der Braunwurz (*Scrophularia nodosa*) auch die Braunelle (*Prunella vulgaris*) und der Stinkende Storchschnabel (*Geranium robertianum*).

Alle drei Pflanzen zeigen antivirale, entzündungshemmende und wundheilende Eigenschaften, was zur Behandlung von Lippenbläschen besonders günstig ist. Die enthaltenen Gerbstoffe lindern den Juckreiz. Deshalb verwende ich sie als alkoholische Essenzen und verstärke damit die Wirkung der Zitronenmelisse.

Melissenwein

Zutaten:

- 1 Flasche Bio-Weißwein
- 15 g getrocknete Melissenblätter
- 3 Esslöffel Honig

Zubereitung:

Alle Zutaten in ein großes Glas füllen, verschließen und 10 Tage ziehen lassen. Das Glas täglich schütteln oder schwenken.

Danach abseihen und bei Bedarf abends ein Likörglas genießen, besonders bei Schlafstörungen und nervöser Unruhe.

Haltbarkeit ca. 2 Wochen.

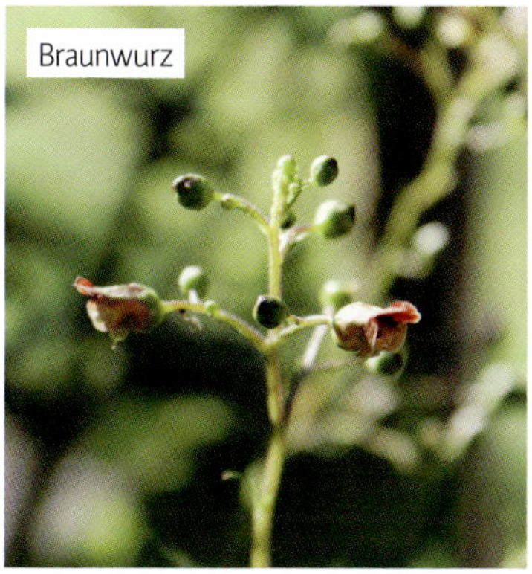
Braunwurz

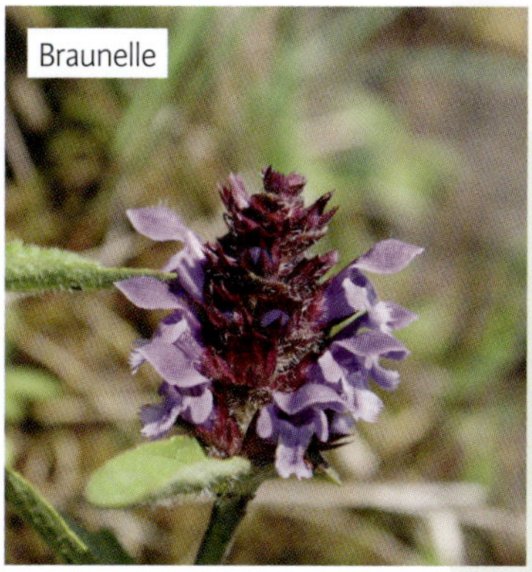
Braunelle

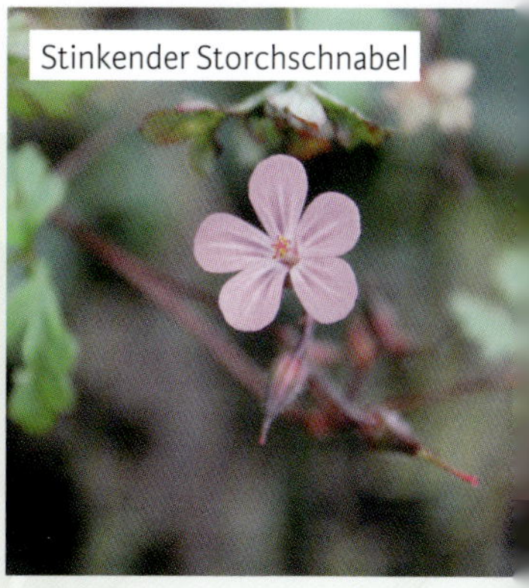
Stinkender Storchschnabel

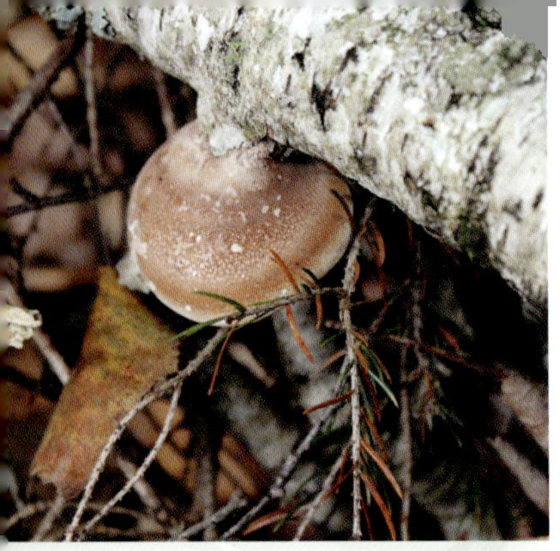

Wissenschaftlich:
Fomitopsis betulina
früher *Piptoporus betulinus*
Baumschwammverwandte / *Fomitopsidaceae*

Verwendete Pflanzenteile:
Fruchtkörper

Inhaltsstoffe: Betulinsäure mit entzündungshemmender und hautschützender Wirkung (wird vom Pilz aus der Birkenrinde entnommen), Polysaccharide unterstützen das Immunsystem und stärken die Abwehr, Piptamin als natürliches Antibiotikum mit antibakterieller Wirkung, Vitamine B, C und E für die Zellgesundheit, Eisen, Kupfer, Selen, Kalium, Phosphor; Polyphenole und Agaricinsäure neutralisieren freie Radikale und reduzieren Entzündungen

BITTERE VITALPILZE

BIRKENPORLING

Schatz vom Totholz

Ihn zu finden, war für mich wie ein Lottosechser! Dieser spannende Vitalpilz wächst ausschließlich auf Birken und erfolgreich bin ich bei Totholz oder massiv geschwächten Bäumen geworden. Sein hellbrauner bis weißlich-beiger Fruchtkörper mit glatter Oberfläche und feiner Porenunterseite wächst einzeln oder in Gruppen. Die optimale Erntezeit liegt im Spätsommer bis Herbst, wenn die Fruchtkörper fest und ausgereift sind. Frische, unversehrte Pilze bewahren die heilkräftigen Eigenschaften am besten.

Der Birkenporling bildet einjährige Fruchtkörper, die im Folgejahr neu gebildet werden. Mit seiner lederartigen Konsistenz könnte er mit anderen Porlingen wie dem Zunderschwamm oder einem Lackporling verwechselt werden, unterscheidet sich jedoch durch seine bedeutend hellere Farbe, sein ausschließliches Wachstum auf Birken und seine angenehm weiche Struktur.

Fomitopsis setzt sich aus dem lateinisch-griechischen Wort *fomes – Zunder, Brennmaterial* und *opsis – ähnlich, Gestalt von* zusammen. Der Name bedeutet also sinngemäß *zunderähnlich geformt* – ein direkter Hinweis auf seine historische Verwendung als Zunderschwamm.

Betulina leitet sich vom lateinischen *betula – Birke* ab und bezeichnet seine enge Bindung an diese Baumart.

In der Mythologie des Nordens ist die Birke ein heiliger Baum des Neubeginns und der Reinigung, Symbol der weißen Göttin, der Frühlingskraft und des Erwachens. Der Birkenporling, der untrennbar mit ihr verbunden ist, wurde in alten Überlieferungen als Hüter verstanden – der Pilz, der die Lebenskraft des Baumes nach dessen Tod bewahrt. Er erscheint, wenn die Birke stirbt, wenn ihr Holz zu Erde wird: ein Symbol der Wandlung.

Bei den nordischen Völkern gilt er als *Pilz des Ahnenfeuers*. Man trug getrocknete Stücke davon als Amulett gegen böse Geister und Fieber, weil man glaubte, er enthalte das reinigende Feuer der Birke selbst. In der Schamanentradition Sibiriens ist er dem Nordwind und dem Geist der Reinheit geweiht – jener Kraft, die alles Alte verbrennt, um Platz für Neues zu schaffen. Er wurde im Gepäck des Ötzi, des Mannes aus dem Eis, gefunden – vermutlich als Heilmittel und Feuerträger.

Der Birkenporling ist für sein immunmodulierendes und antivirales Potenzial bekannt. Seine Inhaltsstoffe aktivieren Immunzellen und natürliche Killerzellen, während antioxidative Stoffe Zellschäden mindern.

Seine Inhaltsstoffe hängen eng mit seiner Wirtspflanze zusammen: Würde er auf einem anderen Baum wachsen, wäre auch sein Wirkstoffspektrum ein anderes – tatsächlich wächst er jedoch ausschließlich auf Birken.

Der Birkenporling enthält wertvolle bioaktive Substanzen. Diese unterstützen das Immunsystem, wirken entzündungshemmend und können Magen und Darm in ihrer natürlichen Funktion stärken. In der Volksmedizin wird der Pilz seit Jahrhunderten gegen Magenbeschwerden, Parasiten und Infektionen eingesetzt. Seine Polysaccharide aktivieren Abwehrzellen, während die aus der Birkenrinde stammenden Stoffe Betulin und Betulinsäure zellschützend wirken.

In Osteuropa, vor allem in Russland und Tschechien, wird der Birkenporling traditionell begleitend zur Krebstherapie

Anwendungsgebiete: Antibiotikum, Zellgesundheit, Entzündungen

Verwendung: Essenzen, Tee, Tinktur, Fertigarznei, äußerlich für die Hautpflege

Vorsicht: Pilzallergien, Wechselwirkung mit Medikamenten möglich, auf Qualität beim Einkauf achten!

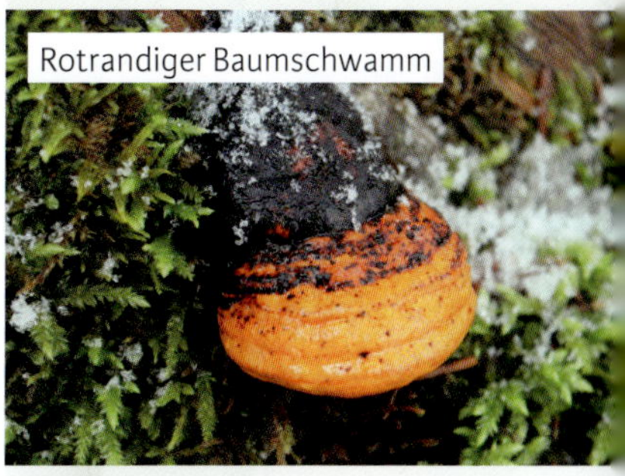
Rotrandiger Baumschwamm

Zusammengefasst ist der Birkenporling ein kraftvoller und ausgewogen wirkender Heilpilz. Durch seine immunmodulierenden, antiviralen und entzündungshemmenden Eigenschaften ist er etwas ganz Besonderes! Seine reichhaltigen Nährstoffe für die natürliche Abwehr und Vitalität unterstützen effektiv und besonders vielseitig.

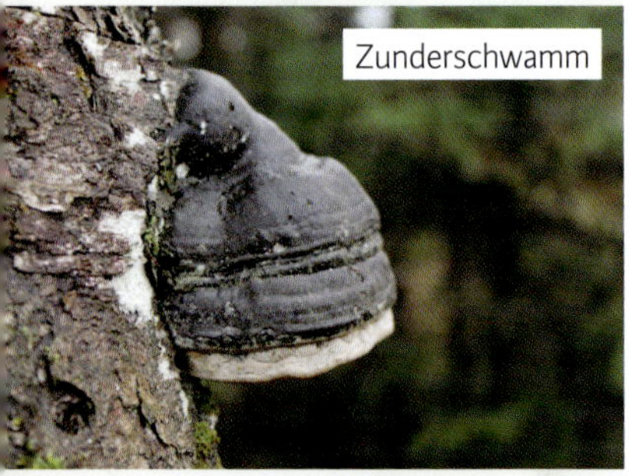

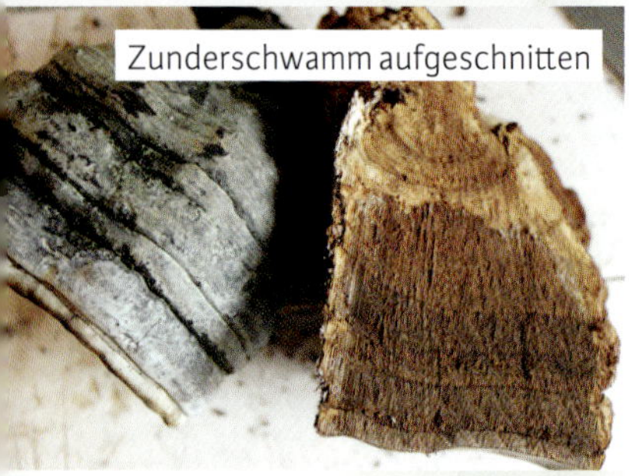

verwendet, insbesondere bei Tumoren des Magen-Darm-Trakts. Laborstudien zeigen, dass Extrakte das Wachstum bestimmter Krebszellen hemmen können, ohne gesunde Zellen stark zu beeinträchtigen – klinische Studien am Menschen stehen jedoch noch aus.

Bei längerfristiger Einnahme sollte nach drei bis vier Wochen eine Pause eingelegt werden, um den Körper zu entlasten und die Wirkung zu erhalten.

Nachdem dieser Vitalpilz wasser- und auch fettlösliche Inhaltsstoffe in sich birgt, verwende ich ihn in der Körperpflege! Wer schon einmal einen Tee aus dem Birkenporling gekostet hat, weiß, welch feine Bitterstoffe in ihm stecken. Auch auf unserer Haut haben wir Bitterstoffrezeptoren, die es lieben, aktiviert zu werden. Dadurch können wir die Hautbarriere stärken, zur Regeneration anregen und Entzündungen mildern. So bleibt sie stoffwechselaktiv und widerstandsfähig.

Schüttellotionen sind wässrige und ölhaltige Substanzen in einer Flasche. Erst kurz vor dem Einsatz wird die Flasche geschüttelt und so alle Komponenten miteinander gut vermischt, um sie dann auf die Haut aufzutragen. Nach recht kurzer Zeit trennen sich die Inhaltsstoffe wieder. Daher der Name Schüttellotion. Wenn einmal alle Zutaten bereitstehen, geht es auch ganz flott! Bis dahin ist einfach etwas Geduld gefragt.

Vitalpilz-Schüttellotion

Zutaten:

- Ölansatz und alkoholische Essenz vom Birkenporling
- Hydrolat oder kräftiger Tee von Ringelblume, Kamille oder Lavendel
- 15–20 Tropfen ätherisches Lavendelöl
- 2 Braunglasfläschchen (1 als Reserve) und Sprühaufsatz mit 50 ml Fassungsvermögen

Zubereitung:

1. Ölauszug zubereiten – 1 gehäuften EL getrockneten und zerkleinerten Birkenporling mit 50 g Olivenöl oder Mandelöl ansetzen, mit einem Tuch zudecken und für einen Monat an einem hellen Ort ziehen lassen. Für eine schnellere Verwendung kannst du auch einen leichten Warmauszug machen – siehe Grundrezepte Ölauszug.

2. Alkoholische Essenz bzw. Tinktur zubereiten – 1 gehäuften EL getrockneten oder frischen Birkenporling in ein Glas geben und mit so viel 50 %igem Alkohol übergießen, bis alles gut bedeckt ist. Mit einem Deckel verschließen, täglich schwenken und für einen Monat im Schatten stehen lassen. Die Inhaltsstoffe bleiben mehrere Jahre aktiv.

3. Hydrolat oder Tee herstellen – Falls dir keine Destille für die Herstellung eines Hydrolats zur Verfügung steht, mache einen intensiven, kurz gezogenen Tee von Ringelblume, Lavendel oder Kamille. Alle drei Pflanzen wirken hautpflegend und passen wunderbar zum Vitalpilz!

Mischverhältnis 50 % Ölansatz, 45 % Hydrolat bzw. Tee und 5 % alkoholische Essenz. Dazu ein paar Tropfen ätherisches Lavendelöl. Ich fülle die Fläschchen bis zur Hälfte mit dem Ölauszug, die andere Hälfte mit dem Hydrolat bzw. Tee, gebe wenige Milliliter von der alkoholischen Essenz dazu und ätherisches Öl nach Vorlieb. Sprühaufsatz drauf. Mit Inhaltsstoffen und Datum beschriften. Fertig! Bei empfindlicher Haut zuerst einen kleinflächigen Test durchführen.

Mit solchen Zubereitungen bekommst du alle wertvollen Wirkstoffe in eine Flasche und kannst sie für die tägliche Hautpflege verwenden.

Die Haltbarkeit beträgt ca. 1 bis 2 Monate.

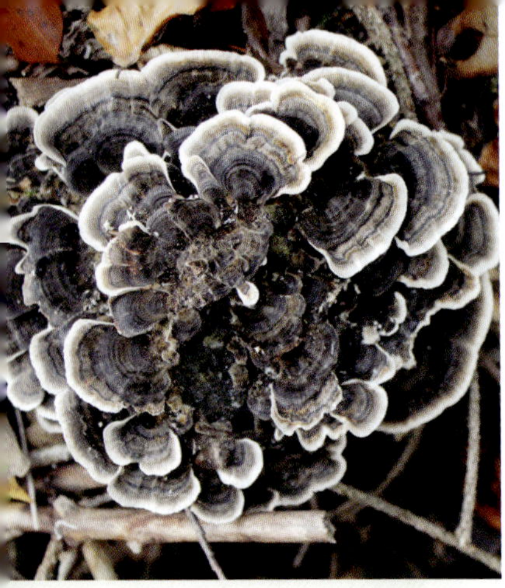

SCHMETTERLINGSTRAMETE

Die farbenfrohe Wunderwaffe

Wissenschaftlich:
Trametes versicolor
Stielporlingsverwandte / *Polyporaceae*

Verwendete Pflanzenteile:
Fruchtkörper

Inhaltsstoffe: Polysaccharide mit immunmodulierender und antiviraler Wirkung, Ergosterol für den Stoffwechsel, Triterpene mit entzündungshemmender und möglicherweise antitumoraler Eigenschaft, Proteine und Peptide für die Immunregulation, Aminosäuren, Vitamine des B-Komplexes (B1, B2, B3, B5) sowie Vitamin D, Kalzium, Phosphor, Natrium, Kalium, Eisen, Zink, Kupfer, Mangan und Selen

Die Schmetterlingstramete ist ein echter Hingucker im Pilzreich und leicht zu identifizieren: Ihre Fruchtkörper sind flach und dünn, meist zwischen 1 und 3 Millimetern stark, und formen elegante konsolen- bis rosettenförmige Hüte. Diese sind meist 2 bis 8 Zentimeter breit, können aber auch bis zu 12 Zentimeter erreichen. Die samtige, teils fein behaarte Hutoberfläche begeistert mit einem auffälligen Farbenspiel: von hellem bis tiefem Braun, über Olivgrün, Blau, Rot, Grau, Weiß bis Schwarz – oft verschmelzen mehrere dieser Farben harmonisch in einem einzigen Fruchtkörper.

Der Rand der Hüte ist dünn, wellig und scharf abgegrenzt, während die Unterseite in weiß- bis cremefarbenen Tönen erstrahlt und mit feinen, rundlichen Poren überzogen ist, die nur unter der Lupe sichtbar werden. Traditionell wachsen diese Pilze dachziegelartig in großen Gruppen auf totem Laubholz und Stämmen. Die Textur fühlt sich lederartig-zäh an, das Fleisch ist weißlich und dünn. In der Regel bildet dieser Vitalpilz einjährige Fruchtkörper, die jedoch über den Winter hinweg erhalten bleiben können.

Die ideale Erntezeit für die Schmetterlingstramete erstreckt sich vom Spätsommer bis ins Frühjahr, doch frische und unversehrte Fruchtkörper sind das ganze Jahr über zu finden und sollten für eine effektive Anwendung bevorzugt werden. Sie ist ein sogenannter Weißfäulepilz, der bevorzugt auf abgestorbenen Laubbäumen zu finden ist. Auch als Truthahnschwanzpilz betitelt, spielt sie eine bedeutende Rolle als Heilpilz – vor allem in der TCM – und gewinnt auch bei uns immer mehr Anerkennung.

Trametes stammt aus dem Griechischen *tráma* – dünn, flach und *métos* – Körper, Glied – also sinngemäß *die Dünngliedrige* oder *die zart Schichtige*. *Versicolor* bedeutet *bunt, vielfarbig*. In der asiatischen Pilzmythologie (vor allem in China und Japan) gilt sie als Pilz der Transformation. Ihre wechselnden Farben werden als Stufen des Lebens gedeutet – Geburt, Wachstum, Alter und Rückkehr. In taoistischer Symbolik steht sie für das *Atemmuster des Waldes*: jenes zyklische Aufleuchten und Vergehen, das Yin und Yang im Holz verkörpern.

In Japan wird sie auch als *Kawaratake – Pilz am Flussufer* – bezeichnet. Der Fluss gilt dort als Grenze zwischen Leben und Tod, und so wurde der Pilz zum Wächter der Übergänge, zu einem stillen Geist, der das Alte in das Neue überführt. In der modernen Naturmystik wird die Schmetterlingstramete mit der Metamorphose des Schmetterlings verbunden – jenem Wesen, das aus dem Dunkel der Verwesung als farbiges Lichtwesen emporsteigt. Der Pilz verwandelt totes Holz, wie die Raupe sich in den Falter wandelt: Zersetzung als Schöpfung.

Trametes versicolor kann als die Hüterin des Übergangs gesehen werden. Als die Alchimistin des Waldes, welche das Ende in einen Anfang verwandelt.

Die Schmetterlingstramete entfaltet auf körperlicher Ebene eine immunmodulierende Wirkung, die das Immunsystem nicht einfach nur stimuliert, sondern fein reguliert. Sie unterstützt das Immunsystem dabei, sein Gleichgewicht zu finden: Sie steigert gezielt die Aktivität von T-Zellen, Makrophagen und natürlichen Killerzellen. Dieser Balanceakt macht sie besonders wertvoll, da sie das Immunsystem stärkt, ohne es zu überfordern.

Verantwortlich für die vielfältigen Wirkungen der Schmetterlingstramete sind vor allem ihre Polysaccharide PSK und PSP. Diese bioaktiven Stoffe unterstützen das Immunsystem, wirken antioxidativ und helfen, Entzündungen zu regulieren. In der Krebstherapie werden Extrakte der Schmetterlingstramete – insbesondere PSK – in Asien seit

Anwendungsgebiete: immunmodulierend, begleitend in der Krebstherapie, unterstützt die Darmflora, bei erhöhter Infektanfäligkeit, leberunterstützend, Zellschutz, bei Erschöpfung und in der Rekonvaleszenz

Verwendung: Tee, Tinktur, Fertigarznei

Vorsicht: Pilzallergien, Wechselwirkung mit Medikamenten möglich, auf Qualität beim Einkauf achten!

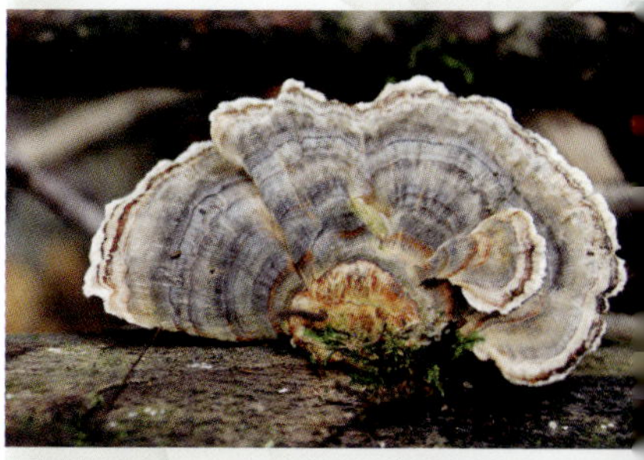

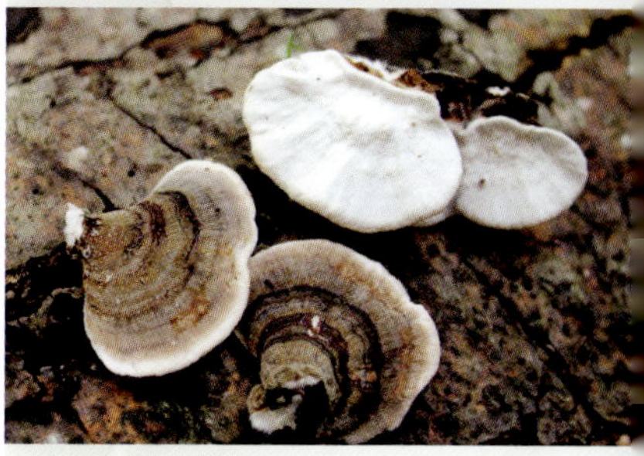

Die Schmetterlingstramete ist ein kraftvoller, immunbalancierender und vielseitiger Heilpilz, dessen Wirkstoffvielfalt ihn zu einem wertvollen Begleiter in der Gesundheitsförderung macht. Vor allem finden wir ihn auch auf abgestorbenen Birken und Buchen!

Jahrzehnten als begleitende Maßnahme eingesetzt, um die körpereigene Abwehr zu stärken und Nebenwirkungen der Therapie zu mildern.

Studien deuten außerdem auf antivirale und leberschützende Effekte hin, etwa bei Herpes-, Hepatitis- oder Grippeviren, doch diese Ergebnisse stammen überwiegend aus Labor- und Tierstudien. Durch diese Kombination aus immunmodulierenden, entzündungshemmenden und antioxidativen Eigenschaften zählt die Schmetterlingstramete zu den wertvollsten Vitalpilzen der modernen Mykotherapie.

Für die Anwendung sind frische, getrocknete Fruchtkörper oder Extrakte gebräuchlich. Die Schmetterlingstramete gilt allgemein als sicher, Nebenwirkungen sind selten und treten meist nur bei hoher Dosierung oder allergischen Reaktionen auf. Eine ärztliche Beratung ist ratsam, vor allem bei chronischen Erkrankungen oder bestehenden Therapien, um mögliche Wechselwirkungen auszuschließen.

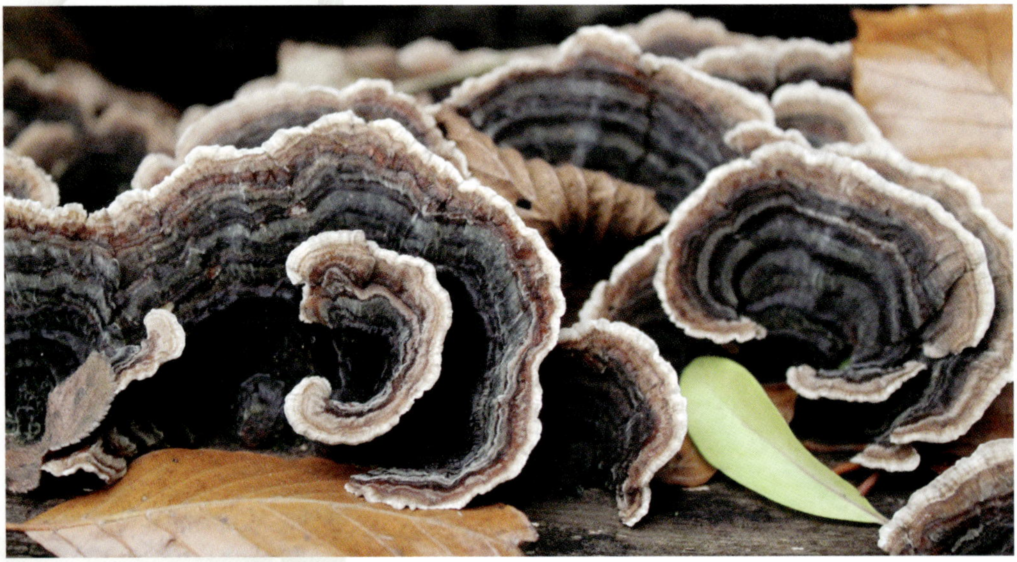

GEMMOMAZERAT DER SCHWARZEN JOHANNISBEERE

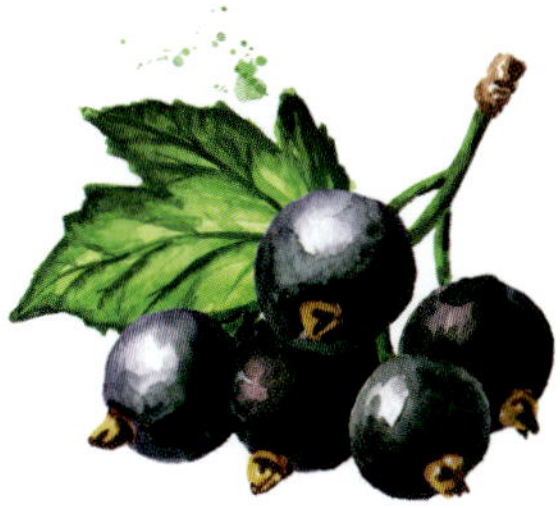

Ein bitterer Schutzschild

Ich war die letzten Monate viel mit den Öffis unterwegs. Keine Bus- oder Zugfahrt ohne kranke Menschen an Bord. Alle Pflanzen und Themen aus diesem Buch sind unglaublich wichtig für mich. Absolut unverzichtbar und immer in der Handtasche dabei ist das Gemmomazerat der Schwarzen Johannisbeere. Wenn ich für den Rest meines Lebens nur noch ein Produkt zur Hand hätte, dann wäre das unter den Top 3 der finalen Auswahl! Ohne meine** „Geheimwaffe" **im Zerstäuber wäre ich wie alle anderen, den Viren schutzlos ausgeliefert, vermutlich paranoid geworden.

Gemmomazerate sind je nach Rezeptur Kombinationen aus Knospen von Bäumen und Sträuchern, pflanzlichem Glycerin, Alkohol und optional Wasser. Das ist die Grundlage, um die Wirkstoffe zu extrahieren. In einer Knospe steckt ein unheimliches Potenzial. Die Gemmotherapie ist noch gar nicht so bekannt. Es wird Zeit, das zu ändern. Der Begründer war der belgische Arzt Dr. Pol Henry. Seine ersten Versuche hat er mit der Moorbirke gemacht und festgestellt, dass sich die Leber mit dem Mittel auf Zellebene nach Schäden von Medikamenten oder Infekten wieder regenerieren kann.

Die Knospen der Schwarzen Johannisbeere lassen mit ihrem Potenzial viele hinter sich und wirken fast wie ein Universalmittel. Sie kann regulierend auf Hormon- und Immunsystem einwirken und hat eine cortisonähnliche Wirkung. Das bedeutet, dass sie überschießende Reaktionen des Immunsystems dezimiert. Dementsprechend wirkt sie entzündungshemmend und wird auch gezielt bei allergischen Reaktionen wie Heuschnupfen eingesetzt. Besonders zu Ansteckungszeiten greift das Mittel regulierend über die Schleimhäute auf das Immunsystem ein. So kann es mir egal sein, wie viele Leute auf kleinstem Raum um mich herum husten oder niesen.

Als tiefgreifendes Entgiftungsmittel ist das Gemmomazerat der Schwarzen Johannisbeere einfach Gold wert. Es unterstützt den ganzen Stoffwechsel und regt die Ausleitung und Entgiftung von Endprodukten über die Niere und die Haut an. Wie gesagt: für mich unverzichtbar, aber nur, wenn ich es wirklich brauche und nicht als Dauerzustand! Die Anleitung dazu findest du bei den Grundrezepten der Hausapotheke.

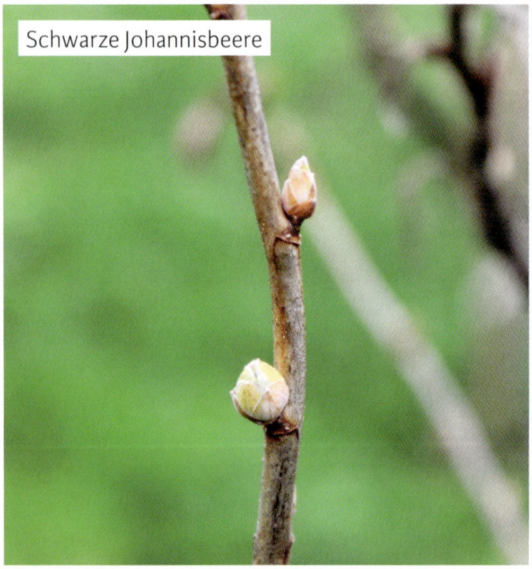
Schwarze Johannisbeere

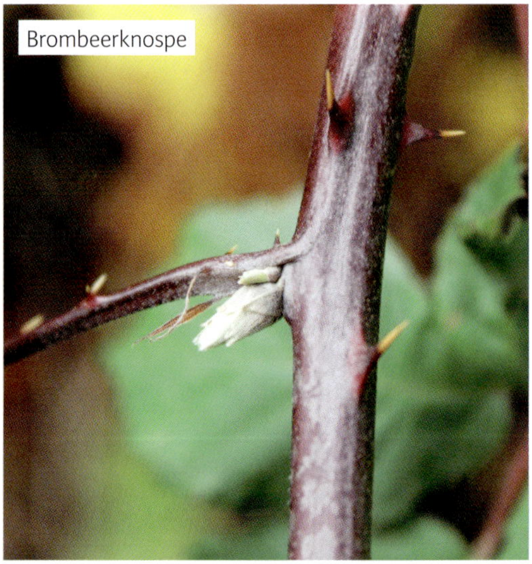
Brombeerknospe

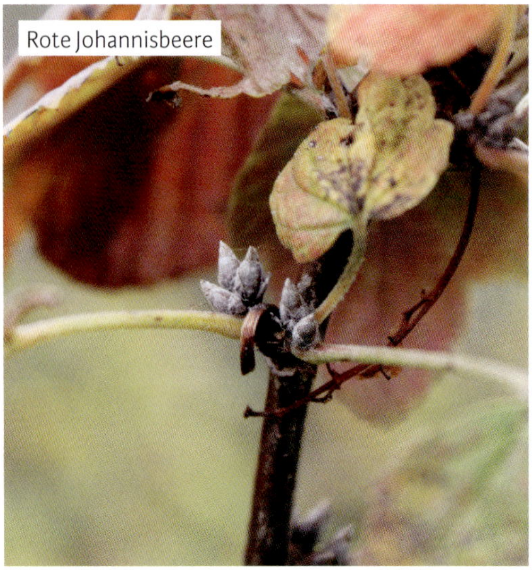
Rote Johannisbeere

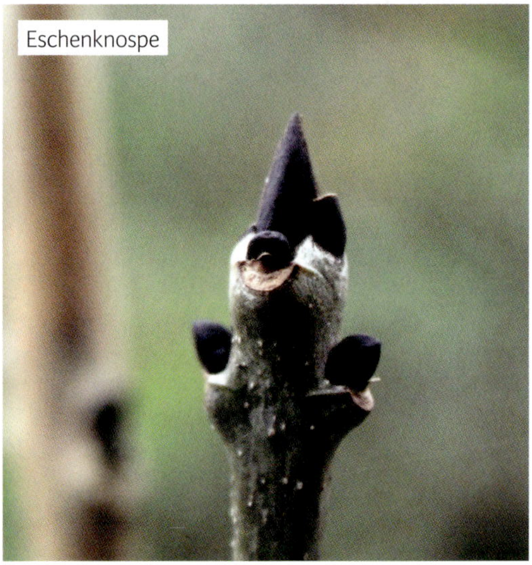
Eschenknospe

BITTERE PHYTOBIOTIKA

Für eine gesunde Darmflora

Kreuzblütler und deren Senföle

Die teilweise scharfen Salate und Gemüsesorten wie Rucola, Kresse oder Kren hat jeder schon einmal genascht und bereits in kleinen Mengen räumen die Kreuzblütler ordentlich auf. Folgende Wirksamkeiten haben alle Mitglieder dieser Familie gemeinsam – je nachdem, wie kraftvoll die Senföle in den Pflanzen ausgebildet sind:

› wirken gegen Viren, Pilze und Bakterien, besonders für die Atem- und Harnwege
› wirken entzündungshemmend und antioxidativ, was sie zu starken Mitstreitern im Kampf gegen das Wachstum von Krebszellen machen kann
› regen alle Verdauungssäfte an und machen fettige Speisen leichter verdaulich
› stärken das Immunsystem und können so vor Infekten schützen
› in kalten Zubereitungen bleiben die Wirkstoffe am besten erhalten
› bei akuten Nierenbeschwerden oder Magen-Darm-Geschwüren sind die Senföle mit ganz viel Vorsicht zu genießen!

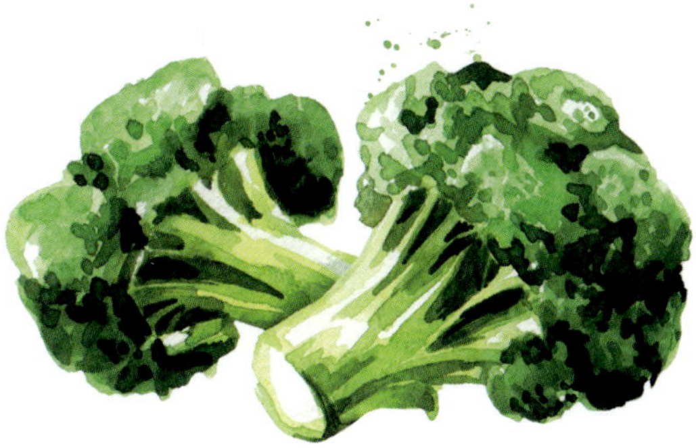

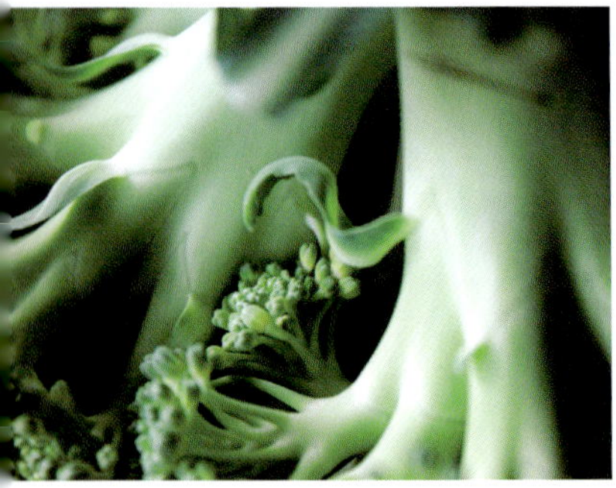

BROKKOLI

Der Schlüssel für gesunde Zellen

In diesem Gemüse steckt ein ganz besonderes Geheimnis. Ein hochkarätiger Inhaltsstoff mit der Anti-Krebswirkung namens Sulforaphan, der in keinem anderen Gemüse so stark vertreten ist. Vor allem gegen Brust-, Prostata-, Haut- und Darmkrebs wurde er erforscht. Er verhindert die Entstehung und Vermehrung von Krebszellen. Er ist wahrlich ein Inhaltsstoff der Superlative und mit den Sprossen eine meiner liebsten Möglichkeiten, im Winter an eine wertvolle Mineralstoffquelle zu kommen. Es ist wirklich kinderleicht!

Brokkoli überzeugt durch zahllose Vitalstoffe wie Kalzium für die Einlagerung in die Knochen. Viel Carotin für eine gute Sehkraft und gesunde Nerven. Dazu noch Eisen, Kalium, Magnesium und Kupfer. Bereits 100 g der Röschen decken den Tagesbedarf an Vitamin C ab. Es kommt immer auf den Anbau, die Lagerung und die Zubereitung an.

In unseren Rezepten findet sich dieses tolle Gemüse roh mariniert bei den Bittersalaten und im Ofen gebacken beim Rote-Bete-Carpaccio wieder. Im idealsten Fall wird der Brokkoli klein gehackt und eine halbe Stunde stehen gelassen. Dann entwickelt sich das Sulforaphan zur vollen Wirkstärke. Ich liebe besonders die Sprossen und gönne sie mir regelmäßig als Topping auf allen Gerichten!

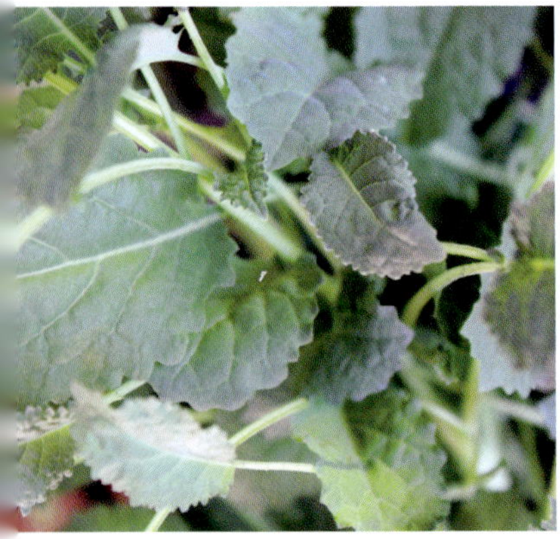

GRÜNKOHL

Das Vitalstoffwunder im Garten

Dieser Kohl gedeiht am besten, wenn alles andere im Garten bereits auf dem Rückzug Richtung Winterschlaf unterwegs ist. Mit dem ersten Frost oder einer gewissen Zeit im Tiefkühler entfaltet er sein volles Aroma. Durch seine wertvolle Kombination von Vitamin A, B-Komplex, C, K, Omega-3-Fettsäuren, viel Eiweiß, Kalzium, Eisen und Senfölen überzeugt er auf ganzer Linie.

So stärkt er das Immunsystem, entfaltet seine antibakterielle Wirkung und unterstützt die Sehkraft sowie die Darmflora. Siehe Kapitel Microgreens auf Seite 119. Ob als Chips, roh im Salat oder kurz gedünstet als Beilage, er passt immer und sorgt für seelische Ausgeglichenheit.

Mit dem hohen Anteil an Ballaststoffen (die übrigens kein Ballast sind) und kaum Kalorien macht er lange satt, regt die Verdauung an und ist eine gute Quelle für hochwertiges Protein. Nicht nur für Vegetarier. Finde erst einmal ein synthetisches Nahrungsergänzungsmittel, das mit den bioverfügbaren Vitalstoffen mithalten kann!

Das folgende Rezept kann auch für Wildkräuter wie Giersch, Bärlauch und Brennnesseln verwendet werden. Auch wenn die Senföle durch warme Zubereitungen nicht mehr ideal verfügbar sind, so gebe ich dem folgenden Rezept jederzeit den Vorzug vor Kartoffelchips, Gummibärchen und allem, was sonst noch in der Speisekammer lauert.

Knusprige Grünkohlchips

Zutaten:

- 100 g Grünkohl (gewaschen, trocken getupft)
- 1 EL Olivenöl
- 1 Prise Salz
- optional: 1 TL (Gesamtmenge, nicht je!) Kurkuma, Paprika, Kümmel, gemahlener Koriander oder Nussmus

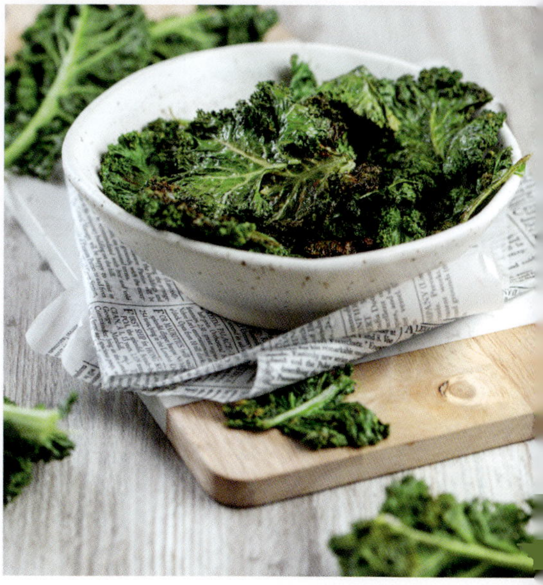

Zubereitung:

Backofen auf 150 °C vorheizen.

Grünkohl in Stücke zupfen, mit Öl und Salz (optional Gewürzen) vermengen.

Auf ein Blech mit Backpapier legen und 15 bis 20 Minuten backen, bis sie knusprig sind. Fertig.

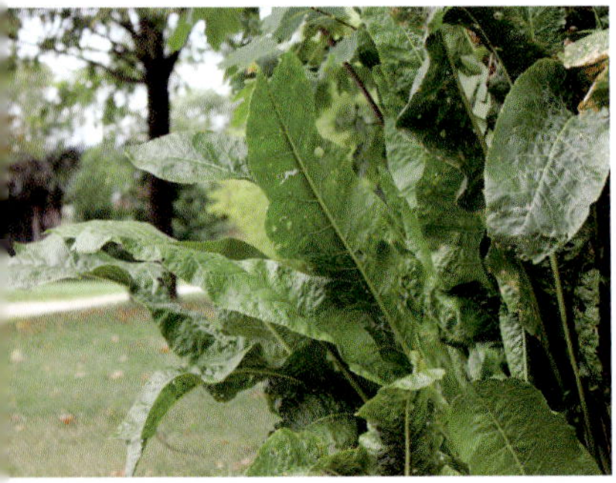

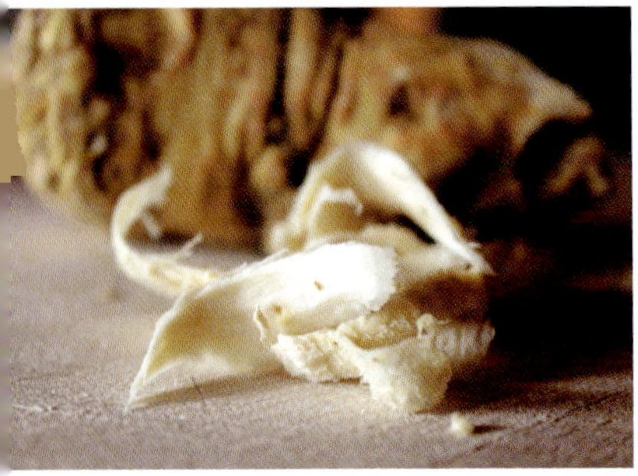

KREN / MEERRETTICH

Mit seiner scharfen Breitbandwirkung

Für mich ist die Pflanze das Sinnbild von heilsamem Genuss auf dem Teller – am liebsten frisch aus dem Garten. Kraftvoll, durchsetzungsfähig und unglaublich lecker! Er kann verstopfte Atemwege freimachen, im Darm gehörig aufräumen, Verdauungsbeschwerden entgegenwirken und so nebenbei noch das Immunsystem stärken.

Frisch gerieben (und nicht die Sahne-Variante aus dem Glas) auf dem Butterbrot oder mit Olivenöl und ein paar Tropfen Oxymel ist er in Ansteckungszeiten wie ein Turbobooster, der Viren und Bakterien den Garaus macht. Die kalten Zubereitungen sind wichtig, da ab etwa 45 °C die Senföle dahin sind!

Die bevorzugte Erntezeit ist zwischen Oktober und März, da die ersten Fröste seine Schärfe und Vitalstoffe noch verstärken. Wer nicht so lange warten will, kann mit den jungen, klein geschnittenen Blättern jeden Salat aufpeppen, und damit die Magensäure nicht gleich rebelliert, ist es ratsam, generell alle Gerichte mit Öl als Magenschoner zu kombinieren.

Das umgangssprachlich genannte *Antibiotikum aus dem Garten* wirkt vielfach desinfizierend. Antiviral unter anderem gegen Grippeviren, antibakteriell bei E. coli oder Salmonellen und auch pilzwidrig, beispielsweise bei Candida. Die Senföle werden größtenteils über die Lunge und die Niere ausgeschieden. Bei Magen-Darmgeschwüren und Nierenentzündungen sollte man ganz viel Vorsicht walten lassen!

Bitte nicht auf die Idee kommen: Viel hilft viel! Da kommt vermutlich nur eine gehörige Schleimhautreizung raus. Immer wieder kleine, genussvolle Impulse setzen ist viel ratsamer und macht auch mehr Laune!

RETTICH

Das Geheimnis der würzigen Fermente

Ein Dreamteam, das in der Volksheilkunde seit jeher kombiniert wurde, ist schwarzer Rettich und Honig – bei Husten oder wenn der Hals kratzt. Herrlich einfache Möglichkeiten, die antibakteriell und antibiotisch wirken können. Genauso bei Beschwerden von Leber und Galle. Alle Rettich-Arten regen die Verdauungsdrüsen an, beseitigen Stauungen, können Cholesterin senken und erhöhen die Gallensaftproduktion. Deshalb sind sie so wirkungsvoll zur deftigen Brettljause.

Kimchi ist kalt fermentiertes Gemüse und in der traditionell koreanischen Küche unverzichtbar. Es ist besonders reich an probiotischen Milchsäurebakterien, die die Darmkulturen ungemein stärken. Eine gesunde Darmflora steht für ein starkes Immunsystem. Dieses Gericht enthält besonders viel Antioxidantien, die Entzündungen hemmen und Zellschäden vorbeugen. In Korea wird Kimchi fast zu jeder Mahlzeit gegessen. Es ist ein Nährstofflieferant im Winter und durch die Milchsäuregärung unterstützt es die Darmgesundheit, fördert die Verdauung und stärkt das Immunsystem.

Kimchi-Variante – heimisch

Zutaten:

- 100 g Grünkohl, gehackt
- 100 g Weißkraut, in Streifen
- 100 g Rettich, in dünnen Scheiben
- 1 TL Ingwer, gerieben
- 2 Knoblauchzehen, zerdrückt
- 1 TL Kurkuma, gerieben
- 1 EL Salz
- 1 TL Honig
- 100 ml Wasser
- optional: Chili nach Geschmack

Zubereitung:

Gemüse in eine Schüssel geben, mit Salz bestreuen, mit der Hand durchkneten und 30 Minuten ziehen lassen, bis Wasser austritt.

Ingwer, Knoblauch, Kurkuma und Honig mit dem Wasser mischen, über das Gemüse gießen.

Alles gut vermengen, in ein Glas füllen und mit einem Fermentiergewicht beschweren. 2 bis 3 Tage bei Raumtemperatur fermentieren lassen (danach kühl lagern).

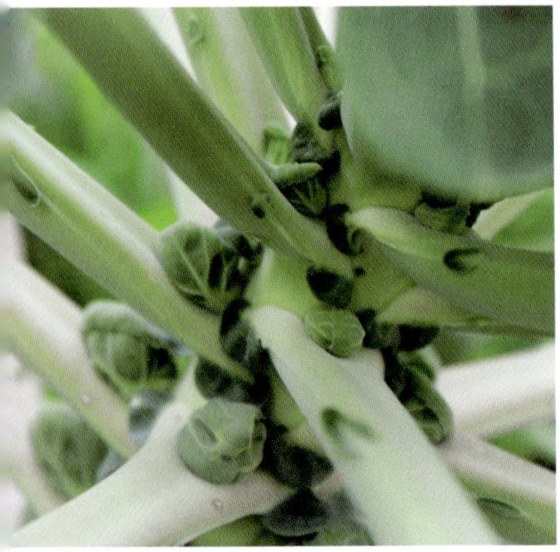

ROSENKOHL

Kleine Köpfchen mit starker Wirkung

Die Rosenkohl-Saison beginnt recht spät im Herbst, denn auch er entwickelt seinen einzigartigen Geschmack durch den ersten Frost. Die kleinen Köhlchen überzeugen mit viel Vitamin C, A und B, Magnesium, Natrium, Eisen, Kalzium und Phosphor. Er enthält zudem wirksame Antioxidantien, die das Immunsystem stärken und freien Radikalen den Garaus machen.

Dank Kalium kann dieses Gemüse den Blutdruck regulieren und Gefäßschäden vorbeugen. Rosenkohl kann den Östrogenspiegel ausgleichen, bzw. Krankheiten vorbeugen, die mit einer Östrogendominanz einhergehen. Ob roh, gekocht, gebraten, gegrillt oder blanchiert als Salat – es ist eine fantastische Idee, ihn öfter auf den Speiseplan zu setzen, und als gebackene Variante eine sensationelle Beilage.

Rosenkohl gebacken mit Sesam und Ingwer

Zutaten:

- 200 g Rosenkohl, halbiert
- 1 TL Ingwer, gerieben
- 1 EL Sojasauce
- 1 EL Sesamöl
- 1 TL Honig
- 1 EL Sesam, geröstet

Zubereitung:

Backofen auf 200 °C vorheizen.

Rosenkohl mit Ingwer, Sojasauce, Sesamöl und Honig vermischen, auf ein Blech mit Backpapier legen und 20 Minuten backen, bis der Rosenkohl schön angeröstet ist.

Mit Sesam bestreuen und auf zwei Tellern servieren.

WEISSKRAUT

Vielleicht doch mehr als schlichte Küche

Selten hat ein Gemüse so ein verstaubtes Image als *Arme-Leute-Essen* wie ein Krautkopf. Warum eigentlich? Man könnte ihn wie eine Delikatesse zubereiten. Er enthält reichlich Kalium fürs Herz, Eisen fürs Blut und Kalzium für die Knochen. Dazu noch B-Vitamine und reichlich Vitamin C. So könnte er locker als Superfood durchgehen! Weißkraut stärkt die Abwehr, wirkt entzündungshemmend, blutverdünnend und wie alle Kohlarten als Schutz vor Krebs und chronischen Krankheiten.

Bei Prellungen, Gelenkschmerzen und Entzündungen hat sich schon sehr oft ein Wickel aus Kohlblättern bewährt. Dafür wurden die Blätter mit dem Nudelholz so lange angewalzt, bis der Saft austritt, und auf die betroffene Stelle für mindestens eine Stunde oder sogar über Nacht aufgelegt.

Beim Einkauf bitte gut auf die Herkunft achten. Stark gedüngt und neben der Autobahn aufgewachsen, schlägt er gewaltig auf die Verdauung und verursacht starke Blähungen. Kümmel als perfekt passendes Gewürz sorgt generell für eine bessere Verträglichkeit und für eine herrlich feine Würze.

Cremiger Weißkraut-Rosenkohl-Slaw mit Beeren

Zutaten:

- 150 g Weißkraut, fein gehobelt
- 100 g Rosenkohl, geputzt, fein gehobelt
- 50 g Beeren (z. B. Preiselbeeren oder Johannisbeeren)
- 2 EL Joghurt (oder vegane Alternative)
- 1 TL Senf
- 1 EL Apfelessig
- Salz und Pfeffer

Zubereitung:

Weißkraut und Rosenkohl in einer Schüssel mischen.

Joghurt, Senf, Essig, Salz und Pfeffer zu einem Dressing verrühren, über das Gemüse geben und gut durchkneten. Anschließend etwas ziehen lassen.

Beeren unterheben und auf zwei Portionen verteilen.

SCHARFSTOFFE UND GEWÜRZE

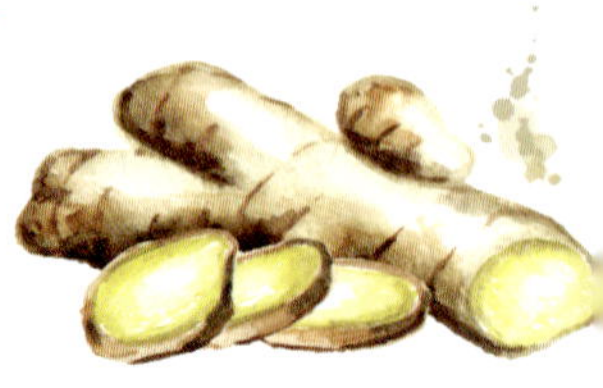

INGWER

Natürliche Bitterstoffe, Immunheld

Diese Wurzel mit feuriger Schärfe und dem zitronenartigen Aroma gehört wie Kurkuma zu den Ingwergewächsen. Sein Geheimnis ist das Gingerol, ein bioaktiver Scharfstoff, der sein typisches Aroma ausmacht. Seit tausend Jahren wird er in der Ayurveda und der TCM als Heilmittel eingesetzt.

Ein Pfund von dieser Knolle war früher ein Schaf wert und wurde dementsprechend gehandelt. Seine Heilkraft fokussiert sich auf den Verdauungstrakt, fördert die Magenentleerung, regt die Gallenproduktion an und lindert das Völlegefühl. Er schützt die Leberzellen und wirkt unterstützend bei der Leberentgiftung.

Besonders bewährt hat sich die Wurzel bei Reiseübelkeit. Ingwer ist wärmend und tonisierend. Er wirkt Entzündungen entgegen und verbessert die Durchblutung. In Öl angesetzt, ist er eine Wohltat bei Muskelkater. Eine Tasse Ingwertee wirkt stimulierend auf das Immunsystem und heizt uns von innen wieder so richtig auf.

Ich bin ein sehr großer Fan von der Kombination: Ingwer und Knoblauch oder Bärlauch. Beide in Kombination wirken synergistisch! Das bedeutet, dass sie sich gegenseitig in ihrer gesundheitlichen Wirkung antreiben und verstärken!

Schau genau hin, woher die Knollen importiert wurden. Das Gute kann so nah liegen – seit 2019 wird beispielsweise auf der Insel Reichenau im Landkreis Konstanz Ingwer angebaut. Genauso im Zürcher Unterland. In Österreich sind vor allem die Steiermark, Niederösterreich und auch das Burgenland mit dem Anbau auf dem Vormarsch. Sehr gut – ich freu mich drauf!

Unser Darmmikrobiom liebt Fermente! Auf der Bühne der Fermente kann man sich austoben! Die Basis für prickelnden *Sodies* ist eine Starterkultur, ein sogenannter Ginger Bug. In ihm sind natürliche Hefen und Milchsäurebakterien, die wir für den Fermentationsprozess benötigen.

Ginger Bug

Starterferment und darmfreundlicher Durstlöscher

Zutaten 1. Ansatz:

- 1-Liter-Gefäß mit Verschluss
- 3 EL geriebener Ingwer – funktioniert auch super mit frischer Kurkumawurzel!
- 3 EL Zucker
- 500 ml Wasser

Zubereitung:

Tag 1: Alle Zutaten in die saubere Flasche, decke die Öffnung mit einem Tuch ab und fixiere es mit einem Gummiband oder lege den Deckel locker auf – Sauerstoffaustausch sollte stattfinden können. Bei Zimmertemperatur ohne direkte Sonneneinstrahlung 24 Stunden stehen lassen.

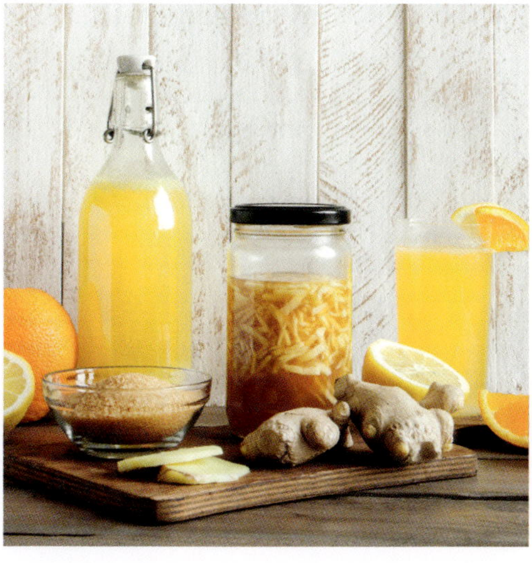

Tag 2–7: Jeden Tag 1 EL geriebener Ingwer und 1 EL Zucker zur Mischung geben. Nach etwa 3–4 Tagen zeigen sich die ersten Bläschen an der Oberfläche.

Mit Bioware hast du bedeutend bessere Chancen für dein Erfolgserlebnis, da die Mikroorganismen auf der Schale noch eher intakt sind – und genau die brauchen wir.

Spätestens am 7. Tag sollte eine klar erkennbare Kohlensäurebildung sichtbar sein. Die Flasche verschließen und im Kühlschrank lagern. Jetzt ist dein Ansatz aktiv. Du hast einen neuen Mitbewohner, der gepflegt werden möchte.

1 Mal pro Woche füttere ich den Ansatz mit 1 EL klein geschnittenem Ingwer und 1 EL Zucker. Dieses Ferment wird täglich aktiver und baut Druck auf, sodass die Flasche platzen könnte. Deshalb öffne ich alle 2–3 Tage den Verschluss und lasse den Druck ab. Bei guter Pflege ist ein Ansatz aufgrund der natürlichen Bakterien unbegrenzt haltbar. Ab jetzt kann man das Ferment (verdünnt) trinken.

Wenn sich der Inhalt dem Ende zuneigt, gebe ich einfach 500 ml Wasser, Zucker und Ingwer nach,und in wenigen Tagen ist er wieder einsatzfähig und prall gefüllt mit aktiven Milchsäurebakterien.

Der Ginger Bug ist unsere Basis für die 2. Fermentation. Der 2. Ansatz ist innerhalb von ca. 2 bis 3 Tagen genussfertig.

Zutaten 2. Ansatz:

- 750-ml-Gefäß mit Drahtbügelverschluss (Ich setze täglich 2 neue Ansätze an. So steht mir dieses geniale Getränk täglich zur Verfügung.)
- 500 ml Wasser
- 2 cl vom beschriebenen Ginger Bug
- 1 EL Zucker
- 2–3 EL klein geschnittene Früchte deiner Wahl

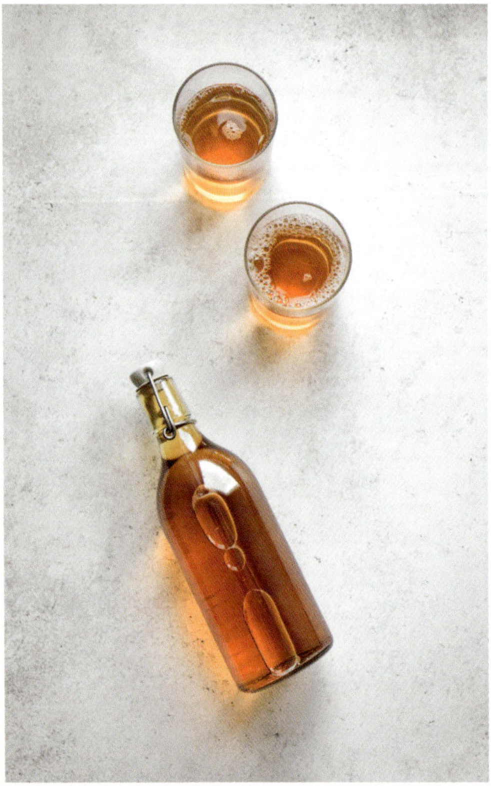

Zubereitung:

Egal ob tiefgekühlte oder frische Beeren, Birnen, Äpfel, Quitten, Weißdorn oder Rosmarin – nimm einfach, wonach dir der Sinn steht oder was die Region zur Verfügung stellt. Auch Gemüse lässt sich super fermentieren: Karottenschalen oder Rote Bete liefern spannende Ergebnisse.

Fülle alle Zutaten in die Flasche und lass ein paar Zentimeter Luft! Das Gefäß darf nicht bis zum Rand gefüllt sein. Deckel drauf und bei Zimmertemperatur 2–3 Tage stehen lassen.

Nach dieser Zeit ist der Zucker verstoffwechselt. Kontrolliere gewissenhaft täglich den Druck, indem du den Deckel vorsichtig öffnest. Wenn du die Limo gern säuerlich magst, lass sie einfach etwas länger fermentieren. Fertig ist deine eigene Ingwer-Limo – und ganz ohne chemische Zusätze.

Ich habe natürlich auch den Versuch gemacht, Kräuter mit dem Ingwer zu fermentieren. Hier zeigt sich die Kraft von antimikrobiellen Pflanzen wie Dost oder auch Schafgarbe. So großartige Arbeit sie im Körper leisten – im Ferment haben sie die Gärung teilweise unterdrückt bzw. stark verzögert. Mit bunten Blüten von Malven, Gänseblümchen, Kornblumen oder auch Löwenzahn wurde die Limo zum Highlight!

KURKUMA

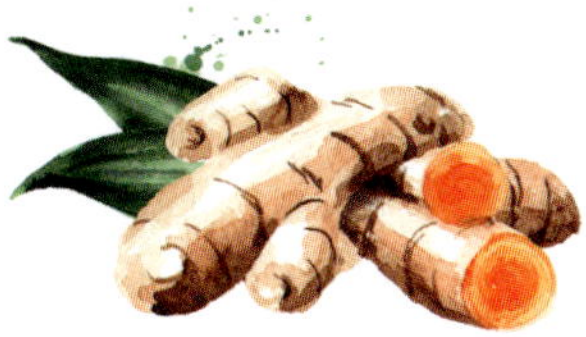

Goldgelbe Bitterstoffe aus der Erde

In dieser Wurzel lodert das gelbe Feuer besonders hell. Das Curcumin, der Hauptwirkstoff unter den über 10.000 anderen Inhaltsstoffen dieser Knolle, ist vom Geschmack bitter und scharf. Bitter wirkt auf die Leber. Die Farbe Gelb steht in engem Zusammenhang mit der Galle. Durch diese Aktivierung wirkt Kurkuma verdauungsfördernd, hilft bei der Fettverdauung und ist aus gutem Grund in allen Curry-Mischungen enthalten.

Unsere Gesundheit steht und fällt nicht nur mit der Leber, sondern auch mit der Darmgesundheit. Curcumin hat einzigartige Heilkräfte. Ganz besonders im Zusammenhang mit Sulforaphan. Der Inhaltsstoff, der in allen Kohlsorten – ganz besonders in Brokkoli – enthalten ist. Laut Studien hemmt die Kombination dieser beiden Stoffe beispielsweise Prostatakrebs. Gesundheit beginnt auf dem Teller! Bitterstoffe sind so wichtig, weil sie schon auf der Zunge den Stoffwechsel aktivieren. Unser tägliches Essen ist unsere Arznei!

Ganz besonders gehört erwähnt, dass Curcumin Aluminium ausleiten kann. Schwermetalle passieren die Blut-Hirn-Schranke und setzen sich dort fest, wo wir sie am wenigsten brauchen können. Die guten Neuigkeiten – auch die Inhaltsstoffe von Kurkuma haben die Fähigkeit, diese Schranke zu passieren, und können so auch das Gehirn vor oxidativen Schäden bewahren.

Zusammengefasst wirkt die gelbe Wurzel mit ihrer Breitbandwirkung als schmerzstillend, entzündungshemmend, krebshemmend, wirkt dem Knochenabbau entgegen, zellschützend und positiv auf den ganzen Körper. Kurkuma ist als Wurzel, Gewürz oder auch als standardisiertes Präparat im Handel erhältlich.

Beim Pulver ist es empfehlenswert, immer nur kleine Mengen einzukaufen, da die Wirkkraft maximal ein Jahr hält, und die Tagesmenge von 3 g sollte auch nicht überschritten werden. Frisch gemahlener schwarzer Pfeffer kann die Bioverfügbarkeit erhöhen und eignet sich sensationell für Aufstriche, Suppen, Reisgerichte, für Brot und zu hellen Fleischsorten. Oder eben auch für die goldene Milch!

Goldene Milch als ayurvedische Kraftquelle

Dieser Wohlfühldrink hat auch bei uns längst Einzug gehalten. In Indien ist er als „Haldi Doodh“ bekannt, was übersetzt Kurkuma-Milch bedeutet. In der ayurvedischen Lehre wird dieses Getränk seit Jahrtausenden verwendet, und Kurkuma gilt hier als „Gewürz des Lebens.“ Eingesetzt, um Körper und Geist zu stärken, das Immunsystem zu fördern, zu entgiften und vor allem, um die Harmonie zwischen den drei Doshas – den Lebensenergien von Vata, Pitta und Kapha – wiederherzustellen. Traditionell wird es vor allem am Abend getrunken, um den Schlaf zu verbessern.

Für Mitteleuropäer und Menschen, die an solche Mengen von intensiven Gewürzen nicht gewohnt sind, ist es empfehlenswert, mit kleinen Mengen anzufangen.

Zutaten:

- 250 ml neutraler Pflanzendrink (siehe Hafer) oder Milch
- 2 cm frische Bio-Kurkumawurzel, klein geschnitten oder max. 1 gestrichener TL Pulver
- 3 cm frische Bio-Ingwerwurzel, klein geschnitten
- 1 Prise frisch gemahlener schwarzer Pfeffer
- 1 Msp. gemahlener Kardamom und Zimt
- ½ TL Kokosöl, in der Ayurveda traditionell mit Ghee zubereitet
- 1 TL Bienenhonig, alternativ eine entkernte Dattel
- 1 cm Vanilleschote
- etwas Abrieb von der Tonkabohne
- optional: 1 gestrichener EL zerkleinerte Vitalpilze wie Birkenporling oder Schmetterlingstramete. Mit diesen Pilzen dominieren neue Aromen und teilweise ziehen die Bitterstoffe ein wenig in den Vordergrund. Prophylaxe nach meinem Geschmack!

Zubereitung:

Alle Zutaten, bis auf den Honig, in einem Topf erwärmen und für ca. 15–20 Minuten bei mittlerer Hitze ziehen lassen. Gelegentlich umrühren. Dann im Standmixer fein pürieren und absieben. In der Abkühlphase den Honig zugeben und noch warm genießen. Den Rest in eine saubere Flasche abfüllen und im Kühlschrank lagern. An kalten Tagen facht sie ganz besonders das innere Feuer an.

Tipp: Mit der frischen Kurkumawurzel wird die Farbe vielleicht nicht ganz so intensiv wie mit dem Pulver. Trotzdem hat es dieser goldene Drink in sich. Durch den Haferdrink wird es zur veganen Variante. Natürlich kannst du auch Kuhmilch, Soja- oder Mandeldrink verwenden. Für mehr Schärfe erhöhe einfach den Ingweranteil. Um den Darm an diese geballten Vitalstoffe zu gewöhnen, fange mit kleinen Mengen an! Stamperl für Stamperl. Mit einem Stück echter Vanilleschote oder frisch geriebener Tonkabohne wird das Getränk wirklich zum goldenen Highlight!

DETOX YOUR MIND

Räuchern mit bitteren Pflanzen

Hast du dir schon einmal Gedanken über Düfte und deren Wirkung auf unser Wesen gemacht? Wie verschiedene Aromen und Gerüche unsere Energie und unser Tun beeinflussen können? Was löst der flüchtige Charakter von verräucherter Zimtrinde aus oder der verführerische Duft von frischem Apfelstrudel, wie ihn nur die Oma zubereitet hat? Steckt hinter dem Verräuchern von Pflanzen und Harzen doch mehr, als wir ahnen?

Die Menschen würden viel besser und gütiger, uneigennütziger und friedfertiger, mit einem Wort: viel glücklicher werden, wenn sie mehrmals in der Woche in ihren Behausungen Weihrauch oder sonst ein Räucherpulver entzünden, denn jeder Mensch zieht durch selbstsüchtige Gedanken Dämonen und niedere Wesen in sein Haus, die ihrerseits durch ihre Strahlung wieder den Geist der ganzen Familie nachteilig beeinflussen. (STERNEDER, FRÜHLING 1929)

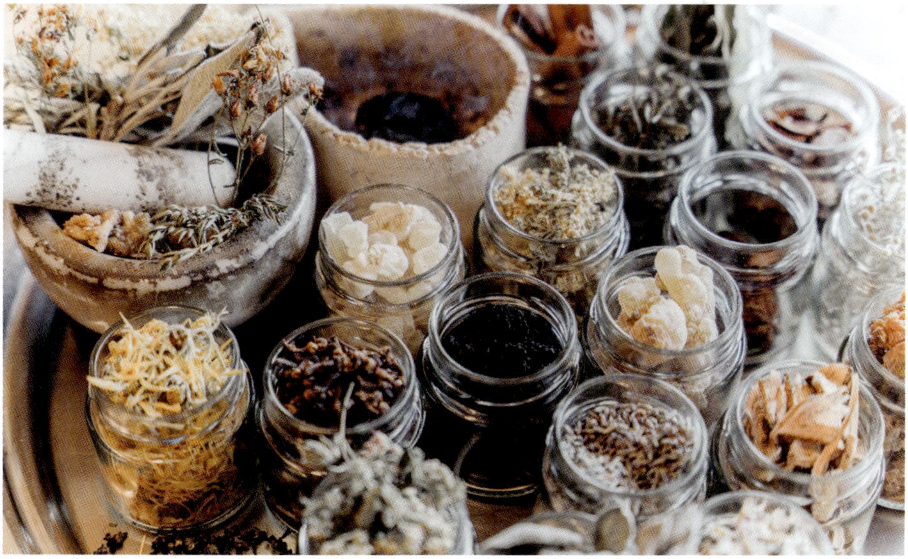

Die Menschheit räuchert seit der Beherrschung von Feuer und es ist in allen Kulturen über den Erdball verbreitet. Unsere Ahnen haben zu allen Anlässen diese Praxis zelebriert und Pflanzen und Harze verglimmen lassen. Bei Geburten und Todesfällen, Krankheiten, Unwettern, Ernteerfolgen, um Gottheiten zu besänftigen und um religiöse Feierlichkeiten durchzuführen.

Im Alpenraum haben wir uns viel von diesen Traditionen erhalten. Die Raunächte im Winter zu zelebrieren, gehört mittlerweile zum kleinen Einmaleins. Meine Räucherschale ist nicht nur in der kalten Jahreszeit im Einsatz, sondern das ganze Jahr über. Es ist unglaublich erleichternd, den alten, energetischen Plunder zu entsorgen, damit etwas Neues, Wertvolles Einzug halten kann. Räuchern mit Heilpflanzen zur energetischen Veränderung ist für manche Menschen immer noch suspekt und mit zu viel Esoterik verbunden. Das muss nicht sein. Die Wirkung lässt sich wissenschaftlich erklären.

Es funktioniert ähnlich wie bei einem Teeaufguss. Dort werden durch heißes Wasser die heilsamen Inhaltsstoffe der Pflanze extrahiert und freigesetzt. Beim Räuchern werden die Aromen und deren feinstoffliche Wirkung nicht über Wasser, sondern durch das Element Feuer eröffnet. Über die Nasenschleimhaut gelangen die Duftmoleküle ins limbische System. Dieses Areal im Gehirn beheimatet Emotionen wie Wut, Hass, Trauer, Angst und Lust. Es ist die Heimat unserer Erinnerungen, wie beispielsweise an Omas Apfelstrudel, und beeinflusst durch unsere emotionalen Zustände den Blutdruck, die Herzfrequenz und die Hormonfreisetzung. Deshalb wirkt sich Räuchern in weiterer Folge auf unser zentrales Nervensystem und unsere Gefühle aus.

Eine Räuchermischung wird sicher nicht auf Anhieb alle unsere Probleme lösen. Aber häufiges Räuchern kann vieles erleichtern. Wenn wir anders fühlen, handeln wir auch anders im Alltag. Alles ist Energie. Jede erzeugte Emotion ist Energie und wird gespeichert. Im Gehirn. Im Raum. Im Körper. Wenn man einen Raum betritt, in dem viel gestritten wird, oder nach schwierigen Situationen, ist die dicke Luft spürbar. Wenn man bereits an der Türschwelle Überwindung braucht, um ein Haus zu betreten. Überall, wo es sich schwer und belastend anfühlt und man sich regelrecht nach einer mentalen Dusche sehnt, kann eine Energieveränderung durch Räuchern zum Geschenk an sich selbst werden. Ein Entschlacker für Geist und Seele, bei dem uns die unterschiedlichsten Möglichkeiten zur Verfügung stehen.

Räuchern auf der Kohle

Gründe im Alltag, Pflanzenmaterial intensiv auf der Kohle zu verräuchern:

- zur energetischen Reinigung bei jedem Wohnungsputz, um sich wirklich wohlzufühlen. Nicht nur sauber, sondern auch energetisch blitzeblank.
- gegen Krankheitskeime, wenn wieder irgendwelche Viren außer Rand und Band sind
- nach zehrenden und auslaugenden Situationen, wie wir sie alle schon einmal erlebt haben

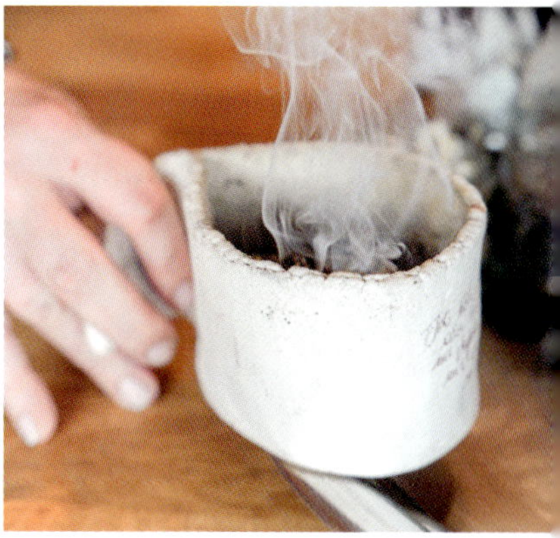

Früher hat man dafür eine gusseiserne Pfanne verwendet. Gab ja nichts anderes. Sie wurde mit glühender Kohle aus dem Holzofen gefüllt und wohlduftende Harze und Pflanzenteile wurden darauf verteilt. Hierbei entwickelt sich unglaublich viel Rauch, der in den Räumen seine Wirkung entfalten kann. Räuchern, bis in jede Ecke des Raums. Nach diesem Ritual ist es wichtig, so ausgiebig zu lüften, bis von den Kräutern und Harzen nichts mehr riechbar ist. Heute haben die wenigsten Häuser einen Holzofen, und deshalb werden meist Holzkohletabletten aus dem Handel als Alternative verwendet.

Eine andere Möglichkeit als die Kohletablette ist der Zunderschwamm, obwohl er fast zu schade für diese Anwendung ist. Er kann mit seiner unterschätzten Heilwirkung tatsächlich mit dem Birkenporling oder auch der Schmetterlingstramete mithalten. Dieser Baumschwamm siedelt sich gern an absterbenden Laubhölzern oder Totholz an und ist mehrjährig. Er wird frisch in 0,5 cm dicke Scheiben geschnitten, getrocknet und angezündet, bis er zu glimmen anfängt. Eine fantastische Möglichkeit aus der Natur, die schon der Ötzi zu nutzen gewusst hat.

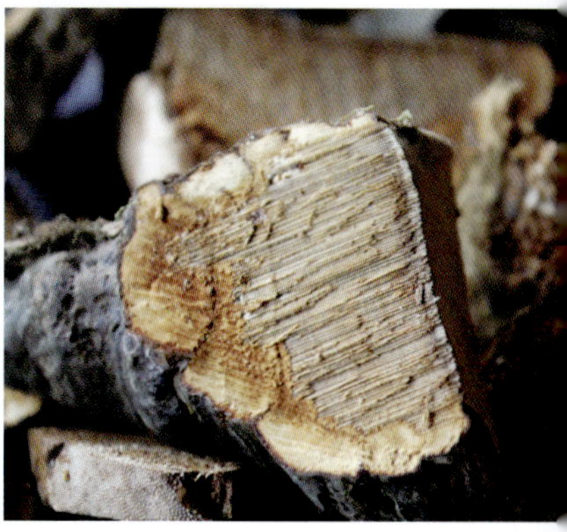

Feste Substanzen wie Harze, Rinden und Wurzeln sind ideal dafür, und statt der Pfanne kann ein feuerfestes Gefäß mit etwas Sand gefüllt verwendet werden. Kaffeeuntertassen oder Glasaschenbecher sind nicht feuerfest! Bitte wirklich achtsam vorgehen, denn wenn das Gefäß springt und die glühende Kohle auf den Boden fällt, wird es wirklich brandgefährlich.

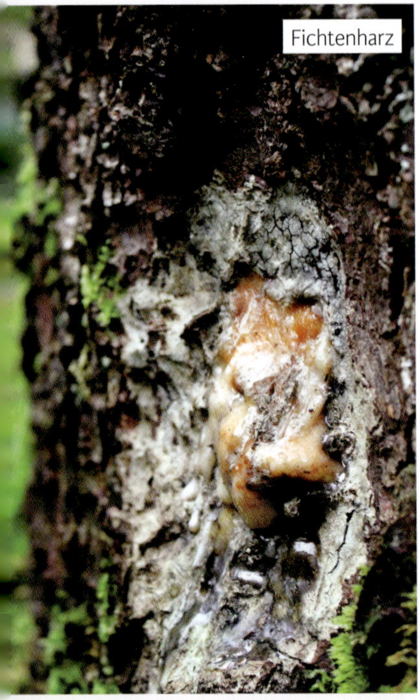

Fichtenharz

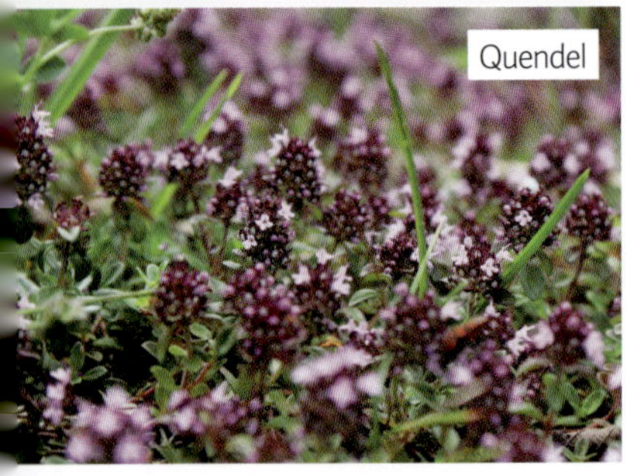

Quendel

Räuchermischung reinigend

- Fichtenharz oder Harz von anderen Nadelbäumen
- Thymian oder wilder Quendel
- Salbei, Gartenvariante oder der Weiße Salbei
- Schwarzpappelknospen oder Rohpropolis
- Meisterwurz, Wurzel oder/und die Samen
- Lavendelblüten, es dürfen auch die verblühten Blüten aus dem eigenen Garten sein
- Gemeiner Beifuß

Als erste Zutat ist Fichtenharz unverzichtbar für mich. Ich verwende mit Vorliebe das weiche Harz, auch wenn es mehr Terpene enthält als das getrocknete, und deshalb auch bedeutend intensiver duftet. Alle weiteren Zutaten wirken zusätzlich herrlich desinfizierend und reinigend in Ansteckungszeiten.

Alle Pflanzen – oder einfach das, was verfügbar ist – kommen in einen Mörser, den ich ausschließlich für Räuchermischungen verwende. Durch das weiche Harz lassen sich alle Zutaten grob zusammenkneten. Das Harz umhüllt auch die feinen Pflanzenteile, und so hält das Ganze relativ lang der Hitze der Kohle stand. Würde ich die feinen Kräuter auf die über 400 Grad heiße Kohle legen, verglimmen sie innerhalb von ein paar Sekunden und kokeln nur noch unangenehm vor sich hin.

Räuchern auf dem Sieb

Die zweite Möglichkeit ist dezent und wirkt über Stunden hinweg. Räuchern auf einem Stövchen mit Sieb ist für mich Bestandteil meines täglichen Lebens. Hier kommt die Hitze nicht von der Kohle, sondern von einer Kerze, und das Räucherwerk liegt auf einem Sieb darüber. So kann es über einen sehr langen Zeitraum seine Energie und die Aromen entfalten.

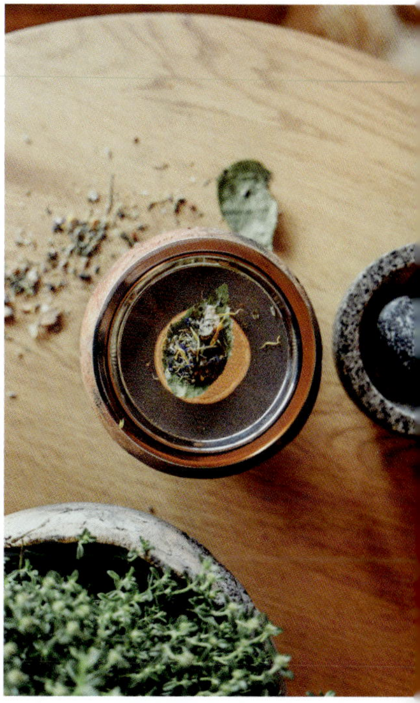

- In hektischen und fordernden Zeiten, um in der eigenen Energie zu bleiben
- um die Kreativität von der Leine zu lassen
- für ordentlich Konzentration und Durchhaltevermögen, um Projekte, die mir nicht liegen, zum Abschluss zu bringen
- wie Hintergrundmusik zu einem guten Buch
- es kann ein Lichtbringer sein, in Zeiten der Einsamkeit und Angst

Damit das Harz nicht das Sieb verklebt, habe ich in meinen Anfängen ein Stück Alufolie auf das Sieb gelegt. Nachdem ich die Pflanzen selbst sammle, war es irgendwann nicht mehr stimmig, und so bin ich auf gepresste Brombeerblätter als grandiose Alternative gekommen. Sie halten natürlich nicht so lange stand wie eine Folie. Dafür ist es bedeutend natürlicher, biologischer und sie können mit dem Kompost entsorgt werden. So sind die Räuchermischungen auf dem Sieb wirklich stimmig und genussvoll.

Bei allen Räuchermischungen werden die Zutaten gemeinsam in einem Mörser vermahlen. So spalten sich die Pflanzenteile auf und können auf dem Sieb ihr volles Potenzial entfalten.

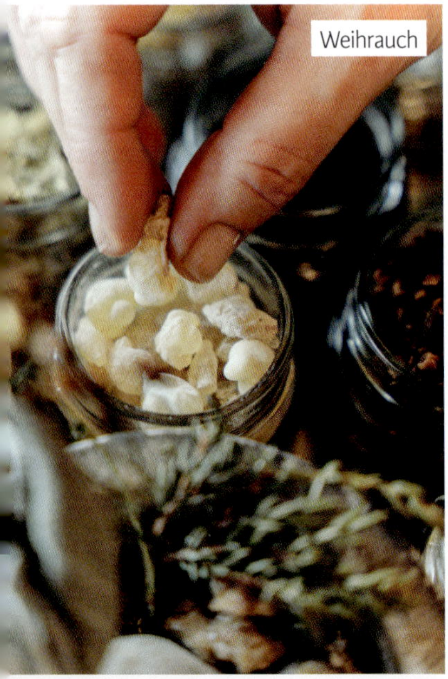

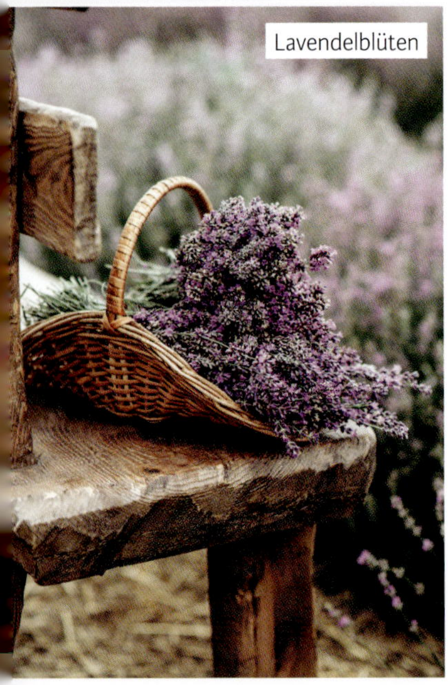

Räuchermischung Inspiration

- Pfefferminze
- Rosmarin
- Ingwerwurzel
- Kalmuswurzel
- Wermut
- optional Zitronenschale
- Weihrauch und Myrrhe

Jede Pflanze und jedes Harz von den Bäumen hat ihr kraftvolles Profil und so auch ihren Aufgabenbereich. So kann beispielsweise eine mentholstarke Pfefferminze mich wach machen und den Fokus auf wichtige Projekte legen.

Räuchermischung Sonnendoping

- Zitronenmelisse und Zitronenverbene
- Lavendelblüten
- Alantwurzel
- Rosenblüten
- optional Grapefruitschale
- Dammar
- Styrax

Der Gegenspieler zur Inspiration ist meine beruhigende Räuchermischung in hektischen oder auch dunklen Zeiten. Im Sommer genieße ich die floralen Aromen zu einem guten Buch auf der Terrasse oder einfach, um den Tag ausklingen zu lassen.

Sonnendoping Winteredition

- Wipfel von Fichte und Weißtanne
- Orangen- oder Mandarinenschale
- optional 1–2 Tropfen ätherisches Blutorangenöl
- Zimtrinde
- Kardamomkapseln
- Gewürznelken
- Sternanis
- Fichtenharz
- Styrax

Die Winteredition ist meine Lieblingsmischung, wenn es draußen stürmt und schneit. Die Wipfel, im Frühling gesammelt, haben ein unvergleichliches Aroma. Genauso herrlich sind die getrockneten Fichten- oder Weißtannennadeln.

Mit pulverisierten Gewürzen aus dem Handel habe ich noch nie positive Erfahrungen gemacht. Sie verbrennen viel zu schnell und riechen unangenehm. Deshalb verwende ich auch hier nur die beste Ware als Ganzes, die erst kurz vor Gebrauch zerkleinert wird.

Regelmäßiges Räuchern verändert die Schwingungen und schafft eine klare Atmosphäre. Nein, es ist nicht messbar – aber deutlich spürbar!

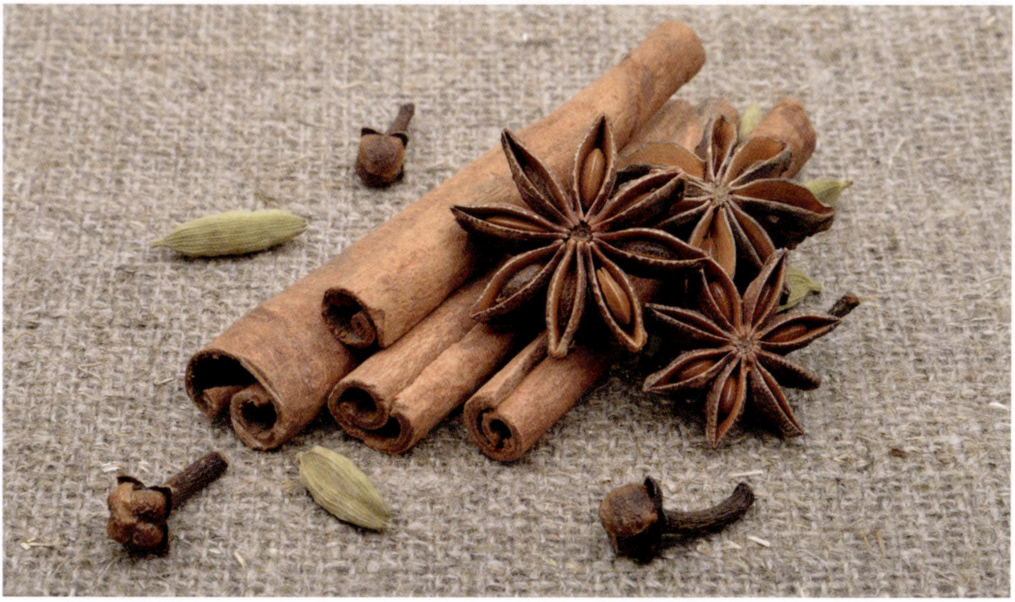

Räuchern mit Dattelpralinen

Den kreativen Selbermachern unter euch möchte ich gern noch eine Idee weitergeben. Die Räucherpralinen sind wirklich etwas Besonderes und perfekt für alle, die gerne Neues ausprobieren! Du brauchst nur wenige Zutaten und ein bisschen Fantasie. Entscheide dich zuerst für eine Räuchermischung, die dir gefällt und gut mit dem süßen Aroma der Datteln harmoniert. Möglichkeiten gibt es in Hülle und Fülle, unter anderem:

› **Klärend mit Fichtennadelnhydrolat**: Tannennadeln, Wacholderbeeren, Meisterwurzsamen, pulverisiertes Fichtenharz, Pappelknospen, Bartflechte
› **Visionär mit Pfefferminzhydrolat**: Schafgarbe, Lorbeerblätter, Gemeiner Beifuß, Huflattich, Eisenkraut, Mistel, Copal Blanco
› **Sinnlich mit Zimthydrolat**: geriebene Tonkabohne, Sandelholz, Zimtrinde, Sternanis, Styrax
› **Floral mit Rosenhydrolat**: Ringelblumen, Kornblume, Lavendel, Rosen, Lindenblüte, Holunderblüte, Lärchennadeln, Johanniskraut, Weihrauch
› **Wärmend mit Orangenhydrolat**: Orangenschale, ätherisches Blutorangenöl, Zimt, Sternanis, Gewürznelken, Fenchelsamen, Hagebuttenschalen, Myrrhe, Bernstein

DEINER KREATIVITÄT SIND KEINE GRENZEN GESETZT!

Dattelpralinen

Entsteine die Datteln und schneide sie klein.

Gib die Datteln zusammen mit etwas Hydrolat in einen Mixer oder püriere sie, bis ein dicker Teig entsteht. Das ist deine Basis. Falls kein Hydrolat zur Verfügung steht, nimm einen intensiven Tee oder einfach nur Wasser.

Jetzt kannst du deine ausgewählten zerkleinerten Pflanzen, pulverisierten Harze und Gewürze unter den Teig mischen – je nach Geschmack und gewünschter Wirkung.

Aus der Masse formst du kleine Kugeln oder Pralinen. Ich persönlich forme Rollen mit 2 bis 3 cm Durchmesser. Wälze sie zusätzlich in der Pflanzen-Gewürz-Mischung und schneide mit einem Messer etwa 0,5 cm dicke Scheiben.

Lasse die Pralinen ein paar Tage trocknen – fertig! Für einen herrlich lang anhaltenden Genuss auf dem Räuchersieb.

Räuchern mit Weißem Salbei

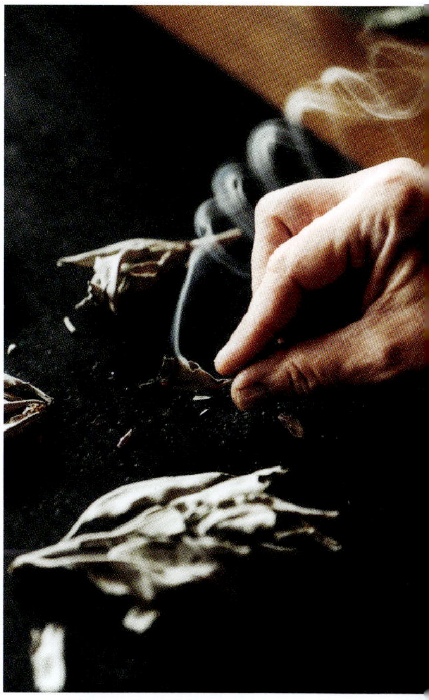

Wenn du am Anfang stehst und nicht die ganze Ausrüstung zu Hause hast, kann der Weiße Salbei *Salvia apiana* als dritte Möglichkeit grandios sein, um erste Erfahrungen mit der Materie zu machen. Sein Aroma ist einzigartig. Im Handel sind oft große Räuchersticks erhältlich. Du brauchst aber nicht einen ganzen Busch. Einzelne Blätter sind völlig ausreichend.

Diese Salbeiart kann getrocknet ohne jegliche Requisiten verräuchert werden. Die Blätter enthalten viele ätherische Öle, sodass sie von selbst durchglimmen. Dafür halte das Blatt kurz über die Kerze. So fängt es schnell an zu brennen, um es gleich wieder zu löschen. Zur Sicherheit lege das Blatt in eine kleine Schale, damit die Glut keinen Schaden anrichtet! Solange genügend Sauerstoff zugeführt wird, glimmt das Blatt durch und kann so die energetisch reinigende Wirkung entfalten. Wichtig ist, danach kurz zu lüften.

Salbei, ob die Gartenvariante oder der Weiße, eliminiert jegliche Küchengerüche. Besonders wertvoll ist es um die Weihnachtszeit, wenn das Käsefondue noch in der Luft liegt und sich bereits der nächste Besuch angekündigt hat.

Das Gleiche macht er mit Emotionen wie Wut! Als Erste Hilfe, wenn das Fass wieder einmal droht überzulaufen, brauche ich nur ein Salbeiblatt anzuzünden und die Aromen wahrzunehmen. Die Erleichterung stellt sich bei mir augenblicklich ein. So bekomme ich einen klaren Kopf und lasse mich nicht von meinen Emotionen dominieren. Genau solche einfachen Möglichkeiten brauchen wir auch in Ansteckungszeiten als keimtötenden Durchputzer. Salbei eliminiert alles, was nicht zu mir gehört. Zurück bleibt die klare, gereinigte Atmosphäre, in der man wieder Luft holen und Kraft tanken kann.

Räuchern gibt uns ein Stück Naturverbundenheit zurück und stärkt uns für den hektischen Alltag. Rituale machen sichtbar, was in dir steckt, und so kann diese Anwendung auch für dich zum wohltuenden Bestandteil deines Lebens werden.

DIE GRÜNE HAUSAPOTHEKE UND DIE WICHTIGSTEN GRUNDREZEPTE

Plane dein Bitterstoff-Jahr – was brauchst du wirklich?

Stell dir vor, du hast sie immer griffbereit – deine eigene Hausapotheke der Bitterstoffe! Wie wäre es, wenn du bei den ersten Anzeichen von Darmbeschwerden oder Bauchgrummeln ganz entspannt sagen kannst: „Kein Problem, ich hab da was Pflanzliches!"

Ich kann dir sagen: Dieses Gefühl ist einfach grandios – für mich bedeutet es unbezahlbare Freiheit. Meine grüne Hausapotheke steht zwar meistens im Schrank verstaut, aber wenn's darauf ankommt, ist sie mein Joker. Egal, was kommt: Ich bin vorbereitet und kann direkt loslegen, bevor sich etwas festsetzt. Für Erfolgserlebnisse braucht es nur wenig zu beachten und wir können auch gleich beginnen:

Was sammeln?

Um effektiv zu sein, solltest du im Vorfeld wissen, was du willst und was du brauchst. Das gilt nicht nur für Heilpflanzen, sondern für das ganze Leben. Spätestens Anfang Januar nehme ich mir ein paar Stunden Zeit und erstelle meinen Routenplaner für das neue Jahr. Was will ich sehen, was erleben, was fehlt in meiner grünen Apotheke?

Beim Pflücken gilt generell: das Beste ist gerade gut genug! Sortiere bereits vor Ort aus und nimm nur die schönsten Blätter und Blüten! Auf dem Markt sind jede Menge Pflanzenerkennungs-Apps. Die einen sind brauchbarer und andere eher für die Tonne. Wenn du ganz bestimmte Pflanzen erkennen möchtest, mach dich mit einem Profi auf den Weg und lass dir die Merkmale erklären. Beginne mit einer kleinen Auswahl und steigere dich stetig. Sammle ausschließlich Pflanzen, die du eindeutig identifizieren kannst, und die

Menge, die du für ein Jahr benötigst! Schonend und sorgsam, aus Liebe zur Natur.

Das Sammelgut transportiere ich ausschließlich in Papier- oder Stoffbeuteln – niemals in Plastik! Sonst kann es passieren, dass die Pflanzen schwitzen, und das bringt automatisch einen Qualitätsverlust mit sich.

Die Kurzfassung eines indianischen Sprichwortes lautet: *Nimm nie das Erste, nie das Letzte und nie mehr als die Hälfte!* Das gilt auch beim Pflücken von Wildpflanzen. Wie würde unser Planet wohl aussehen, wenn das in allen Bereichen berücksichtigt würde!

Wann sammeln?

Der Erntezeitpunkt ist abhängig von den verwendeten Pflanzenteilen. Die Knospen für die Gemmomazerate vor dem Aufplatzen im Frühling. Wurzeln im Frühling oder Herbst. Blüten und Blätter über den Sommer hinweg und Wildfrüchte, sobald sie reif sind. Soweit nichts Neues. Kennst du die *Frauendreißiger*? Es gibt einen kirchlichen Feiertag, an dem die Kräuterbuschen geweiht werden: Maria Himmelfahrt am 15.08. Ein Feiertag, der besonders in den Alpenregionen zelebriert wird. An diesem Tag beginnen die sogenannten *Dreißiger* oder eben *Frauendreißiger*.

Dreißig Tage, an denen den gesammelten Heilpflanzen eine ganz besondere Wirkung zugeschrieben wird. Nach diesem Zeitraum, also bis Mitte September, sollte die Ernte von Blatt und Blüte für die Hausapotheke abgeschlossen sein! Danach wird die Sonne schwächer und die Pflanzen bilden ihre Inhaltsstoffe nicht mehr in der Intensität aus wie im Hochsommer. Schmeck den Unterschied, wenn du den noch so prächtigen Salbei kurz vor dem Schnee erntest. Er hat nur noch einen Bruchteil des Geschmacks und der Inhaltsstoffe.

Der Ernte von Blüten sollten zwei bis drei warme Sonnentage vorausgegangen sein. Der Regen wäscht die Blüten aus und sie brauchen wieder einige Zeit, um den Blütenstaub aufzubauen.

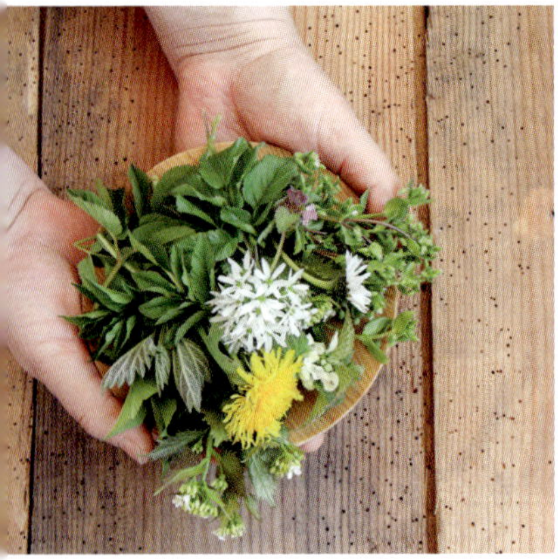

Wie sammeln?

Alles ist Energie. Ich gehe niemals Heilpflanzen sammeln, wenn ich schlechte Laune habe. Dann mache ich lieber einen ausgedehnten Waldspaziergang oder eine Bergtour, um den Kopf frei zu bekommen. *Achte auf deine Energie – sie überträgt sich auf dein Werk.*

An einem Platz zu sammeln, an dem viele Menschen unterwegs sind oder du eigentlich nicht willkommen bist – lass es! Auch das ist Energie. Das Resultat wird dir keine Freude bereiten.

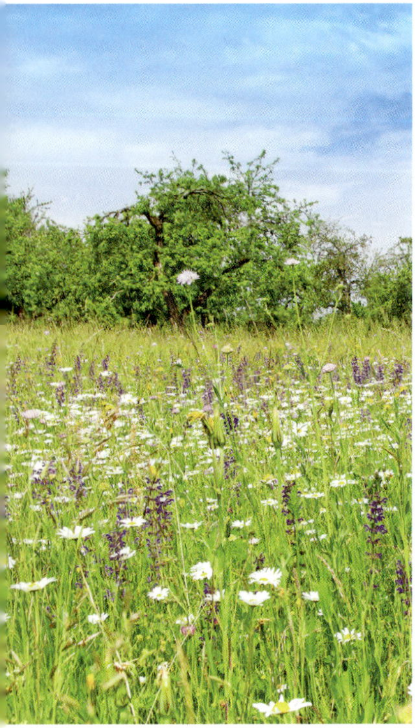

Wo sammeln?

Es gab einmal das Sprichwort: *Sammle keine Pflanzen, wo du den Verkehr hören kannst.* Das macht es nicht einfacher. Stell dir vor, dass jedes grüne Blatt eine kleine, grüne Lunge darstellt. So weit wie möglich weg vom Verkehr – umso besser. Für mich bedeutet das: ab in die Berge. Wenn du das Gefühl hast, dass du die Pflanze erst waschen musst, bist du am falschen Platz!

Es gibt überall Grundbesitzer. Ob es uns gefällt oder nicht. Hinterlasse niemals ein Schlachtfeld, und wenn du die Eigentümer kennst, frag doch einfach nach. Das ist nicht zu viel verlangt. Normalerweise erkundigen sie sich danach, was du damit machst. Erkläre es ihnen und lass sie mit einem kleinen Mitbringsel an dem Glück teilhaben.

Alles ist Energie und du kannst unglaublich viel bewirken.

Teezubereitungen

Tee trinken heißt, den Lärm der Welt vergessen.

Das Zitat aus dem 16. Jh. verdeutlicht, dass Tee trinken mehr ist als nur der Konsum von irgendeinem Getränk – eine Tasse Tee kann uns in den Augenblick bringen. In einen Moment der Stille, wenn rundherum Chaos herrscht. Pflanzen schenken Kraft, wenn wir sie am dringendsten benötigen. Sie haben ihre eigene Geschichte, ihre Geheimnisse, und sie lieben es, sie uns zu erzählen. Im Garten, auf Balkonien oder auf dem Fensterbrett gedeihen die genussvollsten Teepflanzen. Natürlich kannst du dich immer in der freien Wildbahn nach passenden Kräutern in schöner Lage umschauen.

Wichtig ist, die Zutaten regelmäßig zu wechseln und nicht monatelang denselben Tee zu trinken. Ansonsten stumpfst du dich gegen die Heilkraft ab. Im ungünstigsten Fall unterziehst du dich unbeabsichtigt einer homöopathischen Arzneiprüfung. Das bedeutet, dass Pflanzen im Dauerkonsum bei gesunden Menschen die Krankheitsbilder aufzeigen, gegen die sie helfen.

Genauso kann ich dir empfehlen, auf Ganzblattware zu achten – besonders beim Einkauf. Jeder Bruch bedeutet Verlust. Verlust von wertvollen Inhaltsstoffen. Die Blätter werden im Idealfall erst kurz vor der Anwendung zerkleinert. So kannst du dir auch gut vorstellen, wie viel Kraft noch in einem jahrelang gelagerten Teebeutel mit pulverisiertem Inhalt aus dem Einzelhandel steckt. Um an die Wirkkraft der wasserlöslichen Inhaltsstoffe zu gelangen, gibt es die unterschiedlichsten Möglichkeiten:

Heißaufguss

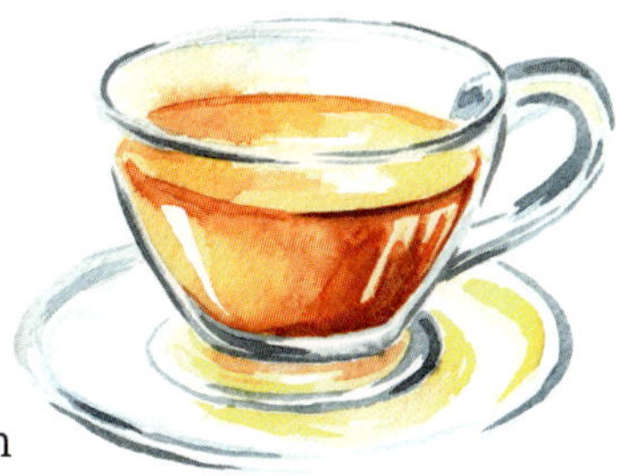

Nach der Auswahl der passenden Pflanzen werden die Blätter zerkleinert. Für eine Tasse Tee reicht, was sich locker zwischen Daumen, Zeigefinger und Mittelfinger fassen lässt. Fülle es in einen offenen Teebeutel oder in eine Tasse mit Siebeinsatz und gieße mit heißem Wasser auf. Bei frischen Blättern und Blüten ist eine Ziehzeit von 5 Minuten völlig ausreichend. Bei getrockneten Pflanzen liegt sie zwischen 5 bis 10 Minuten. Während dieser Zeit macht es Sinn, einen Deckel auf die Tasse zu legen. Sonst verflüchtigen sich die wertvollen ätherischen Öle. Das Kondenswasser darf wieder zurück in die Tasse.

Vermeide Leichen im Wasser. Bei klassischem Tee aus Blättern und Blüten ist eine Ziehzeit über 15 bis 20 Minuten zu viel des Guten und extrahiert Inhaltsstoffe, die für den Genuss nicht unbedingt erwünscht sind. Beispielsweise beim Salbei. Die Inhaltsstoffe, die in den ersten paar Minuten extrahiert werden, wirken antiviral und antibakteriell im Hals-Rachenraum. Nach einer gewissen Zeit kommen Gerbstoffe dazu, die adstringierend wirken und ein völlig anderes Anwendungsgebiet – wie beispielsweise eine stopfende Wirkung – eröffnen. Mit durchschnittlich 5 bis 10 Minuten Ziehzeit von Blatt und Blüte bist du voll auf Kurs.

Kaltauszug

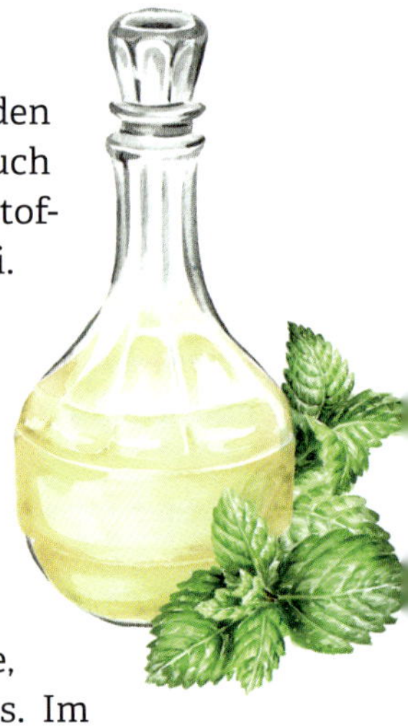

Ein Heißaufguss ist nicht jedermanns Sache – vor allem in den Sommermonaten. Hier bietet sich ein Kaltauszug oder auch Cold Brew an. Es ist eine sehr sanfte Möglichkeit, an Inhaltsstoffe zu gelangen, und setzt einzigartige Geschmacksnoten frei.

Im Gegensatz zum Heißaufguss werden hier die frischen Blätter, Blüten und teilweise auch Früchte in eine Glaskaraffe gefüllt, dann mit kaltem Wasser aufgegossen und für 3 bis 4 Stunden stehen gelassen. Das können im Frühling Blätter von Brennnesseln, Löwenzahn, Schafgarbe und Gänseblümchenblüten sein. Dazu je nach Geschmack ein paar Scheiben frischer Ingwer, Zitrone oder eine Gurke, und fertig ist dein *Detoxwasser* für den täglichen Genuss. Im Sommer zelebriere ich solche Kaltauszüge mit Vorliebe aus Zitrone und Pfefferminze als kühlenden Durstlöscher.

Im Krankheitsfall ist ein Kaltauszug bestens geeignet, um Schleimstoffe von Eibisch, Leinsamen oder Malven zu extrahieren, da sie sonst verkleistern würden. Die Ziehzeit beträgt hier 3 bis 4 Stunden, sollte aber nicht länger als 8 Stunden betragen, da sonst die mikrobielle Belastung zu groß wird.

Abkochung

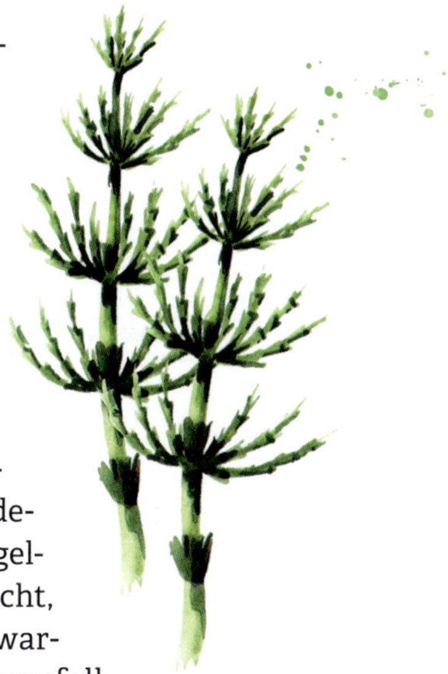

Die dritte Möglichkeit zur Teezubereitung wird angewendet, um Kieselsäure aus den Pflanzen zu lösen. Besonders der Ackerschachtelhalm (*Equisetum arvense*) und der Vogelknöterich (*Polygonum aviculare*) tragen ein starkes Potenzial in sich, wenn es um Spannkraft und Festigung von Haut, Haaren, Nägeln und Bindegewebe geht. Durch einen Kaltauszug oder einen kurzen Heißaufguss wird nicht das ganze Potenzial extrahiert – hier darf es länger gehen.

Für die Abkochung werden diese Pflanzen in kaltem Wasser angesetzt und langsam zum Kochen gebracht. Die Siedezeit beträgt mindestens 30 Minuten. Besonders beim Vogelknöterich wird die Pflanze so lange ohne Deckel ausgekocht, bis etwa ein Drittel weniger Wasser im Topf ist. Dafür erwartet dich dann eine tolle Kieselsäurequelle, mit der du Haarausfall, schwachem Bindegewebe oder brüchigen Fingernägeln gegenwirken kannst.

Der Geschmack ist nicht jedermanns Sache und durch Zugabe von Minze oder Melisse am Ende der Kochzeit kann das Aroma feiner gestaltet werden. In der Abkühlphase können Kieselsäuretees mit Honig gesüßt werden. Das verstärkt die Wirkung und beschleunigt den Transport.

Auch wenn es uns oft anders vermittelt wird: Die Natur war zuerst da. Sie ist der Prototyp und ihr dürfen wir die erste Wahl geben. Es ist unsere eigene Entscheidung. Jede Krankheit beginnt im Kleinen. Wenn wir bei den ersten Anzeichen aktiv werden, statt die Warnleuchten zu ignorieren, können wir der dauerhaften Gesundheit einen gewaltigen Schritt vorausgehen.

Ich persönlich stelle mich gern den Einzelpflanzen und beobachte die Wirkung, den Geschmack, den Dampf, der sich über der Tasse kringelt. Falls es doch etwas mehr als eine Pflanze sein darf, sind hier meine Lieblingskombinationen. Die Mengenangaben sind nur, damit du ein Gefühl dafür bekommst, welche Pflanze dezent eingesetzt werden darf.

Teemischung Bitter I

Ein Tee für sanfte Bitterkeit, die wirkt, ohne zu überfordern. Stoffwechsel und Leber anregend.

Zutaten:

- Löwenzahnblatt – 35 %
- Schafgarbe – 30 %
- Pfefferminze – 25 %
- Tausendgüldenkraut – 10 %

Zubereitung:

1 Teelöffel pro Tasse, 5 bis 8 Minuten ziehen lassen, ungesüßt genießen.

Teemischung Bitter II

Diese Mischung ist eine klare Ansage der Bitterstoffe. Fenchel rundet das Aroma ab, Ingwer regt sanft an und gibt einen frischen, leichten Kick.

Zutaten:

- Benediktendistel – 35 %
- Artischockenblatt – 25 %
- Wegwartenwurzel – 20 %
- Wermut – 5 %
- Fenchel – 10 %
- Ingwer, frisch, fein gehackt – 5 %

Zubereitung:

1 Teelöffel pro Tasse, 4 bis 5 Minuten ziehen lassen, ungesüßt genießen.

Teemischung Detox

Entgiftend, mineralisch, klärend. Ein Tee, der den Körper reinigt, ohne zu überfordern. Wegen der ausleitenden Wirkung nur bis 15.00 Uhr trinken – damit einer guten Nacht nichts im Weg steht.

Zutaten:

- Brennnessel – 35 %
- Hängebirkenblatt – 30 %
- Gundelrebe – 15 %
- Kleblabkraut, frisch – 15 %
  (alternativ: ein paar Tropfen alkoholische Labkraut-Essenz)
- Ringelblume – 5 %

Zubereitung:

1 bis 2 Teelöffel pro Tasse, 5 bis 7 Minuten ziehen lassen, ungesüßt genießen.

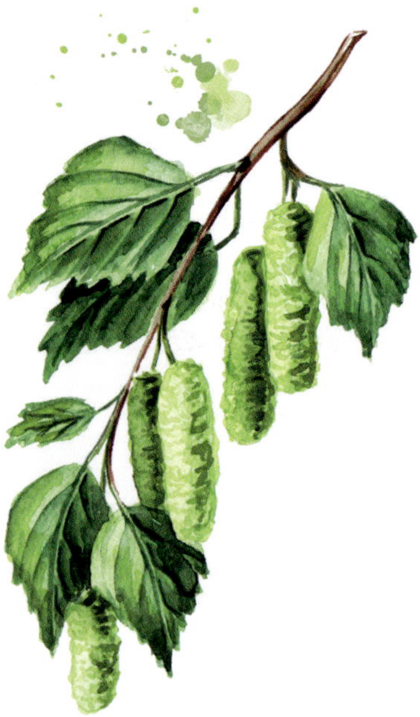

Alkoholische Auszüge

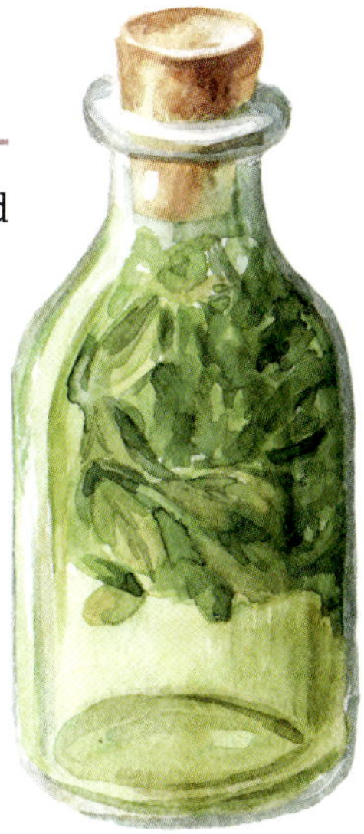

Mit solchen Mazeraten lassen sich die Inhaltsstoffe schonend aus der Pflanze lösen und für sehr lange Zeit konservieren.

Oft liest man von Essenzen und Tinkturen. Der wesentliche Unterschied liegt darin, ob das Pflanzenmaterial getrocknet (Tinktur) oder frisch (Essenz) dafür verwendet wird. Diese Auszüge sind jahrelang haltbar und in der Urform tropfenweise eine Alternative zu Tees.

Die allgemeine Variante ist mit Blüten und Blättern, die in 40 %igem Alkohol angesetzt werden, und Wurzeln, Rinden oder Harzen mit 70–80 Vol.-%. Verwende nur die schönsten Pflanzenteile. Das Beste ist gerade gut genug!

Dafür nimmt man das Pflanzenmaterial, schneidet es klein, gibt es in ein Schraubglas und füllt mit dem Alkohol auf, bis alles gut bedeckt ist.

Bei Blatt und Blüte ist das Mengenverhältnis 1:5, bei Wurzeln 1:9. Ich persönlich mörsere die Pflanzen mit dem Alkohol an, um so das Material noch besser aufzuspalten. So ergibt sich auch eine kräftigere Färbung der Essenz.

Das Glas verschließen und gut leserlich mit dem Inhalt und dem Datum beschriften. An einen schönen Platz im Schatten stellen und täglich schwenken. Nach einem Monat sauber absieben und dunkel lagern. Ab und zu bekommt man das Gefühl, dass die Essenzen nicht mehr so kraftvoll sind wie zu Beginn. Dann nehme ich den bestehenden Ansatz und gebe nochmals frisches Pflanzenmaterial dazu. So wird er aufgefrischt und nichts wird verschwendet.

Die klassische Einnahme bei Bedarf ist 3 Mal täglich 20 bis 25 Tropfen in einem Glas Wasser. Schluckweise trinken.

Ölauszug und Aromaöle

Die Ölauszüge haben ein herrlich breites Anwendungsgebiet. Ob als Aromaöl für die Küche, für eine geschmeidige Haut, zur Anwendung als Balsam oder zum Weiterverarbeiten als Schüttellotion. Mit dieser Zubereitung kann man die fettlöslichen Pflanzenstoffe aus den Kräutern extrahieren.

Dafür werden die trockenen oder auch angewelkten Pflanzenteile zerkleinert, mit Öl übergossen und für einen Monat lang stehen gelassen. Klingt einfach. Ist es auch, aber für ein Erfolgserlebnis gilt es, ein paar Punkte zu beachten. Zum Beispiel die Auswahl an Ölen. Wichtig ist, nur die beste Qualität aus Kaltpressung zu verwenden. Ich verwende, auch für die äußere Anwendung, nur Öle, die ich auch essen würde!

Als Auszugsöle eignen sich generell Sonnenblume, Mandel, Sesam, Distelöl oder Olivenöl. Ich persönlich habe eine ganz kleine Auswahl an Ölen daheim. **Bio-Kokosöl**, nicht zu verwechseln mit Kokosfett, ist mit seiner thermisch kühlenden Wirkung ein unverzichtbarer Bestandteil im Sommer. Ein Glas davon steht meistens im Bad. Ob zum Zähneputzen, Ölziehen, zum Abschminken, als Haargel oder zur Hautpflege. Nach der Dusche auf die nasse Haut aufgetragen, schmilzt es augenblicklich und zieht gut ein. Zusätzlich ist es mein persönlicher und unverzichtbarer Zeckenschutz auf Wanderungen.

Das zweite Öl, das bei mir vom Salatdressing bis zum Salbenrühren im Einsatz ist, ist **Olivenöl**. Aus kontrolliertem Anbau und am liebsten in Bio-Qualität, versteht sich. Es ist sehr gut haltbar und wunderbar als Grundlage für Kräuterauszüge geeignet. Damit mache ich mir auch mein persönliches Aromaöl für den Einsatz in der Küche. Dafür nehme ich ein großes Glas mit weitem Hals. Ich befülle es mit angewelkten Rosmarinzweigen, Bohnenkraut, Chilifäden und Knoblauchzehen (ungeschält). Dazu eine kräftige Prise Salz und fülle es mit dem Olivenöl auf, bis auch der letzte Fitzel unter der Oberfläche verschwunden ist. Damit ein Feuchtigkeitsaustausch stattfinden kann, bedecke ich die Öffnung, besonders in den ersten Tagen, nur mit einem Baumwolltuch. Das Öl kann an einem hellen Platz für einen Monat die Aromen der Pflanzen extrahieren. Danach absieben, dunkel lagern und genießen.

Mineralische Öle und Fette wie Vaseline, Melkfett oder Paraffin sind gereinigte Erdölprodukte und können Mineralölrückstände enthalten. Sie stehen im Verdacht, potenziell krebserregend zu sein, und sind deshalb nicht für die Hautpflege geeignet. Erkennbar auf dem Etikett unter anderem als: Paraffinum, Petrolatum, Ceresin, Ozokerite oder Isoparaffin.

Kalt- und Warmauszug bei Ölansätzen

Bei der Zubereitung kommt es auf das Pflanzenmaterial an.

Der **Kaltauszug** ist schonender und nimmt mehr Zeit in Anspruch. Dafür einfach ein Glas mit den sauberen, trockenen, klein geschnittenen Pflanzen füllen und mit dem gewünschten Öl übergießen, bis alles bedeckt ist. Dazu noch eine Prise Salz, um die Feuchtigkeit zu binden und der Schimmelgefahr vorzubeugen. Die frischen Pflanzen lasse ich immer über Nacht anwelken, damit schon ein Teil der Feuchtigkeit reduziert wird. Das Glas ausschließlich mit einem Tuch bedecken und jeden Tag schwenken. Nach einem Monat absieben, gut beschriften und dunkel bis zur Verwendung lagern.

Wunderbar für heilsame Zubereitungen von Ringelblume, Johanniskraut und Spitzwegerich. Genauso als Aromaöl mit Knoblauch, Rosmarin, Chili und Bohnenkraut für die Küche.

Für einen **Warmauszug** werden die Pflanzenteile (getrocknet oder frisch) in ein hitzebeständiges Glas gegeben, mit Öl übergossen und dann auf dem Herd für ein paar Stunden im Wasserbad um die 60 °C erwärmt. Dazwischen immer wieder umrühren.

Danach absieben und wieder gut beschriften. Es macht das Leben einfacher!

Der Warmauszug eignet sich für eine sofortige Verwendung pur als Massageöl oder zur weiteren Verwendung für Salben. Ideal für Beinwell oder Pflanzen mit einem hohen Feuchtigkeitsanteil.

Haltbarkeit bis zu 1 Jahr und Mengenverhältnis, besonders bei Wurzeln, 1:9.

HEILPFLANZEN ZUR ÄUSSERLICHEN ANWENDUNG

- **Wunden und Ausschläge**: Ringelblume, Spitzwegerich, Vogelmiere, Gänseblümchen
- **Narbenheilung, OP-Wunden**: Johanniskraut, Ringelblume
- **Knochen, Sehnen und Bänder**: Beinwell, Salomonsiegel, Zahnwurz
- **antiviral bei Herpes**: Zitronenmelisse, Braunwurz, Braunelle
- **antibakteriell**: Fichtenharz, Ringelblume, Spitzwegerich
- **Lunge / Bronchien**: Engelwurz, Thymian, Majoran, Salbei
- **durchblutungsfördernd**: Rosmarin, Wacholder, Ingwer
- **elastizitätsfördernde Hautpflege**: Frauenmantel, Rotklee

Lust auf einen kleinen Ausflug zu den Mondphasen? Vermeide bei Kaltauszügen mit Öl die Wasserzeichen. Darunter fallen Krebs, Skorpion und Fische. Genauso die Jungfrau als Luftzeichen. Ansonsten hast du die besten Chancen, dass dir der Ölauszug zu gären oder schimmeln beginnt. Schade um die Zeit und die Ressourcen. Dafür ist man um eine Erfahrung reicher.

Zwei Sachen sind wichtig zu betonen:

1. Achte auf deine Energie – sie überträgt sich auf dein Werk! Nimm dir bewusst Zeit für deine Heilmittel und freue dich auf das himmlische Resultat.

2. Die Glückssalbe rein aus Fichtenharz kann sehr intensiv wirken. Bei Kindern verwende ich für diese Rezeptur gern zusätzlich Ringelblumenöl. Auch dieses wirkt desinfizierend und wundheilend, jedoch etwas sanfter. So kombiniere ich 50 % Harzöl mit 50 % Ringelblumenöl.

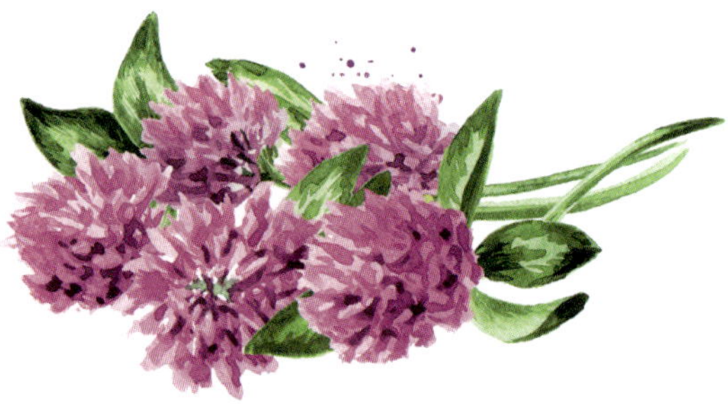

Glückssalbe

In den gängigen Rezepten für eine Wundheilsalbe liest man immer von den Pechsalben aus Lärchenharz. Bei uns sind diese Nadelbäume ganz selten, und deshalb zaubere ich ausschließlich Glückssalben aus Fichtenharz. Es ist einer der wertvollsten Bestandteile meiner grünen Hausapotheke und nicht mehr wegzudenken. Dieser Wundbalsam ist besonders wirksam, wenn sich ein Spieß oder Splitter unter der Haut befindet, bei Abszessen, Schürfwunden oder anderen offenen Verletzungen.

Zutaten:

- 150 g Olivenöl
- 45 g Fichtenharz
- 12 g Bienenwachs
- Salbentiegel
- Kein ätherisches Öl oder andere Zusätze – das Harz ist Aromatherapie vom Feinsten!

Zubereitung:

Ich fülle das Fichtenharz zunächst in offene Teebeutel. Dann erwärme ich das Öl in einem kleinen Topf auf etwa 60 °C und lege die Harzbeutel hinein. So bleiben Rückstände und Verschmutzungen im Beutel, während das Fichtenharz sauber ins Öl schmilzt. Sobald das Harz vollständig gelöst ist, kommen die Teebeutel raus und ich rühre das Bienenwachs ein und lasse es schmelzen.

Danach kommt die Gelierprobe: Ein paar Tropfen der flüssigen Salbe auf einen Teller geben, kurz auskühlen lassen und die Konsistenz prüfen. Falls nötig, einfach etwas Öl oder Wachs zugeben. Die Salbe ist für offene Wunden gedacht, deshalb halte ich sie bewusst etwas weicher.

Passt die Konsistenz, nehme ich den Topf vom Herd und rühre die Masse kalt. Das ist wichtig: Wird die Salbe zu warm abgefüllt, zieht sie sich beim Abkühlen zusammen und es entstehen Risse oder kleine Krater. Durch das Kaltrühren wird die Masse herrlich cremig. Erst wenn sie beginnt, dicker zu werden, fülle ich sie in vorbereitete Tiegel. Mit dem Deckel verschließen, wenn die Salbe völlig ausgekühlt ist.

Hast du auch schon einmal Salben *geföhnt*? Das mache ich bei allen Salben mit Bienenwachs, die ich verschenke. Ich schalte den Fön auf die heißeste Stufe und halte ihn ein paar Sekunden direkt auf die Salbenoberfläche. Das Bienenwachs schmilzt und zurück bleibt ein schöner, anhaltender Glanz. So macht Schenken doppelt Freude!

Zum Schluss mit Datum und Inhalt beschriften und schon hast du eine wertvolle Bereicherung für deine grüne Hausapotheke, die gefühlt ewig haltbar ist.

OXYMEL

Süße Essig-Elite für Heilkräuter

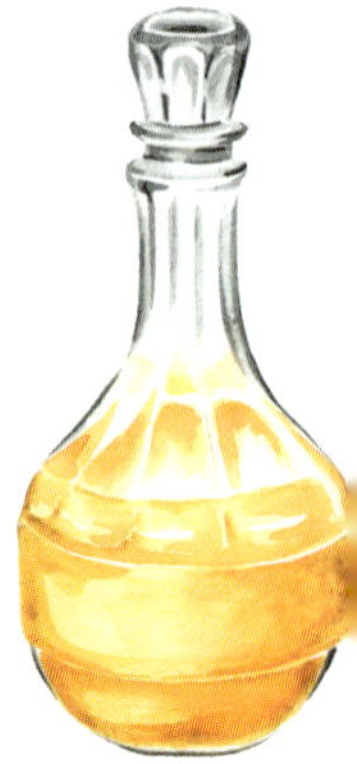

Eine genussvolle Möglichkeit, Schwung in die Küche zu bringen und der Gesundheit etwas Gutes zu tun, ist ein Oxymel. Es setzt sich aus zwei Wörtern zusammen: *oxy* oder *oxos* für *sauer* oder *Essig* und *meli* für *Honig*. So haben wir bereits die zwei Grundzutaten, die wir dafür benötigen, um die Inhaltsstoffe aus der Heilpflanze zu extrahieren.

Wichtig ist, dass beide Zutaten zusammenkommen, bevor die Pflanzen dazugegeben werden. Kräuter in Essig einzulegen und nach dem Absieben den Honig dazuzugeben, ist kein Oxymel, sondern gesüßter Kräuteressig.

Normalerweise ist die **Grundrezeptur**: 3 Teile Honig, 1 Teil Essig und etwas Salz. Ich verwende Oxymel für jedes Salatdressing und in dem angegebenen Mengenverhältnis wird es sehr süß.

Deshalb ist **meine Rezeptur**: 1 Teil Honig und 3 Teile Essig. Dazu noch eine Prise Salz für die Haltbarkeit und besonders erlesene Heilkräuter. Das Beste ist gerade gut genug! Nach 1 Monat Ziehzeit an einem schattigen Plätzchen hält es sich bei kühler und dunkler Lagerung ca. 1 Jahr.

Der Essig darf nicht pasteurisiert sein. Er muss noch fähig sein, eine Essigmutter auszubilden. Bei 95 % der Essigsorten aus dem Handel ist das leider nicht mehr der Fall, und so verändert sich auch die Wirkung auf die Darmflora. Im Idealfall in Bioqualität und ohne Zusätze. Der Honig sollte aus deiner nahen Umgebung stammen. Auch er darf nicht pasteurisiert, sondern muss noch kandierfähig sein. Ich nehme Blütenhonig für feine Kräuter und Blüten und Waldhonig für intensivere Pflanzen.

Bereits ohne Kräuter ist das Oxymel mit seiner Wirkung ein absolutes Kraftpaket mit breit gefächertem Einsatzgebiet: Es unterstützt die Leberfunktion und fördert den Entgiftungsprozess, fördert eine gesunde Darmflora, stärkt das Immunsystem, wirkt entzündungshemmend und antibakteriell, kann vor oxidativen Schäden schützen, regt die Verdauung an, gestaltet den Körper basisch und reduziert Übersäuerungen.

Wenn wir jetzt noch Pflanzenkraft dazugeben, geht's richtig ab. Als kleine Richtlinie für die Auswahl an Pflanzen orientiere ich mich an der Wirkung beim Tee.

Meine Lieblingssorten als Einzelansatz oder auch als Kombination sind:

› Brennnessel, Labkraut und Birkenblätter zur Entgiftung
› Ingwer, Holunderblüte, Schwarze Johannisbeeren und Hagebutte fürs Immunsystem
› Löwenzahn und Schafgarbe für die Leber
› Rosmarin für einen starken Kreislauf und Antriebskraft
› Tannenwipfel und Spitzwegerich bei Husten und Heiserkeit
› Rotklee, Gänseblümchen und Frauenmantel für die Frauengesundheit
› Brennnesselwurzeln und Weidenröschen für die Männergesundheit

Das Heilmittel darf nicht weit weg vom Haus sein. Ich sammle nur die schönsten Blüten und Kräuter, die mich ansprechen. Das können Malvenblüten, Ackerschachtelhalm, Gänseblümchen, Gundelrebe, Löwenzahn und Brennnesseln sein, die ich allesamt klein schneide. Ausnahmsweise keine Einzelsorten, denn dann wird das Oxymel eine genussvolle Kombination aus allem, was mir über den Weg läuft.

Die sauber gepflückten und klein geschnittenen Pflanzen kommen in ein Glas. Dann übergieße ich sie so, dass alles gut bedeckt ist. Deckel drauf, beschriften, täglich schwenken und dunkel für einen Monat stehen lassen. Nicht an der Sonne! Danach absieben, in schöne Flaschen füllen und regelmäßig genießen.

Kann Oxymel schlecht werden? Der Honig ist haltbar, und der Essig ist haltbar. Wenn wir diesen Komponenten frische Kräuter mit Feuchtigkeitsgehalt zugeben, verändert sich das Milieu, und im schlimmsten Fall kann es passieren, dass im Glas eine Gärung startet. Diese Situation hatte ich schon bei frischen Heidelbeeren oder saftigen Topinamburknollen. Dann stelle ich das Glas in den Kühlschrank, was den Prozess verlangsamt, und brauche es zeitnah auf.

1 Esslöffel von deinem Oxymel in einem Glas Wasser als Durstlöscher, täglich im Salatdressing oder als wertvoller Bestandteil deiner Hausapotheke – du kannst dir so etwas Gutes tun!

KRÄUTERSALZE AUS BITTERSTOFF-PFLANZEN

Selbst gesammelte Kräuter, deren Aromen und Inhaltsstoffe haltbar zu machen, kann zur Leidenschaft werden. Ich habe nicht nur ein Kräutersalz für alles, sondern stimme sie auf die Gerichte ab. Zu Spitzenzeiten hatte ich bis zu 14 unterschiedliche Salze im Sortiment. Für mich hat sich eine Spielwiese eröffnet, die ich voll und ganz ausgekostet habe. Vielleicht kommst auch du auf den Geschmack. Beginne generell mit kleinen Mengen. Falls irgendetwas nicht klappen sollte, hält sich der Schaden in Grenzen.

Zuerst brauchst du ein gutes Salz, ohne synthetische Zusätze! Ohne Fluorid, ohne Jod, ohne Rieselhilfe. So heimisch wie möglich. Ich habe so viele unterschiedliche ausprobiert und die wenigsten sind wirklich brauchbar! Die besten Erfolge hatte ich mit heimischem Ursalz. Umso größer die Gebinde, die du einkaufst, umso günstiger wird die Rechnung. Ich kaufe im ausgewählten Handel meist einen 12-kg-Kübel. Mit allem, was ich so verschenke und selbst benötige, reicht die Menge bei mir etwa für 1 bis 2 Jahre.

Möglichkeit Nummer 1 der Zubereitung: Du nimmst deine schonend getrockneten Kräuter, mahlst sie im Mörser klein und vermischst sie mit deinem Salz. Du kannst querbeet alles verwenden, was geschmacklich gut zusammenpasst. Noch ein paar schöne, bunte Blüten für die Optik dazu. Fertig.

Mir persönlich war das meist etwas zu wenig. Besonders beim Bärlauch oder anderen Pflanzen, die bei der Trocknung den Geschmack und auch die Farbe stark verändern. Deshalb produziere ich alle Kräutersalze mit Möglichkeit Nr. 2:

Möglichkeit Nummer 2 der Zubereitung: Ich suche mir an einem schönen Tag die idealen Pflanzen. Ob frischer Bärlauch, Löwenzahnblüten oder einfach ein paar Brennnesseln. Dann schneide ich sie klein und gebe sie mit dem Salz in einen Mörser und vermahle alles zu einer breiigen Masse. Natürlich kannst du auch mit einer Küchenmaschine arbeiten. Mit der Zeit jedoch wirst du den

Unterschied an Wertigkeit spüren. Dein neues Kräutersalz ist dann unbezahlbar und hat eine andere Energie. So wird Kochen zum Highlight!

Dann gebe ich das *nasse* Kräutersalz in ein verschließbares Gefäß und lasse es noch ein paar Tage im Kühlschrank durchziehen. Im Anschluss streiche ich es dünn auf ein sauberes Backblech und lasse es bei Raumtemperatur im Schatten trocknen. Wenn möglich, nutze ich auch die Restwärme vom Backofen bei offener Ofentür. Die Trocknung sollte so schonend wie möglich passieren und im Idealfall nicht über 45 °C. Sonst verbrennen dir wichtige Inhaltsstoffe und das leuchtend bunte Salz bleicht aus. Falls es noch etwas klumpt, verreibe ich es nochmals im Mörser. Auch hier kannst du zusätzlich noch mit getrockneten Kräutern oder Gewürzen arbeiten. So wird es zum kreativen Abenteuer, das keine Grenzen kennt. Das Ganze wird dann gut verschlossen und dunkel gelagert.

Meine Lieblingsrezepte:

Bärlauch pur

Mit so einem Kräutersalz wird man süchtig nach Eierspeisen und es passt richtig genial in Salatdressings. Dafür brauchst du nur Salz und frische, junge Bärlauchblätter. Zubereitung wie oben beschrieben. Aromatherapie pur!

Bitter-Kräutersalz

Die Kombi aus Liebstöckel, Schafgarbe, Löwenzahn, wenig Gundelrebe und ganz viel Giersch setzt immer wieder genussvolle Impulse in der Küche. Der Liebstöckel darf vorziehen, und so verwende ich dieses Salz für Suppen, Gemüse und endlos viele vegetarische Gerichte.

Brennnessel und Curry

Mein Dream-Team, wenn es um orientalische Gerichte und Dips oder Aufstriche geht. Die frischen Brennnesselblätter sind wieder die Basis. Nach dem Trocknen kommt eine ordentliche Portion von meinem Lieblingscurry und Kurkuma dazu. Fertig.

GEMMOMAZERATE

Heilkraft der Knospen

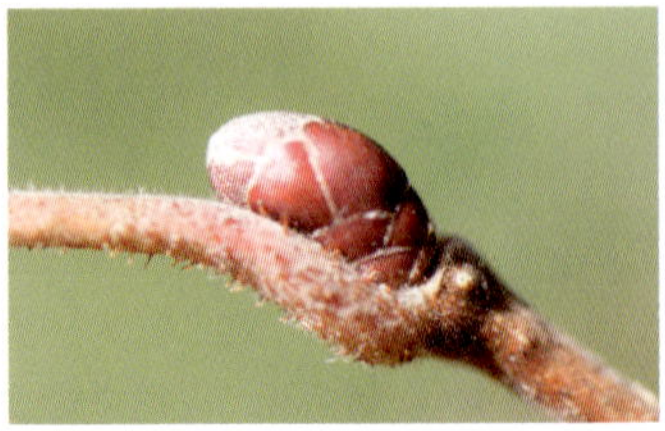

Kräuter und Blüten sammelt man in einem Korb –
Knospen in einem Fingerhut!

Diese Aussage symbolisiert, wie wenig wir brauchen, um kraftvolle Ansätze herzustellen! In den Knospen ist die Kraft von Bäumen und Sträuchern samt deren Stammzellen und Wachstumsenergie auf kleinstem Raum enthalten.

Rein alkoholische Ansätze extrahieren hauptsächlich Flavonoide, ätherische Öle, Bitterstoffe, Gerbstoffe, Harze und etliche andere Inhaltsstoffe von voll ausgebildeten Pflanzenteilen.

In den Knospen steckt die Lebenskraft, die regenerierend, zellaktivierend und vor allem regulierend ihre Wirkung entfaltet. Beispielsweise Nukleinsäuren für die Zellregeneration, Aminosäuren als Bausteine für die Zellneubildung oder Oligosaccharide mit ihrer wachstumsfördernden und pilzhemmenden Wirkung. Das macht sie ganz besonders, denn in den ausgereiften Pflanzen sind diese Vitalstoffe nicht mehr in der Form enthalten. Diese Inhaltsstoffe werden mit einer Kombination von pflanzlichem Glycerin und Alkohol gelöst.

Bäume und Sträucher entwickeln bereits im Sommer ihre Knospen für den nächsten Frühling. Für ein wirksames Mazerat werden diese allerdings erst im Frühling, kurz vor dem Aufspringen, gepflückt. Dann ist der Gehalt, den die Pflanze zum Schutz der Knospen ausbildet, am höchsten. Das ist die Zeit, in der wir uns ans Werk machen. Denk an den Fingerhut! Wir brauchen nur ganz wenig und wirklich nur von starken Pflanzen, die den *Schaden* kompensieren können! Die kleinen Wichtel, die mit Ach und Krach noch stehen, bleiben unangetastet!

Es gibt endlos viele Rezepturen und alle haben ihre Berechtigung. Die einen sind gnadenlos kompliziert und andere etwas weniger.

Gemmomazerat

Die Mischung ist pflegeleicht und effektiv.

- 1 Teil pflanzliches Glycerin
- 2 Teile 40 %iger Alkohol
- frische Knospen, die maximal 1 Stunde vorher gepflückt wurden

Glycerin und Alkohol miteinander mischen. Die Knospen im Mörser leicht andrücken oder mit einem Keramikmesser klein schneiden. Dann in ein Glas füllen und im Verhältnis 1 Teil Knospen zu 9 Teilen der Glycerin-Alkoholmischung aufgießen. Deckel drauf und Glas beschriften.

Das Ganze 1 Monat bei Raumtemperatur ziehen lassen und täglich schwenken nicht vergessen. Nach der Zeit sauber absieben.

In seltenen Fällen wird die entstandene Ur-Essenz pur eingenommen, weil sie unglaublich intensiv ist. Deshalb wird sie homöopathisch auf D1 verdünnt. Das bedeutet, man nimmt einen Teil der Ur-Essenz und gibt 9 Teile der neutralen Glycerin-Alkoholmischung dazu. Man füllt sie in eine hohe Flasche und macht 10 kräftige Schüttelschläge. Zwischen den Schlägen immer wieder warten, bis sich die Flüssigkeit beruhigt hat. In der Homöopathie nennt man das potenzieren – mit Kraft aufladen.

Jetzt ist dein Gemmomazerat als D1-Verdünnung bereit für den Einsatz. Am effektivsten ist es in einer Braunglasflasche mit Sprühaufsatz. Im Bedarfsfall für Erwachsene 3 bis 5 Sprühstöße auf die freien Mundschleimhäute. Frei bedeutet nicht zwischen Vor- und Hauptspeise beim Essen oder das Ganze mit einem Espresso runterspülen. Frei bedeutet, dass das Mazerat seine volle Wirkung entfalten kann.

Besonders die Schwarze Johannisbeere ist mein absolutes Erste-Hilfe-Mittel in Ansteckungszeiten. Wenn ich spüre, dass sich etwas anbahnt, ist meine Dosierung: 2 bis 3 Mal alle 15 Minuten. Danach waren jegliche Symptome wie weggeblasen.

Beginne mit kleinen Mengen und genieße die spannende Reise!
Der nächste Frühling mit den neuen Möglichkeiten kommt bestimmt!

LEBERWICKEL

Der Leberwickel gehört zu den alten Hausmitteln. Durch diese Anwendung kann die körpereigene Regeneration beschleunigt und Entgiftungsprozesse verstärkt werden. Diese Möglichkeit unterstützt die Leberfunktion und ist auch bei beginnender Erkältung zur Unterstützung des Immunsystems eine wertvolle Option. Nach dem Essen wirkt der Wickel verdauungsfördernd, und wer Probleme mit stressbedingten Schlafstörungen hat, kann mit dieser Anwendung versuchen, entgegenzuwirken.

Für den Leberwickel als erholsame Auszeit vom Alltag sollten 40 bis 60 Minuten eingeplant werden. Generell geht es darum, im Liegen einen Wärmeträger auf die Leber im rechten Oberbauch aufzulegen, 20 bis 30 Minuten dort zu belassen und noch einmal die gleiche Dauer ohne den Wickel nachzuruhen.

Leberwickel mit einem Heublumensack

Heublumen enthalten viel Cumarin, das entspannend und durchblutungsfördernd wirkt. Dieser Leberwickel kann die Menstruation verstärken. Bei schwerwiegenden Krankheiten, akuten Entzündungen und Fieber darauf verzichten.

Zutaten:

- 2 Handvoll Heublumen in Bioqualität
- Leinensack oder ein Tuch

Zubereitung:

Den Heublumensack für 20 Minuten im Siebeinsatz über Dampf erwärmen.

Dieser wird dann in ein Handtuch eingewickelt, und bitte auch hier darauf achten, dass die Auflage nicht zu heiß ist. Es muss sich angenehm warm anfühlen, die Anwendung ist wie oben beschrieben.

Statt Heublumen oder Schafgarbe können auch wunderbar andere Leberpflanzen, wie beispielsweise der antriebsstarke Rosmarin, verwendet werden.

Für unseren Körper ist das Quality-Time pur.

Leberwickel

Durch diese feucht-heiße Anwendung unterstützt du die Leberfunktion, kannst Beschwerden entgegenwirken und entgiftest so nebenbei den Körper.

Zutaten:

- 200 ml heißes Wasser
- 1 Waschlappen
- 1 größeres Handtuch
- Decke
- bei Verfügbarkeit für die klassische Variante:
- 2–3 EL Schafgarbenkraut
- ein aufgewärmtes Kirschkernkissen oder eine mit warmem Wasser schwach gefüllte Wärmflasche

Zubereitung:

Zuerst wird ein intensiver Tee aus der Schafgarbe hergestellt, den man 10 Minuten zugedeckt ziehen lässt. Dann absieben und etwas abkühlen lassen. Bei der Menge kannst du dir gern selbst noch eine halbe Tasse davon gönnen. Der Wickel sollte so warm wie möglich, jedoch ohne Verbrennungen zu verursachen, angewendet werden. Die Temperatur bitte nicht unterschätzen!

Danach nimmst du den Waschlappen und tauchst ihn in den Tee. Gut auswringen.

Such dir ein schönes Plätzchen in bequemer Kleidung und lege den Waschlappen im Liegen auf den rechten Oberbauch im Leberbereich. Direkt auf die Haut und umwickle den Bauch mit dem größeren Handtuch. Platziere das warme Kirschkernkissen oder die Wärmeflasche darauf und bei Bedarf kannst du dich noch zudecken.

Genieße die Wirkung für 20 bis 30 Minuten. Danach kannst du den Wickel abnehmen, die Haut trocken tupfen und nochmals dieselbe Zeit nachruhen. Während der ganzen Zeit sollte es sich sehr angenehm anfühlen. Falls dem nicht so ist, bitte den Wickel sofort entfernen!

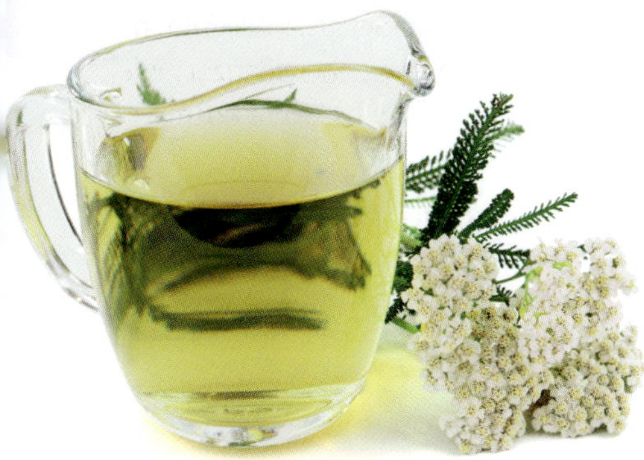

ZUBEREITUNG VON VITALPILZEN

Birkenporling und die Schmetterlingstramete sind bittere Pilze. Auch der Zunderschwamm würde sich mit seiner Heilwirkung perfekt in diese Kombi einreihen, denn so unscheinbar, wie er ist – so faustdick hat er es hinter den Röhren.

Die Zubereitung der Vitalpilze ist etwas anders als die von feinen Kräutern, und wichtig zu wissen: Sie enthalten gesunde Bitterstoffe, die vorziehen können. Birkenporling und Co. gehören nicht zu den Speisepilzen, haben eine viel härtere Struktur und werden eher wie Wurzeln oder Rinden verarbeitet. Alkoholische Ansätze sind eine grandiose Möglichkeit, an die Wirkstoffe zu kommen und die Lösung tropfenweise einzunehmen.

Man liest auch viel vom Pilzpulver. Ich dachte immer, ich habe einen starken Hochleistungsmixer daheim. Der Birkenporling mit seinem elastischen Fruchtkörper hat mich eines Besseren belehrt. Ihn verwende ich einfach grob zerkleinert und vor allem abgekocht.

Im Handel sind die unterschiedlichsten Vitalpilzpulver erhältlich. Diese können ganz einfach in Smoothies, Soßen oder im Risotto mitverarbeitet und mitgegessen werden. Wichtig ist, mit kleineren Mengen wie etwa 1 Teelöffel pro Tag zu beginnen und sich langsam zu steigern. Das Rote-Bete-Smoothie-Rezept findest du auf Seite 144.

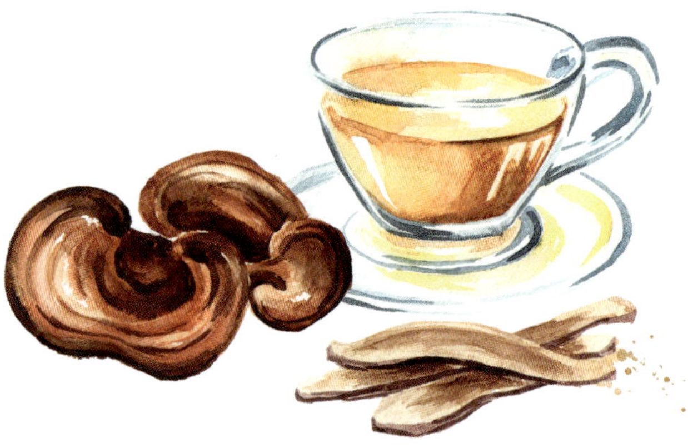

Vitalpilz-Tee

Besonders im Frühling, wenn die jungen Brennnesseln wieder sprießen, ist eine Mischung aus ausleitenden Pflanzen in Kombination mit den Vitalpilzen ein wahrer Turbo-Booster. Hier würde ich erst den Tee mit den Pilzen machen, mit dem heißen Sud die Detox-Pflanzen aufgießen und fünf Minuten ziehen lassen.

2 Esslöffel zerkleinerte Vitalpilze wird mit 500 ml Wasser etwa 30 Minuten lang geköchelt, abgesiebt und dann über den Tag verteilt getrunken.

Bei pulverisierten Pilzen reicht auch 2 Teelöffel für den Anfang und eine Kochzeit von 15 Minuten.

Ich kombiniere ihn gern mit Früchten wie Hagebutten, Apfelschalen und ein bis zwei schmalen Scheiben Ingwer. Besonders am Anfang, wenn man das Pilzaroma noch nicht so gewohnt ist.

Es ist gerade Ende Oktober. Man hört es an der Zutatenliste. Mit einer einzelnen Tasse wird vermutlich nicht allzu viel passieren. Deshalb gönne ich mir und meinem Immunsystem den Tee für mindestens 4 Wochen. Danach 2 Wochen Pause. Und dann geht's von vorne los.

Vitalpilz-Gemüsebrühe

Eine ganz klassische Zubereitung, besonders für die kalte Jahreszeit. In Fastenzeiten schluckweise trinken oder einfach mit einer feinen Suppeneinlage genießen. Warum nicht einmal Gierschflädle mit Birkenporling-Gemüsebrühe?

Dafür nehme ich einen Topf und brate eine halbierte Zwiebel samt Schale mit der Schnittseite nach unten ohne Fett an. Sobald sie Farbe genommen hat, gieße ich mit einem Liter Wasser auf, gebe gleich einen gehäuften Esslöffel von den Vitalpilzen dazu und lasse den Ansatz aufkochen.

In der Zwischenzeit das Suppengemüse schälen, in ca. 2-cm-Würfel schneiden und zugeben. Gegen Ende kommt dann eine Handvoll Liebstöckel und Selleriekraut, frisch oder aus dem Tiefkühler, dazu. Mit Kräutersalz und etwas Pfeffer würzen und nach 30 bis 45 Minuten absieben. Fertig.

Goldene Pilz-Milch

Eine spannende Zubereitung, die mich sofort begeistert hat. Eigentlich hat es mich eher an ein cremig-würziges Dessert erinnert. Das Rezept für die goldene Milch ist im Kapitel Scharfstoffe auf Seite 194 zu finden.

Haferdrink mit 1 Esslöffel grob gehacktem Birkenporling für etwa 20 Minuten köcheln lassen. Erst dann sind die anderen Gewürze, Kurkuma und Ingwer mit ihrer feinen Schärfe und typischen Aromen, dazugekommen und ich habe nach Rezept weitergemacht. Das Geschmackserlebnis ist eine absolute Herzensempfehlung.

Vitalpilz-Limo

Hier kommen endlich wieder die Fermente zum Einsatz! Im Kapitel der Scharfstoffe (siehe Seite 191) habe ich ausgiebig über den Ginger Bug und die darmfreundlichen Limonaden geschrieben. Als kleine Inspiration erzähle ich dir gern, welche Kombinationen bei mir gerade als 2. Ansatz fermentieren:

- Hagebutte und Birkenporling
- Rote Trauben und Zunderschwamm
- Birne und Schmetterlingstramete

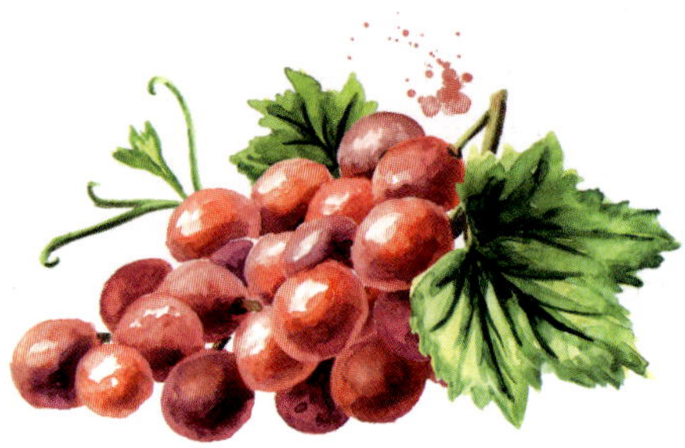

Ich bin unglaublich gern auf kulinarischer Entdeckungsreise. So ergeben sich spannende Kreationen. Wir brauchen einfach nur den Mut, auf neuen Wegen neue Erfahrungen zu machen!

WARUM DIE LEBER SO BELASTET IST

Wirtschaftswunder der Sättigungsmittelindustrie

Gesund auf die Welt zu kommen, ist ein gigantisches Geschenk und nicht selbstverständlich! Ein gesunder Körper funktioniert besser und dauerhafter als jedes Uhrwerk und ermöglicht den reibungslosen Ablauf der Körperfunktionen, sodass wir unsere Lebenszeit sinnvoll gestalten können. Dafür brauchen wir den richtigen Treibstoff. Seelisch und körperlich.

Allein von der Logik her müsste uns bereits klar sein, dass ausschließlich lebendige *Lebens*mittel Leben schaffen und tote *Sättigungs*mittel eben nicht. Tote Nahrung kann dazu beitragen, dass wir uns kraftlos fühlen, geistig weniger klar sind, an Kreativität verlieren und körperlich wie seelisch völlig aus dem Gleichgewicht geraten.

Die Todesursachen haben sich in den letzten 100 Jahren grundlegend verschoben. Während früher Infektionskrankheiten dominierten, stehen heute chronische, nicht übertragbare Erkrankungen im Vordergrund. Auf der Bestsellerliste des 21. Jahrhunderts stehen: Schlankmacher, Schmerzmittel, Cholesterinsenker, Blutdrucktabletten, Antidepressiva und Medikamente gegen Übergewicht, Rheuma, Krebs und Allergien. Damit werden die Milliardenumsätze gemacht. Das Wort *Zivilisationskrankheiten* klingt zwar nicht besonders charmant und betroffen sein will natürlich auch niemand. Doch sie sind allgegenwärtig.

> *Wer das Öl kontrolliert, ist in der Lage, ganze Nationen zu kontrollieren. Wer die Nahrung kontrolliert, kontrolliert die Menschen* (HENRY KISSINGER)

Wann haben wir uns abgewöhnen lassen, einen Unterschied zwischen Arznei und dem täglichen Essen zu machen? Einfach als Beispiel: Rohe Karotten und Heidelbeeren sorgen in ursprünglicher Form für eine gute Sehkraft, wirken als Zellschutz gegen Krebs, verhelfen zu einer einwandfreien Verdauung und binden Giftstoffe und Krankheitserreger im Darm. Wie viel Heilkraft und Lebensenergie darf ich mir von diesen Lebensmitteln im Handel erwarten?

Heutzutage wächst das Gemüse vielfach neben der Autobahn. Ein Großteil der Obstauswahl im Handel, auch die überdimensional großen Heidelbeeren, werden speziell über die Wintermonate, wenn der Bedarf an wichtigen Vitalstoffen am höchsten ist, chemisch behandelt unreif geerntet. Ansonsten würden sie den Transport nicht heil überstehen. Der Nährstoffgehalt in den Züchtungsformen nimmt drastisch ab, dafür liegt der Fokus auf Optik und Haltbarkeit. Eigentlich heimische Gewächse wie Knoblauch und Zwiebeln werden aus China importiert und Bohnen aus Ägypten. Tomaten, Gurken, Zucchini und Auberginen kommen aus den Gewächshäusern Spaniens, die als Meer aus Plastik bezeichnet werden und sogar aus dem Weltall sichtbar sind. Brauchen wir das wirklich?

Vielleicht kommt dir jetzt das Mantra in den Sinn, dass die Weltbevölkerung ernährt werden muss. Es wäre schön, wenn dem so wäre, doch sieht die Realität anders aus. Wir leben in einer Welt der massiven Überproduktion. Es wird bewusst Abfall hergestellt, damit wir als Kunden auch kurz vor Ladenschluss noch die volle Auswahl an perfekten Kunstobjekten antreffen. Etwa ein Drittel der produzierten Nahrungsmittel werden in der DACH-Region (Deutschland–Österreich–Schweiz) genießbar entsorgt.

Den Löwenanteil übernehmen die privaten Haushalte. Gleich danach folgt die Gastronomie. Es ist ja löblich, Lebensmittel zu retten und den Handel zu unterstützen, aber das Problem beginnt längst viel früher – Tausende Tonnen von wertvollem Gemüse werden auf heimischen Feldern vernichtet, da sie nicht der Norm entsprechen. Lauter *Wunderlinge*, die der Handel ablehnt. Zu lang, zu kurz, zu dick, zu dünn, zu krumm – weil der Kunde sie nicht kaufen würde.

Nach Angaben der Welternährungsorganisation hungern etwa 9,3 % der Menschen auf unserer Erde. Dies entspricht rund 733 Millionen Menschen, die unterernährt sind. Jeder Elfte auf unserer Erde! Im Gegensatz dazu hatten etwa 42 % der Weltbevölkerung im Jahr 2020 Übergewicht. Prognosen zufolge könnte dieser Anteil bis 2035 auf rund 54 % ansteigen.

Hormonelle Störungen oder genetische Veranlagungen können natürlich bei ein paar Wenigen der Grund dafür sein. Vielfach jedoch, weil wir zum einen vergessen haben, dass wir bei der Geburt einen Bewegungsapparat geschenkt bekommen haben und unser Körper auf Leistung ausgelegt ist. Des Weiteren die ständige Verfügbarkeit von kalorienstarken, industriell hoch- verarbeiteten und impotenten Sättigungsmitteln. Eine permanente Fehlernährung durch leere Hülsen, die nur für kurze Zeit satt und durch die Kombination Fett und Zucker teilweise süchtig machen. Falsche Ernährung spielt eine ganz große Rolle bei chronischen Krankheiten. Industriell hochverarbeitetes Essen ist nicht auf den Nährwert, sondern die Gewinnspanne ausgerichtet.

Um Gerichte billig zu produzieren, die mehrere Monate haltbar sein und halbwegs gut schmecken sollen, bedarf es gewisser Zusatzstoffe. Aktuell sind in der EU über 300 davon zugelassen. Chemische Substanzen, mit denen auf Dauer nicht jeder Körper zurechtkommt wie: Geschmacksverstärker, Farbstoffe, Konservierungsmittel, Stabilisatoren, Farbstoffe usw. Mit diesem Hintergrund und der dauerhaften Gesundheit als Fokus würde ich jedem Schüler wünschen, dass Gemüseanbau und dessen Zubereitung als Pflichtfach in den Schulen unterrichtet wird. Der Pool von gestern ist das Hochbeet von heute. Im Garten können wir, mit Zugang zu keimfähigem Saatgut, bunte Vielfalt kultivieren. Prall gefüllt mit wertvollen Inhaltsstoffen, die unser tägliches Essen zum heilsamen Genuss macht. Es ist ein gutes Gefühl, sich mit selbst angebautem Gemüse unabhängig zu machen. Ein Thema, das in Zukunft noch viel größere Bedeutung haben wird.

Möglicherweise hast du die Diskussion über den Brokkoli und seine Patentierung in den Medien mitbekommen. Großkonzerne lassen sich veränderte Pflanzen-Gene patentieren und erwerben so die Besitzrechte an den Eigenschaften. Der Brokkoli ist kein Einzelfall. Bisher wurden über 3.000 Patente auf Pflanzen erteilt. Die Liste geht bereits jetzt ins Endlose (Tomaten, Melonen, Gurken, Salate, Mais, Getreide usw.). Das europäische Patentamt finanziert sich vollständig aus den Gebühren der Nutzer und nicht durch Beiträge der Mitgliedstaaten oder der EU.[2]

Allein das Raps-Patent (EP 2700721) ist ein Augenöffner für unsere aktuelle Lage: *2019 vergab das EPA (Europäisches Patentamt) an einen amerikanischen Konzern ein Patent auf gentechnisch manipulierten Raps, der unempfindlich gegenüber Herbiziden ist. Diese Eigenschaft kann aber auch bei natürlich vorkommenden Pflanzen auftreten. Daher bezieht sich das Patent nicht nur auf Raps, sondern unter anderem auch auf Mais, Weizen, Gerste, Reis, Rog-*

gen, Hafer, Tomate, Kartoffel, Karotte, Salat, Zwiebel, Erbse, Gurke, Aubergine, Ackerbohne, Mango, Pfirsich, Apfel, Birne, Erdbeere, Banane, Melone, Traube, Sonnenblume, Baumwolle, Zuckerrohr, Zuckerrübe, Pappel, Ringelblume, Gänseblümchen, Nelke, Tulpe, Iris und Lilie.[3] Gehört das Gänseblümchen in meinem Garten gar nicht mehr mir?

Viele Patente, aufgeteilt auf wenige Großkonzerne, die den Markt dominieren, führen zu wenigen Sorten und teurem, gentechnisch verändertem Saatgut. Für den Gärtner mit zwei Beeten mag das nicht so dramatisch erscheinen. Für Landwirte, die davon leben sollen, schon.

Schätzungen zufolge sind über 90 % von Mais und Soja gentechnisch verändert. Aktuell dominieren eine Handvoll Saatgutunternehmen 95 % des Gemüsesaatgutmarktes in der EU. Saatgut, Agrarchemikalien und Pharmazeutika für Tier und Mensch sind besonders eng miteinander verbunden. Deshalb kann es sein, dass von demselben Konzern die Pestizide für die Felder stammen und auch die Chemotherapie bei Krebs.

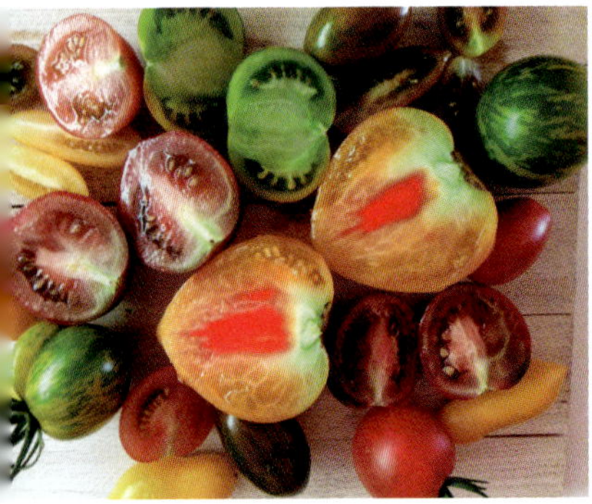

Wenige Großkonzerne entscheiden darüber, was in Zukunft auf den Markt kommt und was wir essen dürfen. Ob es die bunte und gesunde Vielfalt ist, sehen wir bereits jetzt mit der aktuellen Marktlage. Geh im Frühling in den Handel und schau, wie viel unterschiedliche Tomatenpflanzen erhältlich sind. Normalerweise sind es rote Cocktailtomaten, rote Datteltomaten und rote Fleischtomaten. Vielleicht noch eine rote Ochsenherztomate und das teilweise noch als F1-Hybride. Das war's. Eine sehr beschränkte Auswahl von den paar Tausenden in allen Farben und Formen. Robuste und regional angepasste Pflanzen werden durch hochgezüchtete, genmanipulierte und patentierte Sorten ersetzt, die nicht mehr keimfähig sind. Das bedeutet, dass jedes Jahr neues Saatgut oder neue Pflanzen gekauft werden müssen. So finden wir uns und die Landwirte in der Abhängigkeit wieder. Kleinbauern können mit den subventionierten Großbetrieben nicht mithalten und verschwinden vom Markt.

Galina Schatalova, eine mittlerweile verstorbene russische Neurochirurgin, Wissenschaftlerin und Pionierin der Naturheilkunde brachte es auf den Punkt:

> *Die Theoretiker segnen die Lebensmittelindustrie für die Vernichtung der natürlichen Eigenschaften der Lebensmittel, ihre Optimierung, was seinerseits massenhaft chronische Erkrankungen hervorruft und die Ärzte und auch die Wunderheiler mit ständiger Arbeit versorgt.* (SCHATALOVA, HEILKRÄFTIGE ERNÄHRUNG, S. 165)

Unsere Vorfahren nutzten Mischkulturen statt hektarweiser Eintönigkeit und durch das Anlegen von Hecken, Gehölzen und Blühstreifen wurden die Bestäuber automatisch angelockt. Es wurde nach den Grundsätzen und Rhythmen der Natur gelebt und nicht mit dem Wunsch, sie zu unterwerfen. Vor allem war nicht alles jederzeit verfügbar! Es war gängige Praxis, dass Gärtner und Landwirte das samenfeste Saatgut getauscht haben oder käuflich erwerben konnten. So wurde die gigantische Sortenvielfalt von alten, regional angepassten Pflanzen erhalten.

Mit dem Wunsch nach Vielfalt, Eigenverantwortung und meiner Leidenschaft zur bunten Tomatenzucht bin ich auf das Pilotprojekt *Garten Eden* in Lauterach gestoßen. Bei diesem Projekt liegt der Schwerpunkt auf Selbstversorgung, samenfestem Saatgut, gesunden Böden und solidarischer Landwirtschaft. Wir sind viele und wir werden stetig mehr. Jeder von uns kann einen wertvollen Beitrag leisten! Ob in einem Obst- und Gartenbauverein, Gemeinschaftsgärten oder als bewusster Einkäufer von regionalen, biologisch angebauten Produkten, die manchmal keinen Biostatus haben, weil für einen kleinen Betrieb der Aufwand vielleicht zu groß wäre.

Das Problem zwischen Messer und Gabel

Die Menschheit kann recht bescheiden sein. Wir wünschen uns eine intakte Natur, Gesundheit, Frieden und ungiftige Nahrung. Eigentlich nicht zu viel verlangt. Doch unsere Umwelt erstarrt vor lauter Schmutz, Chemikalien und teilweise Schwermetallen. Noch nie mussten wir so auf der Hut sein wie in der aktuellen Zeit. Ich habe mich auf die Suche nach Antworten auf mein großes Warum gemacht. Warum ist der Großteil der Menschheit krank? Woher kommt die Vielzahl an Allergien? Haben wir zu viel Vieh oder wieso gibt es überhaupt Lebendtiertransporte in Dauerschleife? Wie werden Tiere gehalten, deren Fleisch billiger als frisches Gemüse vom Wochenmarkt ist?

Tierisches

Sobald man etwas tiefer in die Materie eintaucht, kauft man nur noch minimalistische Mengen an Fleisch, Fisch oder Wurst. Schon gar nicht die billige Importware. Ich behaupte nicht, dass ein vegetarisches Leben für jeden von uns das Richtige ist! Aber: Wenn Fleischkonsum, warum dann nicht Qualität vor Quantität? Von Tieren kleiner Produzenten und Landwirten aus dem nahen Umfeld? Von Höfen mit verantwortungsbewussten Haltern, die in diesem Bereich ihre Berufung gefunden haben. Fleisch von Tieren, die erfahren haben, wie sich Erde unter den Klauen und Sonne auf dem Fell anfühlt und nicht teilweise an beiden Enden angebunden ihr Leben auf engstem Raum fristen, bis sie endlich das Zeitliche segnen können.

Kühe, die ihre Hörner behalten dürfen, sieht man immer mehr auf den Weiden, und das macht mich unglaublich glücklich! Ich empfinde es so, als ob man dem Tier die Würde, seine Antennen für das feine Gespür und die Möglichkeit zur natürlichen Abwehr gelassen hat. Ich habe mir einmal sagen lassen, dass du einen vollen Laden hast, wenn Fleisch oder Bier im Angebot ist. Ja. Stimmt. Bei Letzterem sieht man auch plötzlich viele Männer im Einzelhandel. Vielleicht magst du dir vor dem Fleischregal einfach mal die berechtigten Fragen stellen:

› Wie artgerecht wurden die Tiere gehalten?
› Welche Chemikalien wurden ihnen wie oft verabreicht?
› Womit wurden sie gefüttert?
› Wie weit war der Weg zur Schlachtung?
› Erhält das Produkt wirklich meine Gesundheit?

Fleisch war vor ein paar Jahrzehnten noch ein Luxusprodukt. Der Sonntagsbraten hatte einen kurzen Weg. Die Tiere durften ein gewisses Alter erreichen und kamen aus einer artgerechten Haltung. Dementsprechend wurden sie gefüttert, und das Fleisch wurde mit zwei Aromastoffen gewürzt. Salz und Pfeffer. Heute finden wir vielfach in billig produzierter, der Massentierhaltung entstammter Ware eine massive Belastung an Zusätzen und versteckten Medikamenten. Besonders durch Antibiotika.

Jegliche Medikamente, die wir über die Nahrung zu uns nehmen, gehen über die Verdauung in unsere Blutbahn und beeinflussen nicht nur unsere Gesundheit, sondern über die Darm-Hirn-Achse unser Wesen. Sie werden nicht einfach so ausgeschieden, sondern teilweise im Körper gespeichert. Bei einem jährlichen Pro-Kopf-Fleischverbrauch von über 60 kg ein erwähnenswertes Detail.

Zwischen Luxus und Leine – woher kommt mein Lachs?

Ich habe ihn geliebt – den Räucherlachs. Sein zartes Fleisch, der Rauchgeschmack, das samtige Mundgefühl – ein kleiner Luxusmoment, der alles andere vergessen ließ. Doch die Realität hinter der Verpackung ist weniger idyllisch. Zuchtlachs, der das ganze Jahr verfügbar ist, wächst fast ausschließlich in engen Netzkäfigen, die in Fjorden oder Küstengewässern hängen. Tausende Fische dicht gedrängt, weit entfernt von der Freiheit der Wildnis, leiden unter Stress, Krankheiten und Parasiten. Um Verluste zu vermeiden, werden Antibiotika, Parasitenmittel wie Amitraz oder Emamectinbenzoat und manchmal chemische Bäder eingesetzt, dazu Farbzusätze im Futter, damit das Fleisch das für uns gewohnte Rosa behält. Das Ganze als Haltung in Fangnetzen im Freilandgewässer von Fjorden und Seen.

Diese Praxis hat Folgen: Medikamentenreste gelangen ins Wasser, die Umwelt wird belastet, Stress und Krankheit führen zu hohen Sterberaten. Der perfekte Lachs im Supermarkt ist oft Ergebnis intensiver Behandlung. Wer dennoch genießen möchte, kann auf Zertifizierungen wie ASC oder Bio achten und die Herkunft prüfen. Die Kennzeichnung: *Aquakultur* steht für Zuchtfisch aus kontrollierter Aufzucht und Wildfang von frei lebenden Tieren aus dem natürlichen Lebensraum. Geschmackvolle Abwechslung lässt sich auch mit heimischen Fischen wie Forelle, Saibling, Zander oder Fellchen auf den Teller zaubern! Damit der Fischgenuss ein sinnliches Vergnügen bleibt.

Antibiotika und Medikamentenrückstände

Den Grundstein legte Dr. Paul Ehrlich 1909 mit der Entwicklung des ersten mikrobiellen Medikaments gegen Syphilis. 1928 entdeckte der schottische Arzt Alexander Fleming das Penicillin, das in den 1940er-Jahren zur Grundlage der modernen Antibiotikatherapie wurde. Damit wurde erstmals eine gezielte medikamentöse Behandlung bakterieller Infektionen möglich. Diese Entdeckungen retteten Millionen von Menschen das Leben und gehören bis heute zu den Grundpfeilern der modernen Medizin. Heute stehen zahlreiche Antibiotika zur Verfügung, die gezielt gegen unterschiedliche Bakterienarten wirken. Vielfach wird jedoch mit Kanonen auf Spatzen geschossen, und das birgt Gefahren der Resistenz. Das bedeutet, dass krank machende Bakterien nicht mehr auf diese Medikamente reagieren und sich im Körper drastisch vermehren können. Entweder, weil leichtfertig verschrieben wird, oder weil die Behandlungen frühzeitig abgebrochen werden.

Richtig problematisch sind auch die Mengen, die wir über die Ernährung zu uns nehmen. Die, von denen wir gar nichts wissen. Rückstände dieser Medikamente sind größtenteils in Nahrungsmitteln, die von Tieren in der Intensivhaltung gewonnen werden. Sie werden nicht nur kranken Tieren verabreicht, sondern auch prophylaktisch an die gesunden – je nach Größe des Betriebes. Zusätzlich werden die Rückstände in Form von Gülle wieder auf die Felder ausgebracht. Vielleicht ein Grund mehr, auf Bio oder Demeter umzusteigen?

An apple a day keeps the doctor away. Jeden Tag ein Apfel hält den Arzt fern. Der Satz hatte vor ein paar hundert Jahren sicher noch seine Berechtigung. Wenn wir auf dieselbe Menge an Vitalstoffen von einem Apfel aus dem Jahr 1914 kommen möchten, müssen wir heute mehrere Dutzend davon essen. Die robusten Kultursorten wie Gravensteiner, Berlepsch, Lederapfel oder Sternrenette wurden gegen optische Perfektionisten aus moderner Züchtung ausgetauscht. Groß, makellos und schön glänzend ist heutzutage das Motto. Teilweise so verändert, dass sie nicht mehr oxidieren und nach dem Aufschneiden nicht mehr braun werden (Arctic-Apfel). Es sind fast nur noch Kunstprodukte im Handel. Die Schneewittchen-Früchte sind hochgezüchtet, massiv behandelt und genetisch manipuliert.

Vor etlichen Jahren war ein Händler so nett und hat bei sich im Laden *garantiert antibiotikafreie Äpfel* angeboten. Ich finde es wirklich freundlich, wenn man darauf hingewiesen wird. Dann kann der Kunde selbst entscheiden. Gebietsweise ist der Einsatz von Antibiotika im Obstbau in der Blütezeit gegen den Feuerbrand zugelassen.

Glyphosat und andere Spritzmittel

Glyphosat ist eines der bekanntesten und am häufigsten eingesetzten Herbizide unter den mehreren tausend Zulassungen der DACH-Region (Deutschland–Österreich–Schweiz). 1950 wurde es erstmals von dem schweizerischen Chemiker Henri Martin synthetisiert, ohne dass er wusste, dass es als Herbizid wirkt. Monsanto erkannte unabhängig davon 1970 die Wirkung und brachte den Wirkstoff 1974 unter dem Handelsnamen *Roundup* auf den Markt.[4] Das war der Beginn der industriellen Erfolgsgeschichte. Die einen nennen es Pflanzenschutz, die anderen Unkrautvernichter. Beide meinen das Gleiche.

Mit dem Totalherbizid stehen die verschiedensten Möglichkeiten offen. Zum einen kann man das Gartenbeet oder den Acker vor der Aussaat damit besprühen, statt zu jäten. So wird die Opposition des Gärtners namens Unkraut eliminiert. Auch nach der Ernte kommt dieser Stoff zum Einsatz, um sich das Pflügen zu ersparen. Alternativ wird es im Acker-, Gemüse- und Obstanbau zur Vorernteanwendung verwendet. Das bedeutet, dass die Reife beschleunigt wird, obwohl es von der Natur noch nicht vorgesehen ist. Die besprühte Pflanze kann diese Herbizide nicht abbauen, und so lagert sie sie vielfach in den Wurzeln und Samen, die wir konsumieren. In der EU ist die sogenannte *Sikkation* erst seit 2021 verboten. Durch die Globalisierung werden die Regale im Handel aber nicht nur von Produzenten aus der EU bestückt.

Aus Nordamerika wird nach wie vor Glyphosat zur Vorernteanwendung bei Weizen, Hafer, Gerste, Erbsen, Linsen, Sojabohnen und Hülsenfrüchten eingesetzt. In Brasilien und Argentinien werden Soja, Mais und Baumwolle so behandelt. Da sind die wichtigsten Exporteure von Soja für die Futtermittelindustrie dabei. Auch für die DACH-Region (Deutschland–Österreich–Schweiz). Untersuchungen zeigen, dass Glyphosat in Fleisch und Milch nachweisbar sein kann, wenn Tiere mit pflanzlichem Eiweiß aus glyphosatbehandeltem Soja gefüttert wurden.[5, 6]

Unter anderem hat die WHO, die Weltgesundheitsorganisation, den Stoff als wahrscheinlich krebserregend beim Menschen eingestuft, kann das Nervensystem schädigen, kann das Mikrobiom im Darm beeinflussen, kann oxidativen Stress verursachen, kann in zahlreichen Lebensmitteln, im Wasser, in der Luft und sogar im menschlichen Körper nachgewiesen werden und trägt zum Artensterben bei.

Trotz der vielen *kann* wurde Glyphosat im Dezember 2023 von der EU-Kommission für weitere zehn Jahre zugelassen. Wieso?

Nur drei Länder haben gegen das Abkommen gestimmt: Luxemburg, Kroatien und Österreich. Es besteht keine Kennzeichnungspflicht, und so kann der Konsument beim Einkauf nicht unterscheiden, welche Produkte behandelt wurden. Im biologischen und biodynamischen Anbau ist der Einsatz von chemisch-synthetischen Pestiziden grundsätzlich verboten.

Die Auswahl an Spritzmitteln ist gewaltig und Glyphosat ist nur eines von mehreren tausend. Sollte eines schönen Tages das Mittel verboten werden, rückt einfach ein anderes nach. Gift in Kontakt mit Lebensmitteln gehört weltweit verboten. Auch die nett umschriebenen Bio-Spritzmittel, denn giftig sind sie alle! Traue keinem Acker, auf dem kein *Unkraut* wächst! Klatschmohn und Kornblumen haben Jahrtausende lang das Bild der Anbauflächen geprägt. Sie waren wie die Brennnessel unsere ständigen Begleiter. Durch den Einsatz von Pestiziden ist es sehr eintönig geworden. Dadurch fehlt den Insekten die Nahrungsgrundlage und in weiterer Folge fehlen auch die Vögel. Schätzungen zufolge hatten wir in den letzten Jahrzehnten einen Rückgang von Insekten von über 75 %.

Gegen alles ist ein Mittel mit der Endung *-izid* vorhanden: gegen Milben, Vögel, Pilze, Algen, Gehölze, Gräser, Insekten, Schnecken, Nagetiere. Alles, um die Fehler der Menschen durch Monokulturen auszugleichen. Alles gegen die Natur. Auch gegen unsere wichtigsten Bestäuber. Kennst du die Bilder aus China, auf denen Menschen mit Wattebäuschchen die Befruchtung der Obstbäume übernehmen? Diese Art der Handbestäubung hat sich in einigen Provinzen in den 80er-Jahren etabliert, nachdem die Bienen ausgerottet waren.

Mit unserer Gier und unserer Dummheit werden wir uns eines Tages selbst ausrotten. (STEPHEN HAWKING 2016)

Wer bezahlt eigentlich die so entstandenen Schäden? Die Lebensmittelindustrie? Die Chemiekonzerne? Die Landwirte, die die Mittel einsetzen? Die Regierungen, die es zulassen? Wer erklärt den nächsten Generationen das Schlachtfeld, das wir ihnen so leichtfertig hinterlassen? Das Argument, dass die Menschheit ohne Pestizide verhungert, ist aus meiner Sicht falsch.

Wo stehen wir heute? An welchen Punkt hat uns der globale Wettbewerb mit börsennotierten Unternehmen gebracht? Was haben beispielsweise Weizen, Mais, Reis, Hülsenfrüchte und Fleisch von Rind, Schwein und Huhn an der Börse verloren? Heutzutage wird auf Monokultur und schwere Maschinen gesetzt. Es werden auf denselben Flächen immer dieselben Pflanzen angebaut, die der Erde dieselben Inhaltsstoffe entziehen. Die Folge davon sind ausgelaugte Böden. Weil nichts mehr wächst, kommt Kunstdünger ins Spiel. Auf den Feldern ist es auch teilweise erkennbar, an der bläulichen Färbung des Grases. Kranke Böden sorgen für kranke Pflanzen. So ist das Auftreten von Schädlingsbefall kein Zufall, sondern vielfach selbst gemacht. Dagegen werden Pestizide eingesetzt, die die Böden, die Pflanzen, das Wasser und dadurch auch den Menschen vergiften und krank machen. Ein nie endender Teufelskreis, wenn wir durch unsere Einkäufe die falsche Seite unterstützen!

Der Löwenanteil von uns hat jegliche Verantwortung abgegeben. An den Staat, die Sättigungsmittelproduzenten, die Pharmaindustrie, die Regierung, die Kirche. Eine Hemmschwelle, chemische, vollsynthetisch geprägte Mittel inkl. Nebenwirkungen zu schlucken, ist kaum mehr vorhanden. Ein langsamer und schleichender Prozess. Genauso wie der Griff zu Fertiggerichten. Es muss ja schnell gehen, ohne Aufwand. Die Pflanzen als Heilmittel sind überflüssig geworden, und dementsprechend gehen wir heute mit der Natur um.

Ein Begriff, der sich in der heutigen Zeit besonders rar macht, ist: Eigenverantwortung! Scheinbar will im großen Versicherungszeitalter niemand mehr für irgendetwas verantwortlich sein. Schon gar nicht für das eigene Leben, die Gesundheit, das persönliche Umfeld und die Natur. Die Geiz-ist-geil-Gesellschaft spart am falschen Ende und bekommt leider früher oder später die

Rechnung dafür präsentiert. Lebensmittel aus natürlichem Anbau von heimischen Produzenten sollten der letzte Punkt sein, an dem wir den Rotstift ansetzen.

Sei der Krankheit einen Schritt voraus! Unser Körper ist ein Wunder und in jeder Sekunde unseres Daseins auf Heilung ausgelegt. Es liegt in unserer eigenen Verantwortung, auf die Umwelt zu achten und uns selbst mit dem richtigen Treibstoff zu versorgen. Es geht nicht darum, irgendwie die nächsten paar Wochen zu überleben, sondern unseren Körper auf Hochtouren zu bringen.

Lust auf einen Aufstand? Es kann ganz einfach sein!

› Sorge dafür, dass du gesund bleibst, und eigne dir dementsprechendes Wissen an. Schulwissen ist zu wenig!
› Sei kritisch. Du und dein Einkauf, ihr seid die Summe deiner Entscheidungen und sorgt so dafür, was in Zukunft im Handel erhältlich ist.
› Unterstütze durch deinen bewusst saisonalen Einkauf heimische, kleine Produzenten oder/und leg dir einen Gemüsegarten zu. Fördere Betriebe, von denen du gerne hättest, dass sie überleben.
› Mach dich unabhängig und unkontrollierbar von der Industrie und hochverarbeiteten Sättigungsmitteln.
› *Think global – act local* (Leo Simma, Garten Eden Projekt) Denke global – handle lokal! Werde aktiv! Gewünschte Veränderungen können nur von jedem Einzelnen von uns ausgehen!

Es gibt so viele Hebel, die du für die Umwelt und deine Gesundheit ziehen kannst. Vor allem nutze die wichtigste Möglichkeit, deinem persönlichen Kollaps entgegenzuwirken: Entgiften, Entgiften, Entgiften und tu deiner Leber mit den Bitterstoffen täglich was Gutes!

SCHWERMETALLE IM ALLTAG

Es ist ein Kapitel, das uns leider alle betrifft. Schwer-, Leicht- und Halbmetalle sind nicht abbaubar und werden die nächsten Jahrhunderte in unserer Umwelt verweilen.

Das große Problem der Schwermetalle auf körperlicher Ebene ist, dass sie Barrieren wie die Blut-Hirn-Schranke und auch die Plazentaschranke überwinden können. Solche Schranken sind normalerweise nur für essenzielle Substanzen durchlässig. So kann es jedoch passieren, dass Ablagerungen dieser Giftstoffe in der Nabelschnur nachweisbar sind oder sich im Gehirn breitmachen und Schäden verursachen. Der Mensch vererbt mit seinen Genen nicht nur die Augen- und Hautfarbe oder die Gesichtsform und Körpergröße. Verschiedene Strahlungen, Schwermetalle, Gifte, teilweise Pflanzen oder Medikamente können die DNA und das Erbgut so verändern, dass die Häufigkeit von Mutationen und Allergien in der Ahnenlinie zunimmt.

Hier ist eine kleine Auswahl der gängigsten Metalle im Alltag. Feststellbar im Körper als Blut-, Urin- oder Speichelprobe oder als Haaranalyse im Labor.

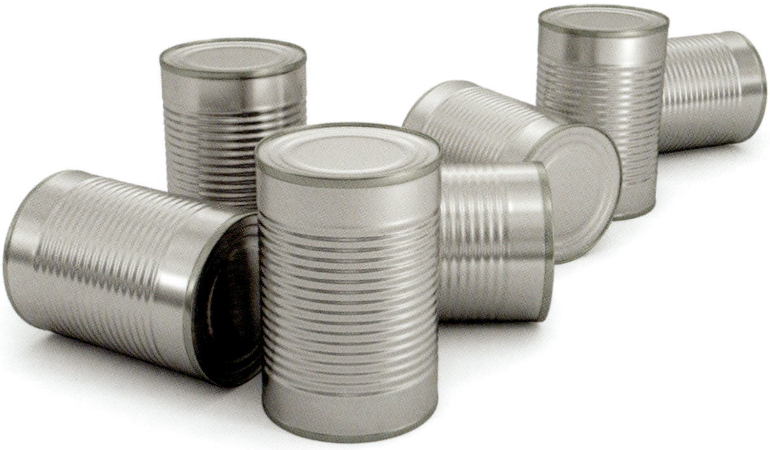

ALUMINIUM	
Klassifizierung	Leichtmetall
Mögliche Vorkommen	Kochgeschirr, Getränkedosen, Zusatzstoffe in Backwaren und verarbeiteten Lebensmitteln, Deodorants, Sonnencreme, Arzneimittel, in vielen Impfstoffen, Alufolie in der Küche (durch säure- oder salzhaltige Lebensmittel wird das Aluminium aus der Folie gelöst und geht ins Essen über) uvm.
Gesundheitliche Risiken	kann sich besonders in den Knochen festsetzen und die Struktur beeinträchtigen, kann im Gehirn Nervenschäden verursachen und mit Alzheimer in Verbindung gebracht werden, kann Nierenschäden verursachen, kann die Lunge beeinträchtigen uvm.
Aluminium und Pestizide	können sich verbinden und noch effektiver die Blut-Hirn-Schranke und Plazentaschranke passieren, um Schäden anzurichten.
Aluminium und Kieselsäure	bioverfügbare Kieselsäure kann aufgenommenes Aluminium aus Geweben lösen und seine Ausscheidung über die natürlichen Ausleitungswege fördern. Besonders relevant ist das für die Vermeidung von aluminiumbedingten Nervenschäden, etwa im Gehirn, die mit Alzheimer und anderen neurodegenerativen Erkrankungen in Verbindung gebracht werden. Deshalb ist es umso wichtiger, dem Körper genügend Kieselsäure zuzuführen. Siehe Kapitel: Kieselsäure auf Seite 132
Verweildauer in der Umwelt	praktisch nicht abbaubar. Kann über Jahrhunderte hinweg stabil bleiben und zum langfristigen Umweltproblem werden.

ARSEN	
Klassifizierung	Halbmetall
Mögliche Vorkommen	Reis und dessen Folgeprodukte, besonders Reis aus grundwasserbelasteten Gebieten wie China und Bangladesch weist höhere Konzentrationen auf; Fische und Meeresfrüchte; Rückstände des Kampfstoffes aus dem Ersten Weltkrieg sind teilweise bis heute in der Umwelt nachweisbar.
Gesundheitliche Risiken	wurde als krebserregend eingestuft und kann alle Organe betreffen, Herz-Kreislauf- Erkrankungen, kann Nervenschäden verursachen, Hautveränderungen, Unfruchtbarkeit, Hirnschäden und neurologische Entwicklungsstörungen uvm.
Verweildauer in der Umwelt	praktisch nicht abbaubar. Kann über Jahrhunderte hinweg stabil bleiben und zum langfristigen Umweltproblem werden.

BLEI	
Klassifizierung	Schwermetall
Mögliche Vorkommen	Emissionen der Industrie, kann sich auf Oberflächen ablagern (Obst und Gemüse), durch möglicherweise bleihaltige Futtermittel und Wasser in Wurst- und Fleischwaren, Käse, im Trinkwasser von alten Bleirohren uvm.
Gesundheitliche Risiken	akut sowie chronisch, kann das Nervensystem schädigen und zu neuralgischen Schäden führen, Bauchschmerzen, Übelkeit, Erbrechen, kann die Nieren schädigen, kann zu Unfruchtbarkeit führen oder den Fötus schädigen. Bleiverbindungen sind als krebserregend eingestuft und können in schweren Fällen zum Tod durch Kreislaufversagen führen.
Verweildauer in der Umwelt	praktisch nicht abbaubar. Kann über Jahrhunderte hinweg stabil bleiben und zum langfristigen Umweltproblem werden.

QUECKSILBER	
Klassifizierung	Schwermetall
Mögliche Vorkommen	In der Zahnmedizin als Amalgam in Zahnplomben (seit dem 01.01.2025 in der EU verboten. In Russland bereits seit Ende der 1970er-Jahre). Als Thiomersal in Konservierungsmitteln von Kosmetika oder Impfstoffen, besonders in Raubfischen wie Schwert- oder Thunfisch und Meeresfrüchten, wobei die Konzentration stark variiert.
Gesundheitliche Risiken	Besonders gefährdet sind Säuglinge bereits während der Schwangerschaft, Entwicklungs- und Verhaltensstörungen bei Kindern, Schädigung des zentralen Nervensystems, Nierenschäden, Beeinträchtigungen des Immunsystems, der Schilddrüse und der Leber. Quecksilber kann jedes erdenkliche Symptom nachahmen!
Verweildauer in der Umwelt	sehr schwer abbaubar. Kann je nach Form über Jahrzehnte hinweg stabil bleiben und zum langfristigen Umweltproblem werden.

Der Zusatzstoff *Zitronensäure*, im Handel als E 330 gekennzeichnet, wird für die Konservierung eingesetzt und ist in verarbeiteten Lebensmitteln allgegenwärtig. Jedoch besonders kritisch in Verbindung mit Schwermetallen. Durch Zitronensäure wird uns vermittelt, das Produkt mit der gelb-grünen Verpackung könnte gesund sein und vielleicht sogar noch ein paar Vitamine enthalten. In Anwesenheit von Zitronensäure werden die konsumierten Schwermetalle verändert und können leichter die Blut-Hirn-Schranke überwinden. Die Auswirkung von Schwermetallen im Körper ist katastrophal und aufgrund der unterschiedlichsten Symptome zu selten erkannt. Nimm dir das nächste Mal beim Einkaufen etwas Zeit und versuche, ein industriell verarbeitetes Sättigungsmittel zu finden, das ohne Zitronensäure auskommt. Dieser Zusatz kann zum besonders schädlichen Schrankenöffner werden.

Die Geschichte der Tätowierungen ist über 5.000 Jahre alt. Was früher noch mit Pflanzensäften oder Holzkohle kreiert wurde, ist heute meist synthetisch, und es gibt Studien, die belegen, dass teilweise in den Farben drei von den vier genannten Schwermetallen enthalten sein können.

Jedes Jahrzehnt kommt etwas Neues. Erst war es G4. Aktuell wird im Rest des Landes G5 verlegt und viele von uns werden G6 & G7 noch erleben. Jedes Jahrzehnt neue, noch stärkere, menschengemachte elektromagnetische Felder. Das Nervensystem bleibt in einer permanenten Reizung. Studien belegen, dass diese Mobilfunkstrahlung Enzyme hemmt, welche für die Entgiftung von toxischen Metallen unverzichtbar sind. Folglich speichert unser Körper vermehrt Schwermetalle ein. Besonders gravierend wirken die Felder nachts auf die Epiphyse, die Zirbeldrüse – denn hier wird das lebenswichtige Melatonin produziert. Ohne Melatonin fehlt die kraftvolle Phase im Tiefschlaf, in der unser Körper entgiftet und regeneriert. Das Hormon selbst gilt als das stärkste neuroprotektive Mittel im zentralen Nervensystem: Es schützt uns vor Schäden durch Quecksilber, Blei, Aluminium, Chemikalien, Viren und Medikamentenrückstände. (KLINGHARDT/ ZAPPE: LYME-BORRELIOSE, S 210)

Einer der bekanntesten Namen, der bei der Ausleitung von Schwermetallen fällt, ist: Dr. med. Dietrich Klinghardt. Er sieht in Schwermetallen wie Quecksilber und Blei eine wesentliche Ursache für vielfältige Gesundheitsprobleme – von neurologischen Störungen über Autoimmunerkrankungen bis hin zu Entwicklungsstörungen bei Kindern. Ein Name, den man sich in der heutigen Zeit merken sollte.

RÜCKSTÄNDE IM TRINKWASSER

Öffentliche Wasseraufbereitungsanlagen können Schwermetalle und Medikamentenrückstände möglicherweise reduzieren, aber nicht vollständig filtern. Durch industrielle Prozesse, landwirtschaftliche Aktivitäten und alte Rohrleitungen können sich Blei, Kupfer, Kadmium, Arsen, Quecksilber, Pestizide und viele weitere Giftstoffe in unserem Trinkwasser ansammeln.

Durch massiven Medikamenteneinsatz, menschliche Ausscheidungen und unsachgemäße Entsorgung gelangen Rückstände von Antibiotika, Schmerzmitteln, Blutdrucksenkern, Psychopharmaka, Medikamenten der Chemotherapie, Röntgenkontrastmitteln und Hormonpräparaten wie beispielsweise der Antibabypille ins Trinkwasser. Wenn auch in geringer Dosierung, doch auch das hat mit der Zeit eine Wirkung!

Aktueller Stand der Dinge: Die Thematik sei noch zu wenig erforscht. Ernsthaft? Sei als kleiner Vorgeschmack gerne eingeladen, dich einzulesen, wie die Medikamentenrückstände die Fischpopulation beeinflussen.[7] Informiert sein ist wichtig. Auch der bewusste Umgang mit Medikamenten und deren richtige Entsorgung, wenn sie nicht mehr benötigt werden.

Zur Entfernung dieser Rückstände im Wasser können Aktivkohlefilter, spezielle Membranfilter oder Umkehrosmoseanlagen eingesetzt werden. Im Großen und Ganzen sind wir alle mit Schwermetallen und PFAS (Chemikalien, die nicht mehr verschwinden) im Wasser konfrontiert, doch Hoffnung besteht immer. Mit einer regelmäßigen Entgiftung können wir viele Giftstoffe wieder aus unserem Körper ausleiten. Wenn jedoch irgendwie möglich, mach einen großen Bogen um die Schwermetalle im Alltag.

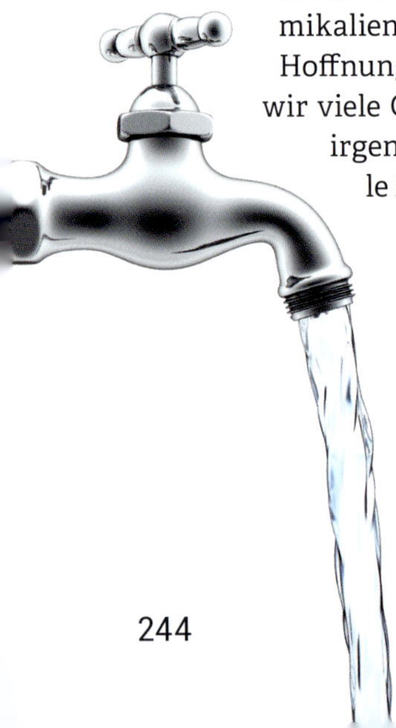

BRANDHERD DER EMOTIONEN

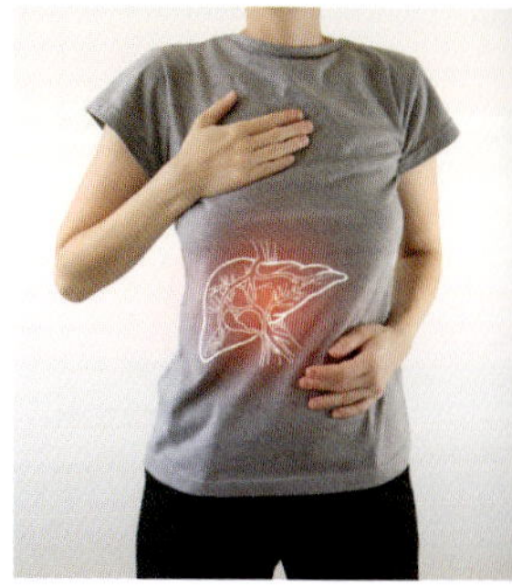

Es gab sie schon immer und es wird sie auch noch in Zukunft geben. Die Schreihälse, die lautstark und mit hochrotem Kopf ihre Meinung bis aufs Blut verteidigen, als ob ihr Leben davon abhängt. Teilweise sehr großes Kino, und da beschleicht mich ab und zu der Gedanke an einen Schnellkochtopf, der kurz vor der Detonation steht. Für unseren Körper ist das nicht nur ein Spektakel, sondern bedeutet: Fronteinsatz. Eine systemische Bedrohung steht an, und dementsprechend wird mobilisiert. Mit allem, was geht!

Sobald wir Wut, Zorn oder Hass verspüren, folgt augenblicklich die Antwort des Körpers. Er schaltet in den Kampf-Flucht-Modus und aktiviert einen Hormoncocktail, der einen höheren Herzschlag und den dazupassenden Blutdruck auslöst. Über die Nebennieren werden Stresshormone wie Adrenalin, Noradrenalin und Cortisol ausgeschüttet, durch unseren Körper gepumpt, was zusätzlich für einen massiven Energieschub sorgt und eine energische Reaktion auslöst. Das Blut wird von den Verdauungsorganen abgezogen und zu den Skelettmuskeln geleitet. Vor allem strömt Blut vermehrt in die Hände, um wie in der Steinzeit zu einer Waffe zu greifen oder zuzuschlagen, und in die Beine, um, falls notwendig, die Flucht ergreifen zu können.

Im Körper lodert das Feuer und versetzt das ganze System in Alarmbereitschaft. Studien belegen, dass bis zu zwei Stunden, nachdem das Gefühl der Wut in uns Fahrt aufgenommen hat, unser Immunsystem nur noch zu 50 % aktiv ist. Schließlich braucht unser System alle Energie, um das innere Feuer lodern zu lassen. Dadurch halten wir unbewusst allen Viren und Bakterien die Türe weit offen und vielleicht ist dir auch schon einmal aufgefallen, dass nach so einer emotionalen Attacke nicht ungern eine Erkältung oder Grippe als psychosomatische Reaktion folgt. Das tun wir unserem Körper dauerhaft an, wenn der emotionale Dampf und chronischer Stress nicht weichen können. Für manche reicht am Ende schon eine rote Ampel.

Der Großteil der Menschheit fühlt sich den eigenen Gefühlen ausgeliefert. Tragischerweise macht die Laune abhängig von Umständen. Eines der größten Geschenke, das wir mitbekommen haben, ist der freie Wille. Es ist zeitgleich auch die größte Herausforderung. Unsere Gefühle halbwegs zu händeln, damit wir mit der Waage des Lebens nicht von einem Extrem in das andere gleiten, kann zum Vollzeitjob werden.

Die Emotion Wut ist uns allen bekannt und bereits in der lateinischen Übersetzung von *emotio* ist klar, dass da etwas passieren muss. Abgeleitet von *emovere* bedeutet es: herausbewegen. Etwas in Gang bringen. Sobald eine Bedrohung ansteht – und das kann in unserer polarisierenden Gesellschaft mehrmals stündlich der Fall sein.

In der Antlitzdiagnostik steht alles geschrieben – jedes Gesicht erzählt die eigene Krankengeschichte. Wir müssen nur hinschauen. Beispielsweise erzählt die senkrechte *Wutfalte* zwischen den Augenbrauen von einer hilfesuchenden Leber und aufrührerischer Galle. Ein Anzeichen von innerer Vergiftung und angestauter Wut, was übrigens auch wieder wie von Zauberhand verschwinden kann! Statt Botoxeinsatz oder anderen Fillern: Entgifte doch mal, gönn dir Bitterstoffe und schau, wie sich alles verändert.

Wir haben in unserem Gehirn die verschiedensten Areale mit klarer Aufgabenverteilung. Eines davon ist das limbische System mit der Amygdala, dem sogenannten Mandelkern im Zentrum.

Dank dieses Bereichs kannst du zum Sklaven deiner Leidenschaft werden, denn hier sind die stärksten und primitivsten Gefühle beheimatet. Es ist unser emotionales Gedächtnis, wenn es um Wut, Freude, sexuelle Erregung und Angst geht. Ohne limbisches System wäre unser Leben sehr eintönig. Ich räuchere gern mit Wildkräutern und besonders spannend ist, dass diese Düfte direkt dieses Gehirnareal beeinflussen.

Wir leben in einer Gesellschaft, in der Wut oder Zorn selten toleriert werden. Seitdem der Lernplanet Erde von uns bevölkert wird, weicht immer wieder der klare Verstand diesen kraftvollen Emotionen und sie sind uns wahrlich ins Gesicht geschrieben. Ein starrer Blick, zusammengekniffene Augenbrauen und vorgeschobene, mahlende Unterkiefer und ein tiefes Grollen wurden früher auch zur Einschüchterung von Angreifern eingesetzt. Dadurch sollte es gar nicht erst zu direkten, kräftezehrenden oder tödlichen Auseinandersetzungen kommen.

Heute ist alles anders. Angefeuert durch das Bedürfnis, den ganzen Planeten mit der eigenen Meinung zu missionieren und den Menschen die eigene Wahrheit aufs Auge zu drücken. Der Ton im Netz ist dementsprechend rauer geworden und nur mehr selten stellen wir uns unseren Gegnern von Angesicht zu Angesicht. Die Anonymität im Internet, in der es keine Hemmschwelle gibt, und die aggressiven Kommentare, die frei von der Leber ihren Lauf nehmen, sind erschreckend. Vielleicht auch, weil das verletzte Gesicht des Gegenübers gänzlich fehlt und man nicht sieht, was mit unüberlegten Hasskommentaren ausgelöst wird.

Seneca, der römische Philosoph (4 v. Chr.–65 n. Chr.), hat der Wut ein ganzes Buch gewidmet. Er beschreibt diese Regung als kurze Geisteskrankheit, die der Vernünftige meiden müsse, und als eine typische Emotion der Schwachen. *Machen wir uns frei von diesem Übel! Reinigen wir unseren Geist! Rotten wir aus, was selbst aus noch so zarten Trieben überall da wieder emporschießt, wo es Wurzeln treiben kann.* (SENECA, DE IRA, BUCH I, KAPITEL 8)

Wenn es so einfach wäre, würden diese drastischen Gefühle nicht Generationen überdauern und über den ganzen Erdball wüten. Die Vielfalt der giftigen, krank machenden Emotionen ist groß und wir sind selbst dafür verantwortlich, ob dieses Feuer in uns geschürt wird oder erlischt! Wut gehört zu den Grundemotionen und ist zwischen Ärger, Zorn und Hass angesiedelt.

Zorn, als eine der sieben Todsünden der katholischen Kirche, ist ein mittlerweile veralteter Begriff. Er wird jedoch gern mit kleinen Kindern in Verbindung gebracht. Wenn in der sogenannten Trotzphase etwas passiert, das gerade nicht in deren Planung passt, und sie sich schreiend und um sich schlagend auf den Boden werfen.

Hass steht in Verbindung mit feindseligen Tendenzen aufgrund von seelischen Verletzungen gegen ein Objekt oder eine spezielle Person, die Menschenmassen vereinen kann.

Wut bedeutet einen kurzfristigen Kontrollverlust, der sich wie eine Explosion in alle Richtungen ausbreitet. Laut einer Studie haben wir uns die ersten 15 Sekunden bei einem Anfall nicht mehr unter Kontrolle. Danach ist es eine Entscheidung, denn nach dieser Zeit übernimmt der rationale Verstand wieder die Befehlsgewalt und wir bekommen wieder etwas mehr Klarheit im Kopf. Zumindest, wenn wir uns dafür entscheiden.

Aufgrund von solch überwallenden Gefühlen begeht man eine Tat im Affekt. Umso gestresster und unzufriedener ein Mensch im Alltag ist, umso drastischer fällt die Reaktion auf eine noch so kleine Erregung aus.

Zu viel Druck und Baustellen im Leben, mangelnde Wertschätzung, Bedrohung der Selbstachtung und der Würde durch ungerechte oder erniedrigende Behandlung, Überschreiten von Grenzen, Provokation, persönliche Niederlagen – und schlussendlich braucht es nur noch ein falsches Wort zur falschen Zeit. Die Palette der Auslöser ist breit gefächert und setzt eine unglaubliche Anzahl an körperlichen Reaktionen in Gang.

Hast du gewusst, dass unsere Emotionen zur Gewohnheit werden können? Wenn ich es gewohnt bin, mich über jede unbedeutende Kleinigkeit zu ärgern, dann werde ich mich unbewusst auf die Suche nach Situationen machen, in denen meine Gewohnheit befriedigt wird. Das wird besonders bei den Aussagen klar: *Warum passiert immer mir so was*? oder *Warum immer ich?*

In der Traditionellen Chinesischen Medizin blickt man auf einen Jahrtausende alten Erfahrungsschatz. Hier sind Körper, Geist und Seele als eine Einheit untrennbar miteinander verbunden. Dazu gehören auch unsere Emotionen. Nicht die schnelle Antwort auf das Bekämpfen von Symptomen steht hier im Vordergrund, sondern die ganzheitliche Betrachtung des Menschen auf der Suche nach dem Auslöser der Krankheit. Den eigentlichen Brandherd und die wahre Heilung mit holistischem Ansatz, Körper, Geist und Seele wieder in Einklang zu bringen. Die TCM betitelt gewisse Grundemotionen, die jeweils mit einem Organ in Verbindung stehen. Sobald ein bestimmtes Gefühl dauerhaft überhandnimmt, wird die Lebensenergie, das Qi, gestört, geht wie eine Stimmgabel mit dem betreffenden Organ in Resonanz und kann zur Krankheitsursache werden.

> *Sorge erregt das Herz und hat Auswirkungen auf die Lunge.*
> *Grübeln erregt das Herz und hat Auswirkungen auf die Milz,*
> *Zorn erregt das Herz und hat Auswirkungen auf die Leber,*
> *Angst erregt das Herz und hat Auswirkungen auf die Niere.*
>
> (YU CHANG, YI-MEN FA-LU, 1658)

Dem menschlichen Herzen werden Schock und Freude zugesprochen, wobei alle Gefühle hier einwirken und es beeinträchtigen, da nur das Herz die Emotion als solche erkennen kann.

Wenn sich unser Bewusstsein exzessiv mit einem negativen Gefühl beschäftigt, kann auf Dauer ein inneres Organ beschädigt werden.

Das Bindeglied sind chemische Stoffe des Bewusstseins, die vom Körper in Reaktion auf Gedanken und Empfindungen aufgebaut werden. Diese Stoffe fließen durch den ganzen Körper, docken an Millionen Zellen an und beeinflussen sie. Viele emotionale Zustände, ob negativ oder auch positiv, nehmen Einfluss auf die Funktion des Immunsystems. Auch hier kommt die Verbindung von Psyche, Nervensystem und Immunsystem zur Geltung. Das bedeutet, dass ein Gedanke ein Gefühl auslöst und somit die Fähigkeit hat, meine körpereigene Abwehr zu stärken oder zu schwächen. So erklärt sich die heilsame Wirkung der Liebe. Mit Schmetterlingen im Bauch auf Wolke sieben ist von Schmerzen, Alltagssorgen oder Anspannungen nichts zu spüren. Das Feuer schlummert in uns allen. Auch in mir und es gab unzählige Situationen, in denen ich besser eine kalte Dusche genommen oder eine Nacht darüber geschlafen hätte. Schlussendlich sind wir alle die Summe unserer Entscheidungen!

Wut, Kritikhaftigkeit und Aggressionen aller Art werden in der Leber gespeichert, und wenn nicht permanent neuer Nachschub kommt, kann die Leber (unsere Superheldin) ihre Neutralisationskraft entfalten.

Krankheiten sind nicht nur schicksalhaft! Sie sind die einzige Möglichkeit unserer Seele, uns darauf hinzuweisen, dass wir auf dem falschen Weg sind! Bei Menschen, die schnell gekränkt sind und eine hohe Reizbarkeit aufweisen, könnte die Leber dringend eine Entgiftung brauchen. Genauso bei einer Neigung zu übertriebener Eifersucht und Ängstlichkeit.

Wut ist auch das Gefühl, das uns noch etwas Wichtiges zeigen möchte. Irgendetwas oder jemand blockiert den freien, ungehinderten Fluss unserer Lebensenergie. Wut zeigt uns diese Blockade auf und wir können kreativ handeln. Wir können reagieren.

Was das Herz nicht verkraftet, muss die Leber ausbaden.

KRAFTRÄUBER

Die nicht ganz idealen Menschen im Leben

Es gibt viele Möglichkeiten, Energie zu erzeugen, und noch viel mehr, sie zu nutzen. Nicht nur über Kraftwerke, Windräder, Biomasse oder Solarkollektoren entsteht Antrieb. Auch der menschliche Körper ist ein grandioses Kraftwerk. Jeder von uns produziert messbare Energie.

Aber was für eine? Wenn wir für ausreichend Bewegung an der frischen Luft, ausgewogene Ernährung, wohlwollende Mitmenschen an unserer Seite, emotionale Ausgeglichenheit und einen gesunden Schlaf für die nötige Regeneration sorgen, füllt sich unser Energiereservoir wie von selbst und wir fühlen uns gesund, motiviert und kraftvoll. Dann haben wir eine geballte Schubkraft und sind bereit, das Leben mit all seinen Herausforderungen anzupacken.

Positive Schwingungen und ein bewusstes Leben unter Gleichgesinnten haben großen Einfluss auf unser Wohlbefinden. Ein ehrlich gemeintes Lächeln oder gemeinsames Lachen gehen augenblicklich in Resonanz. Es wirkt ansteckend, und so wird unverzüglich eine soziale Verbindung hergestellt.

Das Leben ist und bleibt ein Geschenk und unsere Zeit und Energie sind das Wertvollste, das wir besitzen und geben können!

Zu den großen mentalen Krafträubern der heutigen Zeit gehören für mich neben chronischem Stress die sozialen Medien. Über das Handy sind wir mit Millionen von Menschen verbunden und teilweise doch einsam wie noch nie. Durch den permanenten Vergleich, das dargestellte Glück und das Ego anderer machen wir uns selbst das Leben schwer. Wir schenken den Belanglosigkeiten freiwillig unsere vollste Aufmerksamkeit, und so vergehen die Stunden wie im Flug. Diese Zeit ist wie *Sein ohne Sinn* und wir können nur verlieren.

Etwas anders verhält es sich mit gewissen Mitmenschen im persönlichen Kontakt. Krafträuber lauern auf ihre Chance. Unbewusst, doch in jeder Sekunde bereit für einen meist unfreiwilligen Energietransfer. Ich bin überzeugt, jeder von uns kennt schwierige, anstrengende Zeitgenossen, die den ewigen Ja-Sagern durch deren mangelnde Abgrenzung den Lebenssaft absaugen, bis ihre eigenen Speicher wieder voll sind. Hast du gerade eine fixe Person im Kopf, auf die der Begriff zutrifft? Oft gebietet es uns der Anstand, sich der Situation und der Energie des Gegenübers schutzlos zu ergeben.

Wir können auch leicht von selbst ins Negative schwingen. Was passiert in dir, wenn du negativ über andere Menschen sprichst? Wenn du immer nur das Schlechte im Leben siehst? Wenn du dauerhaft und ausgiebig im Selbstmitleid badest? Wenn der Neid dich zerfrisst? Macht das glücklich und lässt Platz für Frieden?

Über unsere Gehirnströme sind wir mit den Menschen verbunden. Die negativen Schwingungen, die du aussendest oder auch dauerhaft empfängst, haben weitreichende Folgen und können deinen Körper angreifen wie langsam wirkendes Gift. Gefühle sind ansteckend. So kommt es, dass die Gegenwart gewisser Menschen uns glücklich macht oder uns auf den Boden zieht. Es ist an der Zeit, dein Bewusstsein dafür zu wecken! Du hast in jeder Sekunde die Freiheit zu entscheiden, mit wem du dich umgibst!

Deshalb ein paar, wenn auch recht drastische Herzensempfehlungen:

- Ziehe klare Grenzen gegenüber toxischen Menschen.
- Aktiviere dein energetisches Schutzschild vor Langzeiträubern. Das gilt auch für Heiler und Helfer. Wenn dein energetisches Immunsystem schwach ist, bist du leichte Beute und brennst aus.
- Mach dich frei von dem, was andere über dich denken könnten. Du musst nicht von allen gemocht werden. Sei mutig und lebe dein Leben.
- Lerne, auf deinen Bauch und die leise Stimme der Intuition zu hören. Dein bewusster Verstand mitsamt dem Ego ist nicht deine Wahrheit.
- Trau dich, in die Stille zu gehen. Allein und ohne Ablenkung! Da warten die besten Ideen auf dich.
- Akzeptiere den Ist-Zustand. Wenn du ständig nur mit deinem Schicksal haderst, bleibst du in der Negativ-Schleife stecken.
- Trau dich, Fehler zu machen! Wir sammeln ausschließlich Erfahrungen.

- Finde jeden Tag einen guten Grund aufzustehen, und sobald du spürst, dass du in die Negativ-Schleife kommst, schwelge in Dankbarkeit.
- Hab den Mut zur Veränderung und beginne mit kleinen Schritten.
- Lerne, zwischen Mitleid und Mitgefühl zu unterscheiden

In gewissen Religionen wird Mit-LEID als Tugend angesehen. Mitleid können wir mit allen Lebewesen haben. Je nachdem, wie stark wir uns davon berühren lassen oder ob wir bereits abgestumpft sind. Alle Emotionen bergen eine Tendenz zum Handeln in sich. So auch bei Mitleid. In diesem Bereich sind wir emotional manipulierbar und es gibt genügend Menschen und Institutionen, die das ausnutzen. Wir leben in einer Welt der Resonanz. Wir ernten, was wir säen. Was erhalte ich, wenn ich bewusst mit-leide? Unsere Lebensenergie gerät ins Stocken und kann zur Krankheitsursache werden.

Mit Mit-GEFÜHL sieht es anders aus. Hier lähmt uns das Gefühl nicht, sondern wir bleiben handlungsfähig. Durch Mitgefühl lässt sich aktive Hilfe leisten. Es ist schön, ehrliches Mitgefühl zu geben, wenn jemand unsere Unterstützung braucht, oder zu erhalten, wenn es uns schlecht geht. Mitgefühl verhilft zu einer objektiven Sichtweise und zeugt von echtem Einfühlungsvermögen. Von Empathie. Mitgefühl am richtigen Ort ist im Gegensatz zu Mitleid positiv, wichtig und sehr wünschenswert! Das macht uns zu Menschen und nicht zu Maschinen. Wie eine Klimaerwärmung im Herzen, die glücklich machen kann.

Es gibt Menschen, die sind wie ein einzelner fauler Apfel in einem schönen Körbchen von frischen und saftigen Äpfeln. Eher früher als später werden sie dich anstecken, wenn du dich mit ihnen umgibst. Halte dich fern von solchen Wegbegleitern. Sortiere aus. Nicht jeder will glücklich und gesund sein. Halte dich an Menschen, die dir und deiner Seele guttun. Menschen, die dich glücklich machen und dich akzeptieren, wie du bist!

Wenn das bedeutet, dass plötzlich nur noch ganz wenige Menschen an deinem Leben teilhaben – wunderbar! Mit denen, die übrig geblieben sind, können sich dein Leben und dein Potenzial entfalten. Mit herrlich viel Rückenwind, der uns dahin treibt, wo wir hingehören.

MUT ZUR FREIHEIT

Erreiche den nächsten Level

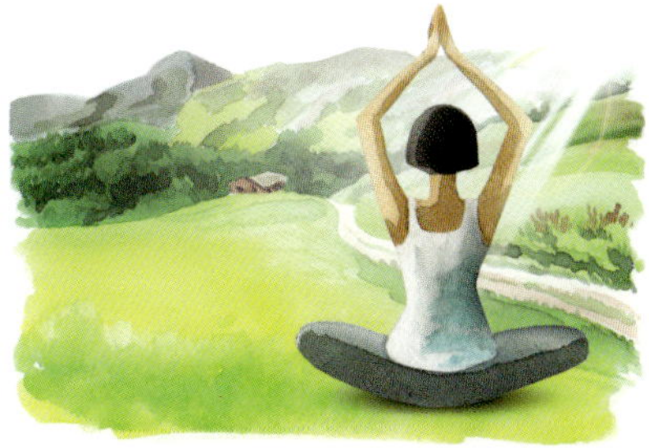

> *Der Mensch hat dreierlei Wege, klug zu handeln.*
> *Erstens durch Nachdenken, das ist der edelste.*
> *Zweitens durch Nachahmung, das ist der leichteste.*
> *Drittens durch Erfahrung, das ist der bitterste.*
>
> (KONFUZIUS, CA. 500 V. CHR.)

Die eigenen Erfahrungen sind unbezahlbar und unglaublich wichtig! Wenn auch nicht immer schön. Dafür sind sie lehrreich und bringen uns weiter. Erst durch Tiefschläge wissen wir, wie sich Erfolgserlebnisse anfühlen. Erlebnisse, die trotz Fehlentscheidungen immer wieder Mut machen und zu Höchstleistungen motivieren. Erlebnisse, die uns trotz Scheiterns bei der Stange halten und uns nicht auf halbem Wege aufgeben lassen.

An diese wertvollen Erlebnisse gelangen wir nur durch das Tun. Niemand muss Medizin studieren, um Menschen oder sich selbst in Notlagen helfen zu können. Du brauchst einen wachen, neugierigen, vielleicht auch etwas mutigen Geist. Mut zur Eigenverantwortung. Mut, Konfrontationen einzugehen. Mut, neue Erfahrungen zu machen. Mut zur Unabhängigkeit!

Es gibt jede Menge Themen, die mich unglaublich wütend machen. Unter anderem Gifte, die uns als unbedenklich verkauft oder verschleiert werden, und das Geschäft mit der Angst.

Wie lässt sich eine große Herde führen? Eine bewährte Möglichkeit ist, sie in einem permanenten Angstpegel zu halten. Angst vor Krieg, Angst vor Krankheit, Angst vor Schuld, Angst vor Inflation, Angst vor der Freiheit, Angst vor einem eigenverantwortlichen Leben mit allen Herausforderungen. Aus diesen Gründen geben zu viele die Verantwortung ab und lassen sich leiten.

Als kleine Erinnerung: Das größte Geschenk, das wir auf unserem Weg mitbekommen haben, ist der freie Wille! Der freie Wille, sich in der Herde an den Rand der Klippe führen zu lassen oder das Leben eigenverantwortlich, mit ordentlich Begeisterung voll auszukosten! Verabschiede dich von dem Wunsch, *normal* zu sein. Das bringt dich nicht weiter.

Da draußen warten die fantastischsten Chancen des Lebens und bieten dir immer wieder neue Aufgaben und Anreize, um über dich hinauszuwachsen. Erreiche den nächsten Level und stehe für dich, deine Meinung und dein Tun ein!

Ich habe mir die Frage gestellt: Was macht mich glücklich? Die Antwort war sofort da … Ein einfaches Leben. Ohne Ballast von Konsumgütern und täglichen Medikationen, nur um der Rolle als Einkommensquelle gerecht zu werden. Ein eigenständiger Mensch ist ein schlechter Konsument.

Ich verzichte bewusst auf das seichte Unterhaltungsprogramm mancher Medien und widme mich lieber Büchern, die mich auf die spannendsten Reisen mitnehmen und neue Ideen wie eine prachtvolle Blumenwiese sprießen lassen. Dasselbe gilt für Menschen. Deshalb mein Appell an dich: Sei das Unikat, als das du geboren wurdest, und nicht die Kopie von jemand anderem!

Das Leben darf einfach sein, und ein großes Geschenk ist es, zu lernen, zwischen den Botschaften von Ego und Herz zu unterscheiden. Es macht mich glücklich, Menschen zu helfen und mein Wissen und meine Erfahrungen weiterzugeben. Besonders glücklich macht mich die unberührte Natur, in der sich entfalten darf, was will. Mein Leben darf einfach sein. Und das ist gut so!

VON DEN BESTEN LERNEN

Die Freunde naturgemäßer Lebensweise

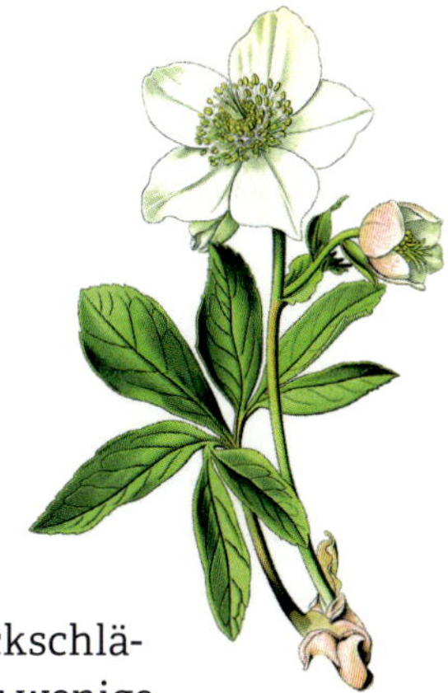

Wenn ich zurückdenke, was mich am meisten geprägt hat, dann sind das immer Menschen gewesen, die das Beste von sich gefordert, Grenzen überschritten haben und unbeirrbar mutig ihren Weg gegangen sind. Samt Niederlagen und Rückschlägen. Davon gibt es jede Menge und doch insgesamt noch viel zu wenige.

Solche Menschen habe ich bei den Freunden naturgemäßer Lebensweise, kennen und schätzen gelernt. Dieser Verein in Kärnten/Österreich hat mich maßgeblich geprägt. Persönlich, fachlich und dadurch, dass wir von den Besten lernen durften, liegt die Messlatte gegenüber anderen Institutionen sehr hoch. Der Begründer des größten und ältesten Kräutervereins Österreichs war der Kärntner Ignaz Schlifni. Er hat sein Leben in den Dienst der Gesundheit gestellt und sein Weg war alles andere als leicht. Geboren 1924 als Bauernbub, war seine Kindheit geprägt von Armut und Schmerzen.

Seine eigene schwere Krankheit, Hirnhautentzündung mit Verdacht auf Hydrozephalus als kleiner Bub, ermöglichte es ihm früh, die Bekanntschaft mit Heilkräutern zu machen. Im Krankenhaus konnte ihm nicht mehr geholfen werden, und so wurde er zum Sterben heimgeschickt. Durch *Zufall* bekam er ein Mittel, das ihm seine Schmerzen nahm, und er konnte seine Krankheit besiegen. Das Mittel war *Helleborus niger*, die Christrose. Das Erlebnis mit der Christrose hinterließ in seinem jungen Herzen tiefe Spuren.

Er wollte von diesem Zeitpunkt an seinen Mitmenschen alternative Heilweisen näherbringen. Er gründete einen Heilpflanzengarten und begann, seine Erfahrungen und sein Wissen weiterzugeben. Vorerst arbeitete er als Laborant in einer Apotheke in Klagenfurt. Dort musste er feststellen, dass diese Arbeit nicht mit seinen persönlichen Überzeugungen zu vereinbaren war. Ende der 1950er-Jahre gründete er eine Volksgesundheitsbewegung. Er hielt im ganzen Land Heilpflanzen- und Botanikerkurse ab und bildete ca. 400 Personen in Kräuterkunde aus. Für botanische Fragen hielt er Kontakt mit wissenschaftlichen Botanikern. Insgesamt gründete er 53 Heilkräutergärten. Was in einem Menschenleben nicht alles möglich ist!

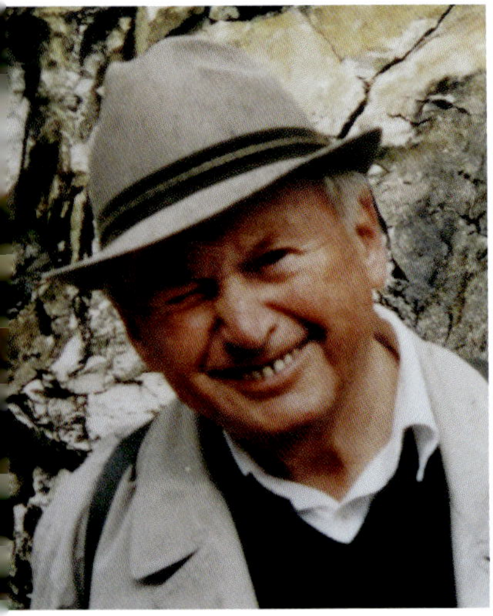

Ignaz ist am 15. August 2012 (Maria Himmelfahrt, Tag der Kräuterweihe) im 89. Lebensjahr verstorben. Sein Lebenswerk ist der Verein FNL, der Verein *Freunde naturgemäßer Lebensweise.*

Die Obfrau erzählt: *Angefangen hat es mit meinem Vater. Ein gutmütiger Mensch, der das letzte Hemd gegeben hat. Ich habe ihn auf gemeinsamen Spaziergängen oft gefragt, wie die Blumen auf den Feldern heißen. Er hat mir jedes Mal die gleiche Antwort gegeben: „Das ist eine Sumpfdotterblume." Die Welt war voller Sumpfdotterblumen, und das hat mich mit der Zeit stutzig gemacht. Irgendwann habe ich von meiner Oma mein erstes Kräuterbüchlein bekommen.*

Wirklich zu den Heilpflanzen bin ich viele Jahre später durch ein negatives Ereignis gekommen. Ich war mit meinem dritten Kind schwanger, und eine Bekannte hat mir erzählt, ich solle gleich von Anfang an Schafgarbentee trinken. Das würde die Geburt erleichtern, und naiv, wie ich damals war, habe ich der Dame geglaubt. Im sechsten Monat ist das Kind dann verstorben. Erst danach habe ich recherchiert und herausgefunden, dass der Schafgarbentee erst vier Wochen vor dem Geburtstermin getrunken werden darf. Ich bin nach wie vor der Meinung, der Tee war's.

Ich war Teilnehmerin des letzten Lehrgangs von Ignaz Schlifni. Er hat mehr erspürt als andere. Ignaz hat damals vor über 20 Jahren schon zum Baikal-Helmkraut gesagt: „Das werden wir eines Tages ganz dringend brauchen. Das wird noch ganz wichtig!" Als hätte er gewusst, dass eines Tages Corona kommen wird und damit das Einsatzgebiet des Baikal-Helmkrautes. Er hat mir die Augen geöffnet.

Der Verein hat viele Auszeichnungen. So sind wir von der Unesco als Dekadenprojekt ausgezeichnet, haben das Umweltzeichen und sind anerkannt ö-zertifiziert, seit 2025 gehören wir auch zu den Regionalpionieren.

Meine Empfehlung für die nächste Generation und ein erfülltes Leben ist: Werde Selbstversorger und schau auf dich und deine Familie. Iss nur, was bei uns wächst. Zufriedenheit ist wichtig. Geh zurück zur Natur!

Ich bin als Bäuerin aufgewachsen. Das Einzige, was ich brauche, ist ein Auto, um in meinen Kräutergarten und in die Vereinszentrale zu kommen. Glücklich macht mich, in der Natur zu sein. Wenn die Familie gesund ist und Frieden herrscht. Sieglinde Salbrechter

Informiere dich weiter auf *www.fnl.at*

KRÄUTER AKADEMIE nach Ignaz Schlifni

PRÄVENTION ÜBER ALLEM

Hotel Post Bezau

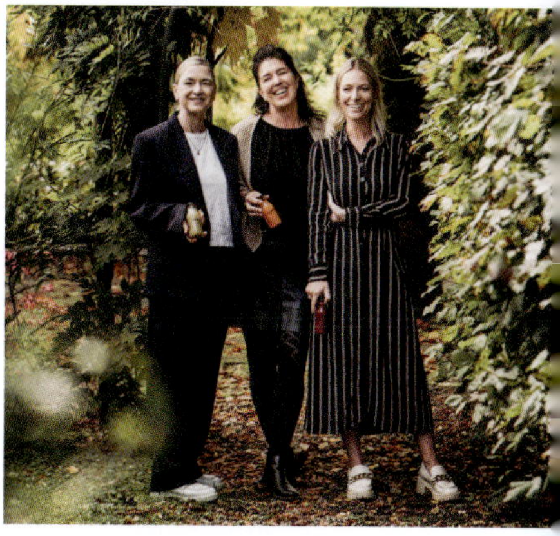

Ich liebe gute Geschichten. Geschichten, wie sie nur das Leben schreiben kann. Geschichten von Menschen mit Visionen, Mut und Durchhaltevermögen. Seit 2019 bin ich ein Teil des Teams der Post Bezau. Stephanie Rist-Kamps, die langjährige Geschäftsführerin des Hotels Post Bezau, erzählt von ihren praktischen Erfahrungen.

Ich lernte die Inhaberin des Hotels Post Bezau, Susanne Kaufmann, kennen. Eine authentische Bregenzerwälderin, absoluter Familienmensch und Hotelbesitzerin in 5. Generation. Sie hat vor über 20 Jahren ihre eigene Pflegelinie entwickelt. Was mit einem Ringelblumenöl für Massagen der Hotelgäste angefangen hat, ist mittlerweile als erfolgreiche Produktlinie weltweit vertreten.

Sie sagte zu mir: Such dir einen Bereich im Leben aus, der dir Spaß macht, und dann werde zur Macherin! Komm ins Tun, und egal, wer dir sagt: Du kannst das nicht oder du schaffst das nicht – überzeuge sie vom Gegenteil! Mit 26 Jahren wurde ich als neue Hoteldirektorin vorgestellt. Meine großen Learnings der letzten Jahre waren: nichts persönlich nehmen und Abstand zu den Emotionen anderer gewinnen. Korrigieren und reflektieren: Wie kann ich es besser machen? Denn Zweifel hat man ganz oft im Leben. Oft brauchst du Menschen, die dich und dein Tun bestätigen. So kommst du wieder in den Mut. Niemand führt ein Leben, in dem alles perfekt ist! Ich umgebe mich mit Menschen, die mir wichtig sind, die mir Mut geben, die mich bestätigen. Aber Entscheidungen dürfen auch mal falsch sein. Auch das gehört dazu. Manchmal brauchst du Steine im Leben, denn ohne sie machst du vermutlich keine großen Schritte.

Ursprung von allem. Susanne Kaufmann hat schon vor rund 30 Jahren begonnen, mit TCM und Detox zu arbeiten – zu einer Zeit, in der das noch kaum jemand im Blick hatte. Dieser frühe, visionäre Zugang hat uns geprägt und die Richtung vorgegeben. Was uns immer wichtig war und auch in Zukunft sein wird: dass Gäste ihren Aufenthalt so gestalten können, wie es für sie persönlich stimmig ist. Wellbeing auf höchstem Niveau! Ob Genussküche oder Detox, ob Yoga, Naturerlebnis oder eine Behandlung im Spa – wir möchten Möglichkeiten eröffnen, keine Vorgaben machen. Jeder soll selbst entscheiden können, was gerade guttut und ein umfassendes Gefühl von Lebensqualität schenkt.

Über die Jahre hat sich durch unsere Erfahrung, die Zusammenarbeit mit Experten und den Einsatz hochwertiger Lebensmittel ein Ansatz entwickelt, der Gesundheit, Wohlbefinden und Genuss verbindet. Viele Menschen spüren hier sehr schnell, was ihnen hilft – und entdecken dabei nicht selten neue Seiten an sich selbst.

Eine Empfehlung für ein erfülltes Leben? Niemals aufgeben! Die Menschen staunen immer, dass ich als Lehrling hier angefangen habe und jetzt Geschäftsführerin bin. Das Problem der heutigen Zeit ist, dass man viel zu früh aufgibt. Jeder Stein ist ein Baustein im Leben. Ein Stein der Brücke, über die man gehen kann – und auch soll. Das Ziel sollte nicht nur schneller Erfolg sein, sondern langfristig glücklich machen.

www.hotelpostbezau.com

POST BEZAU

GARTEN-EDEN-PROJEKT

Keimfähiges Saatgut und solidarische Landwirtschaft

Die gemütliche Bregenzerwälder Stube des Permakulturhofes in Hittisau, im vorderen Bregenzerwald ist ein Kraftplatz, wie ich ihn selten erlebt habe. Es sind immer besondere Menschen, die spannenden Projekten Leben einhauchen. David, als charmanter Hüttenwirt, Belinda, mit ihrem einzigartigen Gespür für Menschen und schier unstillbarem Wissensdurst. Sonja, die reisefreudige Sonnenanbeterin und bekannt für ihre sensationellen *Einweckereien* aus Gemüse und Früchten aus eigenem Anbau. Und Leo, der Freigeist der Familie.

Alle haben eines gemeinsam: die Liebe zur Natur, zu unveränderten Lebensmitteln, zum Permakulturhof – ihrem Zuhause – und dem Garten-Eden-Projekt in Lauterach.

Drei von meinen vier Gesprächspartnern auf dem Hof sind FNL-Kräuterexperten. Durch sie und meine Leidenschaft für die buntesten Tomatensorten bin ich auf dieses Projekt gestoßen. Hier stehen alle Werte im Vordergrund, die dem Großteil der konventionellen Landwirtschaft verloren gegangen sind. Gesunde Böden stehen am Anfang. Deshalb ist das *schwarze Gold des Gärtners* namens Kompost hier unverzichtbar.

Ein wichtiger Baustein beim *Garten-Eden-Projekt* ist keimfähiges Saatgut aus eigenem Anbau. Gerade wird eine Saatgut-Bibliothek zur Lebensmittelabsicherung aufgebaut. Kein Konzern oder börsennotiertes Unternehmen sollte die Macht haben, der Menschheit vorzuschreiben, was angebaut und gegessen werden darf.

> *Wer Nahrung kontrolliert, kontrolliert die Gesellschaft.*
> *Aber wer Saatgut kontrolliert, kontrolliert das Leben auf der Erde.*
> *Jedes Patent auf Saatgut ist Biopiraterie. Das Patent stiehlt von der Natur, es stiehlt von indigenen Gemeinschaften. Wir müssen diesen Diebstahl von der Natur beenden.* (VANDANA SHIVA)

Die Initiatoren des Garten-Eden-Projektes erzählen: *Unsere Welt ist aus den Fugen geraten. Wir steuern mit unserer Agrarpolitik gegen eine Betonwand. Das Wichtigste, was wir tun können, ist, für die Lebensmittelabsicherung zu sorgen.*

Unser Pilotprojekt der Saatgutvermehrung und die Saatgutbibliothek kann Wellen schlagen. Wir können das Know-how weitergeben! Alles ist umsetzbar. Im Ort für den Ort. Im Dorf für das Dorf. Global denken und lokal verstehen, was man zu tun hat.

In der heutigen Welt bestimmen Menschen, die noch nie einen Stall von innen gesehen haben und einen Acker nur von Statistiken kennen. Die stehen mit Krawatte und Anzug in einem Büro und entscheiden, was gemacht wird und wer Subventionen bekommt.

Früher war es so, dass die kleinen Bauern dem Handel vorbeigebracht haben, was auf dem Acker nebenan gewachsen ist. Kartoffeln, Rettich, Karotten, Lauch usw. Wenn ich heute mit einer Kiste von unserem Salat in den Laden gehe, werde ich vermutlich ausgelacht.

Wer Veränderung will, muss dafür in Bewegung kommen. Möglichkeiten finden, die uns und die nächste Generation weiterbringen. Zum Beispiel sinnvolle Systeme schaffen. Nicht nur sagen: „Ich habe Geld – gib mir Gemüse", sondern mithelfen, Strukturen aufzubauen, die wir brauchen, um Lebensmittel anzubauen, dort, wo Menschen wohnen. Das hat alles einmal funktioniert, in viel schwierigeren Zeiten. Ich habe so viele Gruppen gesehen, die stundenlang diskutiert haben, und sobald es um die Umsetzung geht, bleiben viele einfach sitzen. Die Menschen wissen, dass vor unserer Haustüre etwas passiert, das schlecht ist. Aber die Bereitschaft für den Einsatz fehlt. Allein 3 % der verfügbaren Zeit reichen aus, um unglaublich viel zu bewegen.

Das Garten-Eden-Projekt ist Lehr- und Schauraum. Ein Projekt, in dem Kinder bereits lernen, wie der Garten funktioniert. Vom Anbau über Kompostierung bis zur Verarbeitung.

Wissen wurde immer von Generation zu Generation weitergegeben, und wenn dieser Wissenstransfer fehlt, wird es schwierig. Ein kleines Beispiel: 1985 gab

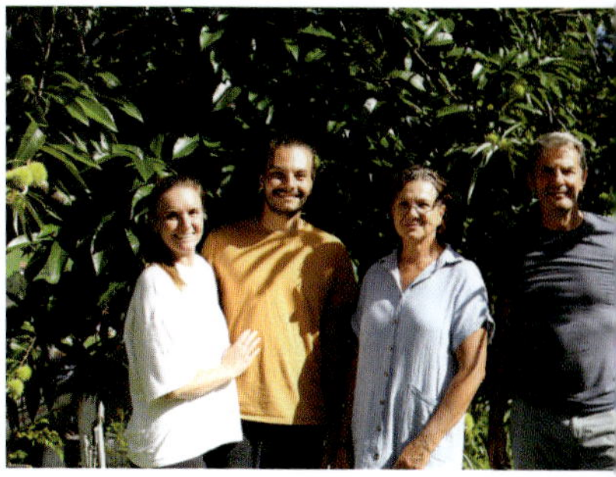

es noch 7.000 Saatgutunternehmen, die weltweit in Summe weniger als 1 % Marktanteil hatten. 2025 haben wir noch sechs große Unternehmen, die 75 % des Weltmarktanteils übernehmen. 75 % des Saatgutes ist genmanipuliert und nicht mehr wiedervermehrbar.

Daniele Ganser, der Schweizer Historiker und Friedensforscher, hat ein gutes Zitat: „Ist der Feind erst einmal bekannt, bekommt der Tag Struktur."[8] Die meisten Menschen wissen gar nicht, was hier passiert und wer der Gegner ist. Sie sind so in ihrem Tun, dass sie sich ihren Konsum leisten können, ihre Kreditraten am Monatsende zahlen können, dass fast keine Zeit mehr für andere Dinge bleibt. Das verstehe ich auch. Da kommen wir als Einzelkämpfer natürlich schnell an unsere Grenzen. Deshalb muss es ein WIR-Projekt werden. Was also können wir tun und was wollen wir für die Zukunft? Das Wichtigste ist Lebensmittelabsicherung und unsere Gesundheit. Und die Lebensgrundlage der nächsten Generation.

Wer Prada, Gucci oder Tesla für Luxus hält, wird mit einem naturverbundenen, authentischen Leben schnell eines Besseren belehrt. Sauberes Wasser, reine Luft, gesunde Böden, natürliche Lebensmittel und in weiterer Folge die eigene Gesundheit sind schon lange nicht mehr selbstverständlich, das sind die wahren Werte!

Der Garten Eden in Lauterach bzw. der Permakulturhof in Hittisau gehört aus gutem Grund meinen Lieblingsprojekten, und deshalb lade ich dich gern ein, Zeit in ein naturnahes Projekt zu investieren. Wo auch immer – damit auch du den Unterschied schmecken und spüren kannst. Mit ganz viel Mut zur Freiheit!

Informiere dich weiter auf *www.garteneden-projekt.at*

GARTEN EDEN PROJEKT

DANKE

Mein größter Dank gilt den Menschen, die mich auf meinem Weg begleiten! Ob als Geschenk oder Lernaufgabe!

Danke den grandiosen Referenten des Vereins FNL, denen ich viel von meinem Wissen über Heilpflanzen verdanke. Danke, Sieglinde, für dein wertvolles Tun und dein authentisches Sein für den FNL.

Danke, Leo und dem Garten-Eden-Team für euer grandioses Projekt!

Danke, Stephanie Rist-Kamps, Susanne Kaufmann und der gesamten Post Bezau, die seit über 6 Jahren ein wichtiger Teil meines Lebens sind und die sensationellen Rezepte für dieses Buch gezaubert haben.

Danke meinen disziplinierten Probelesern für das überaus ehrliche Feedback.

Einfache Geister reden über die Menschen,
mittlere über die Welt,
große über Ideen.

(ROOSEVELT ELEANOR ZUGESCHRIEBEN)

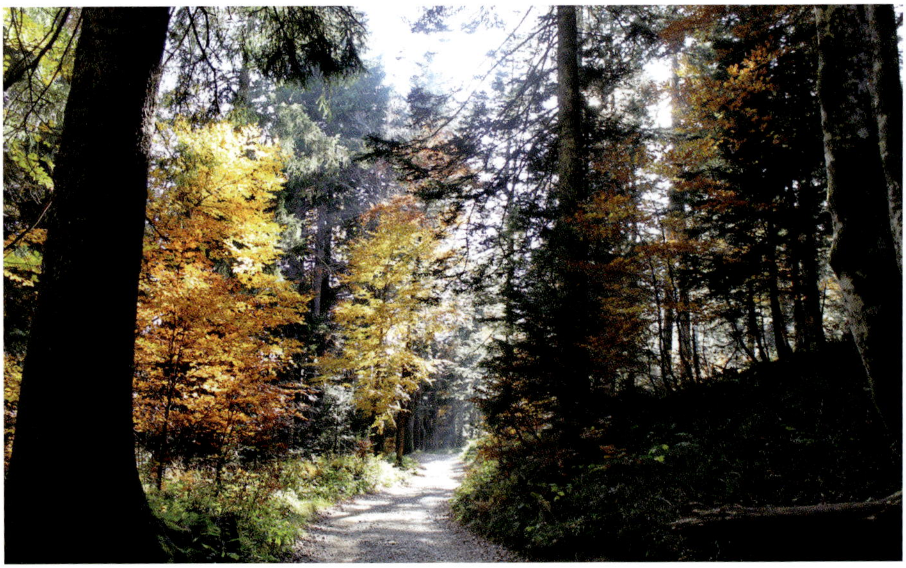

ÜBER DIE AUTORIN

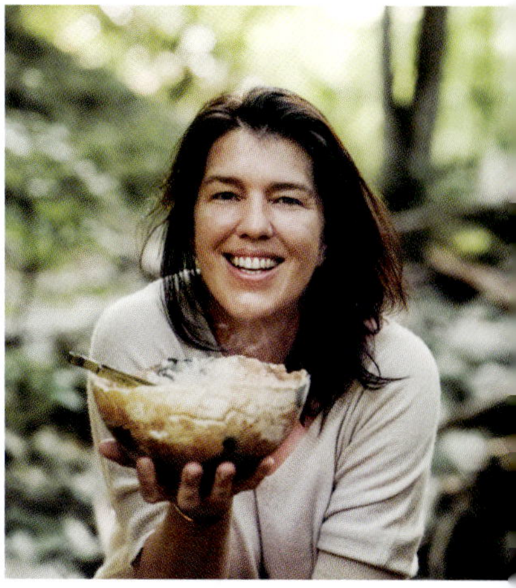

Margot Fuchs ist eine naturbegeisterte Bregenzerwälderin mit einer tiefen Leidenschaft für die heimische Pflanzenwelt. Seit über 15 Jahren widmet sie sich intensiv der Welt der Heilpflanzen und deren genussvoller, praktischer Anwendung. Im Herzen einer kraftvollen und unberührten Naturlandschaft voller wertvoller Wildpflanzen, findet sie täglich Inspiration und die Schätze, die ihre Arbeit prägen.

Margot begann, hochwertige Kräuterprodukte für den Handel und die Gastronomie zu fertigen und hat ihr Wissen dank zahlreicher Lehrgänge vertieft. Heute ist sie erfahrene FNL-Referentin in Vorarlberg mit besonderem Fokus auf Entgiftung – ein zentrales Thema, denn sie ist überzeugt, dass die regelmäßige Reinigung von Körper und Geist essenziell für dauerhafte Gesundheit ist. Dabei stellt sie die Bedeutung selbst gesammelter Pflanzen in den Vordergrund, um die Kraft der Natur unmittelbar und authentisch erlebbar zu machen.

Die Autorin versteht Gesundheit ganzheitlich: Sie beschäftigt sich stets mit den Ursachen von Beschwerden, um Menschen auf ihrem Weg zu mehr Energie, Lebensfreude und persönlicher Entfaltung zu begleiten. Mit Empathie, tiefem Wissen, gutem Humor und einem unerschütterlichen Glauben an die heilende Kraft der Natur motiviert sie ihre Kursteilnehmer, selbst Verantwortung für ihre Gesundheit zu übernehmen.

Margot ist eine engagierte Botschafterin für einen gesunden Lebensstil im Einklang mit der Natur und teilt ihre Freude und ihr Wissen, damit andere ihr volles Potenzial entfalten können.

REZEPTE-INDEX

Bärlauchkapern in Oxymel ... 90
Bärlauch pur ... 219
Bitter-Kräutersalz ... 219
Bittersalate mit roh mariniertem Brokkoli und Ingwer-Honig-Dressing ... 79
Bittersalate, Geschmorte mit Knoblauch und Ingwer ... 82
Brennnessel und Curry ... 219
Brennnesseljauche ... 93
Buchweizenbrot mit Pesto aus Grünkohl, Nuss und Brokkoli ... 126
Dattelpralinen ... 202
Gemmomazerat ... 221
Gemüsesuppe, Genussvolle mit frischen Kräutern ... 111
Ginger Bug ... 191
Glückshonig ... 140
Glückssalbe ... 215
Goldene Milch als ayurvedische Kraftquelle ... 194
Goldene Pilz-Milch ... 226
Grüner Walnuss-Gewürzlikör ... 115
Grünkohlchips, Knusprige ... 185
Haferdrink ... 130
Kimchi-Variante – heimisch ... 187
Leberwickel ... 223
Leberwickel mit einem Heublumensack ... 222
Melissenwein ... 173
Porridge – süße oder salzige Variante ... 128
Räuchermischung Inspiration ... 200
Räuchermischung reinigend ... 198
Räuchermischung Sonnendoping ... 200
Räuchern mit Zitrusfrüchten ... 72
Rosenkohl gebacken mit Sesam und Ingwer ... 188
Rote-Bete-Carpaccio mit Bittersalat, geröstetem Brokkoli und Nüssen ... 144
Rote-Bete-Smoothie mit Beeren ... 144
Schüttellotion zur Narbenpflege ... 65
Sonnendoping Winteredition ... 201
Teemischung Bitter I ... 210
Teemischung Bitter II ... 210
Teemischung Detox ... 210
Vitalpilz-Gemüsebrühe ... 225
Vitalpilz-Limo ... 226
Vitalpilz-Schüttellotion ... 177
Vitalpilz-Tee ... 225
Weißkraut-Rosenkohl-Slaw, Cremiger mit Beeren ... 189
Wermutwein als „Entwurmungskur“ ... 70

DIE FARBIGEN REZEPTE STAMMEN VOM RETREATHOTEL POST BEZAU.

LITERATUR, QUELLEN

Das vollständige Literatur- und Quellenverzeichnis zu diesem Buch stellen wir Ihnen online zur Verfügung.

Über den QR-Code gelangen Sie direkt zur entsprechenden Seite auf unserer Website.

ENDNOTEN

1 Christian Boigenzahn, *https://www.biene-oesterreich.at/*, aktualisiert am 19.12.2024, Stand 17.02.2024

2 *http://de.wikipedia.orf/wiki/Europäische_Patentorganisation* (abgerufen am 26.10.2025)

3 Umweltinstitut München e.V., Patente auf Leben. *https://umweltinstitut.org/landwirtschaft/patente-auf-leben/* (abgerufen am 2. März 2025).

4 *https://de.wikipedia.org/wiki/Glyphosat*, abgerufen am 26.10.2025

5 *https://www.parlament.gv.at/dokument/XXVIII/III/213/imfname_1707273.pdf*, abgerufen am 26.10.2025

6 *https://www.bund.net/umweltgifte/glyphosat/*, abgerufen am 26.10.2025

7 *https://www.bmuv.de/WS5377*, abgerufen am 26.10.2025

8 Youtube Video: Dr. Daniele Ganser: Saatgut. Warum ist das wichtig?

INDEX

A

abführend 94, 95, 145, 150
Abkochung 209
Absinthin 68
Achillea millefolium 30, 60
Ackerminze 55
Ackerschachtelhalm 132, 133, 135, 140, 209, 217
Adaptogene 43, 152, 153, 160
Adrenalin 245
adstringierend 46, 208
Aegopodium podagraria 96
Agaricinsäure 174
Akne 104, 110
Alkohol 13, 15, 53, 64, 65, 85, 97, 108, 115, 160, 177, 181, 211, 220, 221
Alkylamide 168, 169
Allergie 15, 22, 33, 39, 102, 104, 113, 159, 180, 181, 227, 232, 239
Allicin 89
Allium ursinum 88
Alpinia officinarum 31
Aluminium 132, 193, 240, 243
Alzheimer 117, 151, 160, 240
Amalgam 99, 242
Amara mucilaginosa 31, 48
Amarogentin 30, 42
Amaryllidaceae 88
Ameisensäure 91
Aminosäure 129, 131, 137, 178, 220
Amulett 41, 175
Andorn 30, 36, 37
Angelica spp. 30
Angina Pectoris 160
Angstzustand 20, 130, 135, 154, 156, 171, 249, 253
Anthocyane 29, 142, 145
Anthrachinone 150
Anthranoide 94, 95
Anthranoidglykoside 95
Anti-Aging 19, 69, 151
antiallergisch 150, 151
Antibabypille 33, 244
antibakteriell 41, 54, 56, 90, 98, 100, 102, 112, 114, 141, 155, 168, 169, 174, 185, 186, 187, 208, 214, 216
Antibiotikum 71, 103, 117, 139, 174, 175, 186, 233, 234, 235, 244
antibiotisch 88, 120, 187
antifungizid 151
antimikrobiell 114, 120, 141, 192
Antioxidantien 112, 113, 120, 121, 127, 146, 187, 188
antioxidativ 39, 58, 100, 114, 119, 142, 151, 153, 173, 175, 179, 180, 183
antiparasitär 114, 167
antirheumatisch 49
antitumoral 102, 163, 178
antiviral 56, 68, 102, 141, 151, 155, 165, 167, 168, 169, 172, 173, 175, 176, 178, 180, 186, 208, 214
Antriebsschwäche 50
Apiaceae 96
appetitanregend 39, 40, 41, 42, 54, 58, 68, 79
Appetitlosigkeit 36, 38, 45, 60, 66, 76
Arsen 241, 244
Artemisia absinthium 30, 68
Artemisia annua 166, 167
Artemisia vulgaris 30
Artemisinin 166, 167
Arteriosklerose 39, 89, 107, 125
Arthritis 120, 161
Arthrose 92, 120, 166
Artischocke 30, 38, 39, 75, 107
Asteraceae 38, 40, 49, 52, 56, 60, 68, 76, 107, 166, 168
Asthma 26, 36
Atemwegserkrankungen 36, 48, 121

Atemwegsinfektion 168, 169
Aucubin 110
aufstoßen 39
Augengesundheit 121, 122, 127, 184, 185, 227
Augenprobleme 124
Ausdauer 57, 154, 157
ausgleichend 30
ausleitend 49, 90, 91, 99
Ausschlag 110, 113
Autoimmunhepatitis 162
Autoimmunkrankheiten 124, 151, 155, 161, 162, 166, 168, 170, 173, 243
Avena sativa 129
Ayurveda 146, 190, 194
ayurvedisch 28, 194

B

Bachblütentherapie 77, 114
Baicalin 163
Baikal-Helmkraut 163, 164, 165
Bakterien 25, 26, 56, 66, 71, 104, 107, 113, 118, 139, 141, 143, 148, 163, 183, 186, 191, 234, 245
Ballaststoffe 38, 74, 78, 80, 81, 107, 113, 117, 119, 122, 123, 125, 127, 129, 131, 185
Bandscheibe 134
Bärlauch 88, 89, 90, 185, 190, 218, 219
basisch 216
Bauchspeicheldrüse 15, 17, 24, 25, 51, 76, 78, 80, 81, 107, 108, 129
Baumschwammverwandte 174
Beifuß 30, 68
Beifuß, Einjährig 166, 167
Benediktendistel 40
beruhigend 106, 130, 160, 171, 172
Beschwerden, rheumatisch 92, 96, 100, 102, 107, 124, 146
Besenreiser 121, 125
Bete, Rote 143, 144, 192
Betulaceae 100
Betula pendula 100
Betulin 101, 175
Betulinsäure 174, 175
Bienenhonig 70, 90, 136, 137, 139, 194
Bilobalid 159
Bindegewebe 121, 127, 132, 133, 134, 209
bindegewebestärkend 96, 107
Bingen von, Hildegard 28, 37, 40, 70, 172
Birkengewächse 100
Birkenporling 69, 102, 174, 175, 176, 177, 194, 197, 224, 225, 226
Bisswunde 64
Bitterklee 45
Bittersalat 77, 78, 79, 82
Bitterstoffe 10, 11, 12, 16, 23, 24, 25, 26, 27, 28, 29, 30, 31, 32, 33, 37, 38, 39, 40, 42, 43, 44, 45, 47, 48, 49, 51, 52, 54, 56, 58, 59, 60, 61, 66, 68, 69, 71, 73, 74, 75, 76, 78, 79, 80, 81, 83, 85, 86, 94, 95, 97, 98, 100, 112, 113, 125, 127, 129, 131, 145, 166, 168, 171, 176, 190, 193, 194, 204, 210, 220, 224, 238, 246, 266
Blähungen 15, 31, 36, 38, 39, 40, 45, 50, 66, 68, 107, 108, 131, 189
blähungsmindernd 31, 39
Blase 52, 83, 92, 100, 106, 146
Blasenbeschwerden 133
Blei 99, 241, 243, 244
Blinddarm 103, 161
Blutbildung 13, 91, 127, 129, 131
Blutdruck, niedrig 156
Blutdruck, hoher 123, 160
blutdruckregulierend 163, 188
blutdrucksenkend 89, 142, 143, 146, 147, 154, 156
blutdruckstabilisierend 76
Bluterguss 60
Blutfettwerte 39
Blutgerinnung 13, 39, 120, 159
Blut-Hirn-Schranke 193, 239, 240, 242
Blutkörperchen, rote 143
blutreinigend 66, 88, 100, 101, 103, 105, 110, 112, 151
Blutreinigung 15, 50, 60, 91, 110, 113
blutstillend 102
Blutungen 60, 62
blutverdünnend 189
Blutzucker 80, 107
blutzuckerregulierend 108, 127, 129
blutzuckersenkend 39
Blutzuckerspiegel 13, 25, 80, 81, 107, 108, 109, 123, 131, 139
blutzuckerstabilisierend 80
Borreliose 151, 243
Braunelle 173, 214
Braunhirse 127, 128
Braunwurz 173, 214
Breitbandantibiotikum 89
Breitbandwirkung 50, 165, 186, 193
Brennnessel 50, 86, 91, 92, 93, 111, 132, 135, 185, 208, 210, 217, 218, 219, 225, 236
Brokkoli 79, 120, 126, 144, 184, 193, 229
Brombeere 145
Bronchitis 99
Buchweizen 125, 126
Burn-out 155
B-Vitamine 76, 81, 106, 123, 125, 127, 131, 189

C

Calendula officinalis 56
Candida 69, 186
Carotin 108, 121, 127, 184
Carotinoide 29
Caryophyllaceae 110
Cellulite 127
Centaurium erythraea 30, 66
Ceresin 213
Cetraria islandica 31, 47
Chicorée 74, 77, 78, 82
Chlorophyll 29, 78
cholesterinsenkend 113, 120, 122, 129, 187
Cholesterinspiegel, hoch 38, 90, 107
Christrose 255
Cichoriensäure 169
Cichorium intybus 76
Cnicin 40, 41
Cnicus benedictus 40
Colitis ulcerosa 161
Corona 170
Cortisol 152, 153, 160, 245
Cortisolspiegel 155
cortisonähnlich 181
Covid 50, 165, 166
Crassulaceae 154
Crataegus laevigata 156
Crataegus monogyna 156
Cumarin 222
Cumarine 60, 76
Curcuma longa 31
Curcumin 193
Cynara cardunculus subsp. *scolymus* 30, 38

D

Darmbakterien 25, 89, 94, 103, 117, 123
Darmbeschwerden 56, 61, 204
Darmflora 74, 76, 78, 80, 81, 103, 107, 114, 116, 117, 139, 145, 179, 183, 185, 187, 216
Darmmikrobiom 116, 117, 119, 131, 190, 236
Darmparasiten 68, 114
Darmperistaltik 31, 38
Darmschleimhaut 25, 108
Dauerstress 164
Demenz 160
Depressionen 135, 160, 171
Dermatose 125
desinfizierend 186, 198, 214

Diabetes 15, 52, 103, 108, 123, 145
Dickblattgewächse 154
Dioskurides 154, 156
Doldenblütler 96
Dopamin 153
durchblutungsfördernd 121, 130, 167, 190, 214, 222
Durchblutungsstörungen 125, 159
Durchfall 36, 61, 103, 145, 146, 152

E

Eberraute 68
Echinacea 164
Echinacea ssp. 168
Echinacin 168
E. coli-Bakterien 186
Eisen 13, 49, 78, 81, 88, 91, 92, 96, 105, 108, 110, 112, 123, 125, 127, 129, 130, 131, 133, 143, 150, 154, 166, 167, 174, 178, 184, 188, 189
Eisenmangel 92
Eiweiß 29, 50, 52, 108, 110, 112, 123, 125, 127, 129, 131, 178, 184, 236
Elastin 132
elastizitätsfördernd 214
elektromagnetisch 152
Emotionen 9, 18, 19, 135, 172, 196, 203, 246, 247, 248, 252, 258
Empathie 252, 263
Endivien 32, 74, 77, 79, 80, 144
Engelwurz 30, 214
entgiftend 40, 51, 90, 95, 98, 99, 110, 114, 121, 132, 163, 181, 210
Entgiftungsorgane 50, 83, 84, 116
Entgiftungsprozess 84, 106, 216, 222
entkrampfend 146
entspannend 172, 222
entwässernd 96, 107
Entzündungen 41, 54, 120, 141, 146, 174, 175, 176, 179, 189, 190, 222
entzündungshemmend 27, 37, 41, 43, 46, 54, 56, 58, 66, 68, 71, 88, 91, 92, 96, 98, 99, 100, 101, 102, 105, 106, 107, 110, 112, 113, 114, 119, 122, 129, 133, 135, 141, 142, 143, 150, 151, 154, 155, 166, 168, 169, 173, 174, 175, 176, 178, 180, 181, 183, 187, 189, 193, 216
Enzian, Gelber 30, 32, 42, 43, 66
Enziangewächse 42, 66
Epilepsie 64
Equisetaceae 133
Equisetum arvense 133, 209
Erbrechen 39, 54, 241
Ergosterol 178
Erkältungen 45, 48, 61, 155, 169
Erkrankungen, chronisch 18, 180, 189, 229
Erkrankungen, rheumatisch 50, 90, 96
Erschöpfungszustände 40, 45, 50, 66, 152, 155, 179
Erste Hilfe 203
Essenz 10, 32, 36, 38, 39, 40, 42, 49, 51, 54, 56, 58, 60, 66, 68, 76, 85, 86, 91, 96, 98, 100, 103, 104, 105, 107, 110, 113, 125, 129, 150, 154, 156, 159, 160, 163, 165, 167, 168, 169, 171, 173, 175, 177, 210, 211, 221
Estragon 68

F

Faboideae 131
Fagopyrin 125
Fagopyrum esculentum 125
Fallopia japonica 150
Faulbaum 94
Fermente 187, 190, 226
Fettleber 14, 52, 53, 131, 143
Fettleibigkeit 123
fettlöslich 13, 53, 167, 176, 212
Fettsäure, ungesättigt 92, 114, 125, 127
Fettstoffwechselstörung 38
Fettverdauung 13, 59, 71, 80, 193
Fieber 40, 45, 46, 61, 64, 66, 166, 170, 175, 222
Fieberklee 30, 45, 46
Fieberkleegewächs 45
fiebersenkend 43, 44, 46
Flavonoide 29, 36, 38, 40, 41, 45, 49, 52, 54, 56, 58, 60, 66, 68, 76, 88, 91, 92, 96, 98, 100, 103, 110, 112, 113, 125, 133, 150, 154, 156, 159, 163, 166, 171, 173, 220
Flechte 110
Fluorid 117, 127, 218
Folsäure 125, 143
Fomitopsidaceae 174
Fomitopsis betulina 102, 174
Fotosynthese 47, 95
Frangula alnus 94
Frauengesundheit 122, 140, 146, 217
Frühjahrskur 46, 85
Frühjahrsmüdigkeit 45, 76

G

Galeopsis 135
Galgant 31
Galium aparine 103, 104
Galle 20, 25, 36, 39, 41, 45, 46, 50, 56, 66, 68, 70, 76, 80, 81, 166, 187, 193, 246
galleanregend 49, 54, 80, 190
Gallenbeschwerden 36, 52, 60, 68
galleflussanregend 40, 45, 46, 171
gallefördernd 49, 58, 68
Gallenfunktionsstörung 36
Gallenschwäche 76
Gallensteine 33, 36, 39, 55, 123
Gallenwegverschluss 39
Gänseblümchen 75, 192, 214, 217, 230
Gastritis 37, 54
Gebärmutter 36, 61
gebärmutterstimulierend 36
Gedächtnisschwäche 159
gedächtnisverbessernd 151
Gefäßerkrankungen 109
gefäßerweiternd 89
Gefäßschäden 188
gefäßschützend 90, 121, 125, 142, 146, 188
Gelbsucht 64
Gelbwurz 31
Gelenke 92, 96, 97, 134, 146
Gelenkentzündungen 50
Gelenkschmerzen 105, 189
Gemmomazerat 53, 113, 146, 160, 167, 181, 205, 220, 221
Gemmotherapie 65, 100, 112, 114, 159, 181
Gentianaceae 42, 66
Gentiana lutea 30, 42
Geranium robertianum 173
Gerbstoffe 24, 29, 36, 37, 38, 40, 41, 45, 52, 54, 58, 60, 68, 76, 94, 98, 100, 101, 112, 113, 114, 115, 146, 163, 173, 208, 220
Geschwüre 36, 37, 183
gewichtsregulierend 131
Gicht 15, 92, 96, 97, 100, 146, 151
Giersch 96, 97
Giftstoffe 10, 13, 15, 20, 32, 50, 63, 73, 81, 83, 102, 112, 131, 227, 239, 244
Gingerol 190
Ginkgo 43, 52, 157, 159, 160
Ginkgoaceae 159
Ginkgo biloba 159
Ginkgogewächse 159
Ginkgolide 159
Ginkgolsäuren 159
Ginseng 43, 157
Glechoma hederacea 98
Gleichgewichtsstörungen 159
Glucosinolate 122
Glukagon 108
glutenfrei 125, 127

glutenhaltig 124
Glutenunverträglichkeit 162
Glycerin 53, 65, 160, 181, 220, 221
Goldhirse 127
Goldrute 52
Grippe 61, 155, 170, 180, 186, 245
Grünkohl 111, 121, 122, 126, 128, 184, 185, 187
Gundelrebe 86, 98, 99, 210, 217, 219
Gürtelrose 171, 172

H

Haarausfall 92, 209
Haare 100, 101, 110, 127, 132, 133, 209
Haarwachstum 100
Hafer 129
Hagebutte 217
Halsentzündungen 37, 47, 104
Hals-Rachenraum 208
Halsschmerzen 48
Hämorrhoiden 15, 64
Hängebirke 86, 100, 101, 217
Harnsäure 97, 130, 146
Harnsteine 151
harntreibend 49, 80, 81, 91, 100, 103, 105, 133
Harnwegsinfekt 100
Harze 40, 41, 141, 163, 168, 171, 196, 197, 202, 220
Hashimoto 161
Haut 15, 27, 37, 47, 59, 69, 81, 83, 87, 110, 121, 125, 127, 132, 133, 146, 161, 168, 173, 176, 177, 182, 209, 212, 215, 223
Hauterkrankungen 47, 69, 113, 114
Hautirritation 113
hautreinigend 103
hautschützend 174
Heidelbeere 23, 48, 79, 122, 145, 151, 217, 227, 228
Heilpilz 176, 178, 180
Heiserkeit 47, 48, 139, 217
Heißaufguss 112, 207, 208, 209
Heißhunger 69, 81, 123
Heißhungerattacke 25, 32
Helianthus tuberosus 107
Helleborus niger 255
Hepatitis 37, 52, 53, 180
Herbizide 118, 235
Herpes 26, 166, 170, 171, 172, 173, 180, 214
Herpes Zoster 172
Herzinfarkt 109
Herz-Kreislauf-Erkrankungen 39, 107, 123, 145, 151
Herz-Kreislauf-System 39, 106, 107, 113, 120, 123, 131, 142, 145, 151, 163, 241
Herzrhythmusstörung 152, 156
herzschützend 150
herzstärkend 130, 156
Heuschnupfen 181
Himbeere 79, 145
Hippokrates 28, 76
Hirse 127, 128
Histamin 91
Hitzewallungen 122
Hohlzahn 135
Homöopathie 133, 221
Hühneraugen 64
Husten 37, 48, 99, 105, 110, 135, 139, 187, 217
Hustenreiz 48
hypochondrisch 171
hysterisch 171

I

Immunabwehr 167
immunmodulierend 43, 91, 141, 162, 163, 164, 167, 175, 176, 178, 179, 180
immunstärkend 40, 69, 81, 88, 102, 105, 106, 110, 113, 119, 120, 121, 122, 127, 139, 146, 147, 150, 151, 154, 155, 168, 174, 175, 179, 183, 186, 187, 188, 189, 216
immunstimulierend 26, 155, 162, 179, 190
Immunsystem, schwach 36
Infarkt 152
Infektion, bakteriell 89, 102, 234
Ingwer 31, 59, 61, 74, 79, 82, 89, 90, 144, 187, 188, 190, 191, 192, 208, 210, 214, 217, 225, 226
Ingwergewächse 190
Inhaltsstoffe, sekundär 29, 78, 84, 119
Insulin 51, 78, 107, 108
Intybin 76, 80, 81
Inulin 51, 76, 78, 80, 81, 107, 168
invasiv 149, 150
Ischiasnerv 134
Isländisch Moos 31, 77
Isoflavone 122
Isoparaffin 213

J

Jod 47, 218
Johannisbeere, Schwarze 146, 181, 182, 217, 221
Juckreiz 69, 110, 113, 173
Juglandaceae 112
Juglans nigra 112
Juglans regia 112
Juglon 112, 113, 114

K

Kadmium 244
Kaffeesäurederivate 168, 169
Kalium 47, 49, 76, 78, 80, 81, 88, 91, 92, 96, 97, 98, 105, 106, 107, 108, 110, 112, 118, 121, 125, 127, 129, 131, 133, 150, 174, 178, 184, 188, 189
Kaltauszug 61, 104, 208, 209, 213, 214
Kalzium 47, 49, 78, 80, 81, 88, 91, 96, 97, 105, 106, 107, 108, 110, 112, 118, 121, 125, 127, 129, 130, 132, 133, 178, 184, 188, 189
Kampfer 60, 64
Karies 101, 127
keimhemmend 37, 99, 169
keimtötend 31
Kieselsäure 91, 92, 96, 103, 110, 125, 127, 132, 133, 134, 135, 140, 209, 240
Kimchi 117, 187
Kinder 18, 33, 44, 68, 155, 163, 165, 214, 242, 243, 247, 260
Kleblabkraut 103, 104
Kneipp, Sebastian 43, 61, 69
Knoblauch 61, 82, 88, 89, 111, 117, 187, 190, 213, 228
Knochen 80, 81, 118, 121, 124, 127, 132, 134, 143, 184, 189, 214, 240
Knochenabbau 193
Knochenaufbau 127
Knollenblätterpilz 52
Knollenblätterpilzvergiftung 52
Knöterichgewächse 125, 150
Kohlenhydrate 16, 29, 112, 123, 125, 127, 129, 131
Kollagen 132
Konzentration 27, 147, 154, 199, 242
Konzentrationsstörung 92, 104, 159
Kopfschmerzen 92, 106, 152
Korbblütler 38, 39, 40, 49, 52, 56, 60, 68, 75, 76, 107, 166, 168
kräftigend 43, 100
Krampfader 121, 125
Krämpfe 54, 60
krampflösend 39, 54
Krankheit, chronisch 11, 145
Krebs 15, 22, 27, 64, 104, 118, 145, 161, 189, 227, 230
krebserregend 213, 236, 241
krebshemmend 120, 122, 129, 151, 155, 176, 193
Krebstherapie 166, 167, 175, 179
Krebszellen 120, 151, 167, 176, 183, 184
kreislaufanregend 58, 217

Kren 143, 144, 183, 186
Kreuzblütler 183
Kreuzdorngewächse 94
kühlend 53, 166, 208, 212
Kümmel 108, 131, 185, 189
Künzle, Johann 88
Kupfer 13, 127, 131, 150, 154, 174, 178, 184, 244
Kurkuma 128, 185, 187, 190, 193, 194, 219, 226
Kurzatmigkeit 135

L

Labfermente 103
Labkraut 86, 104, 210, 217
Lactone 40
Lähmungen 64, 109
Lamiaceae 36, 54, 58, 98, 163, 171
LDL-Cholesterin 131
Leber 1, 10, 11, 12, 13, 14, 15, 16, 17, 18, 19, 20, 21, 23, 25, 32, 33, 36, 38, 39, 41, 43, 45, 46, 48, 50, 52, 53, 54, 56, 58, 59, 60, 61, 66, 68, 70, 71, 73, 75, 76, 77, 79, 80, 81, 83, 95, 97, 98, 102, 103, 105, 106, 129, 131, 143, 157, 163, 164, 166, 181, 187, 193, 217, 222, 238, 242, 246, 247, 248, 249
leberanregend 54, 70, 78, 80, 95, 210
Leberbeschwerden 52, 68
Leberentgiftung 190
leberentlastend 49
Lebererkrankung 52, 53, 60
leberreinigend 71
leberschützend 38, 56, 91, 101, 151, 155, 180
Leberschwäche 76
leberstärkend 36, 40, 49, 58, 179
Leberwickel 60, 87, 222, 223
Lecithin 125, 126
Leukämie 165
Lippenblütler 36, 54, 58, 98, 163, 171
Long-Covid 135
Löwenzahn 32, 49, 50, 51, 75, 86, 137, 192, 208, 217, 219
Lutein 121
Luzerne 120
Lymphdrainage 87, 103, 104
lymphsystemanregend 103, 113
Lysin 125, 126

M

magenberuhigend 171
Magenbeschwerden 39, 56, 64, 111, 175
Magen-Darm-Beschwerden 60, 69, 95, 102, 171
Magen-Darm-Geschwüre 36, 183, 186
Magen-Darm-Trakt 167, 176
Magenentzündungen 105
Magengeschwür 40
Magenkrämpfe 60, 64
Magensäure 25, 30, 31, 40, 45, 55, 108, 186
Magnesium 49, 76, 78, 81, 88, 96, 97, 105, 106, 107, 110, 112, 118, 123, 125, 127, 129, 130, 131, 133, 184, 188
Makula 121
Malaria 166
Mangan 76, 127, 129, 150, 178
Männergesundheit 217
Mariendistel 32, 52, 53, 58
Marrubiin 36
Marrubium vulgare 30, 36, 37
Mastdarmkrebs 50
Medicago sativa 120
Medikamente 15, 33, 71, 94, 113, 152, 155, 159, 167, 175, 179, 181, 233, 244
Meerrettich 186
Melatonin 18, 243
Melissa officinalis 171, 172
Menopause 122
Menstruation 60, 222
Menstruationsbeschwerden 122
menstruationsfördernd 36
Mentha x *piperita* 54
Menthol 54
Menyanthaceae 45
Menyanthes trifoliata 30, 45
Menyanthin 45
Migräne 152
mikrobiell 208
Mikronährstoffe 123
Milchsäurebakterien 187, 190, 191
Milchsäuregärung 187
Mineralsalze 92
Mineralstoffe 47, 60, 76, 78, 80, 81, 84, 91, 96, 97, 103, 106, 113, 118, 119, 121, 123, 125, 127, 130, 131, 133, 137, 166, 184
Minze, Marokkanisch 55
Mondphase 214
Morbus Basedow 161
Morbus Crohn 161
Multiple Sklerose 161
Mundentzündungen 37
Muskelkater 190
Muskelverspannungen 152

N

Nägel 92, 110, 127, 132, 133, 209
Narbenheilung 65, 214
Narzissengewächse 88
Natrium 178, 188
Nelkengewächse 110
Neophyt 149
nervenberuhigend 173
Nervenschaden 240, 241
nervenstärkend 58, 129
nervensystemanregend 58
Nervensystem, zentral 68, 164, 196, 242, 243
Nesselgewächse 91
neurodegenerativ 240
Neurodermitis 27
neuroprotektiv 243
Niere 17, 52, 83, 100, 102, 146, 182, 186, 248
Nierengrieß 91, 102
Nierenprobleme 91, 92, 100, 133, 240, 241, 242
Nierensteine 97, 105, 151, 186
Noradrenalin 245
Nussgewächse 112
Nützlinge 149

O

Ödem 104
Ohrenschmerzen 64
Öl, ätherisch 29, 30, 36, 38, 40, 41, 42, 43, 45, 52, 54, 56, 58, 59, 60, 66, 68, 69, 87, 96, 98, 100, 103, 112, 113, 154, 163, 166, 168, 169, 171, 172, 173, 177, 203, 208, 215, 220
Oligosaccharide 220
Omega-3-Fettsäure 105, 106, 112, 113, 184
OPC 156
Osteoporose 71, 121, 151
Östrogen 113, 122
Östrogenspiegel 113, 122, 188
Ötzi 102, 175, 197
Oxalsäure 105, 150, 151
Oxidationsschutz 129
oxidativ 39, 59, 193, 216, 236
Oxymel 49, 74, 81, 90, 139, 145, 156, 186, 216, 217
Ozokerite 213

P

Panicum miliaceum 127
Paracelsus 28, 37, 40, 63
Paraffinum 213
Parasit 69, 113, 148, 175, 233
Parkinson 117
Parmeliaceae 47
Pektin 156
Peptide 178
Pestizide 15, 74, 117, 118, 124, 138, 230, 236, 237, 240, 244
Petrolatum 213

PFAS 15, 117, 244
Pfefferminze 37, 54, 55, 200, 208, 210
Phenolcarbonsäure 45, 112, 171
Phosphor 78, 108, 112, 118, 123, 125, 127, 129, 174, 178, 188
Phytobiotika 183
phytohormonell 114
Phytoöstrogene 29, 122
Phytosterine 168
Pilzallergie 175, 179
pilzhemmend 56, 141, 220
Pilzinfektion 114
pilzwidrig 42, 69, 114, 163, 186
Piptamin 174
Piptoporus betulinus 174
Plinius dem Älteren 171
Poaceae 127, 129
Polygonaceae 125, 150
Polygonum 135, 209
Polyphenole 174
Polyporaceae 178
Polysaccharide 154, 168, 174, 175, 178, 179
Portulacaceae 105
Portulaca oleracea 105
Portulak 105
Portulakgewächse 105
Potenzsteigerung 155
Präbiotikum 139, 143
präbiotisch 76, 80, 81, 107, 117
Prellungen 56, 61, 189
Proanthocyanidine 154
probiotisch 139, 187
Progesteron 112, 113
Propolis 139, 141
Prostata 61, 92, 122, 184
Provitamin A 76, 78, 80, 110, 156
Prunella vulgaris 173
Psoriasis 161
Psychosomatik 107
Purine 131

Q

Quecksilber 99, 242, 243, 244
Quercetin 150, 159

R

Radicchio 32, 74, 77, 79, 80, 81, 82
Radikale, freie 39, 126, 145, 148, 153, 155, 167, 174, 188
radioprotektiv 163
Raucherentwöhnung 130
Raunächte 196
Regeneration 18, 46, 47, 48, 53, 62, 80, 114, 127, 131, 153, 154, 167, 176, 222, 250
regenerierend 114, 220
regulierend 122, 181, 220
reinigend 36, 41, 58, 100, 104, 133, 166, 175, 198, 203
Reiseübelkeit 31, 190
Reizdarm 15, 152
Reizhusten 47, 48
Reizmagen 38, 40
Rekonvaleszenz 25, 38, 39, 45, 47, 156, 157, 179
Resilienz 153
Resveratrol 150, 151
Rettich 187
Rhamnaceae 94
Rheuma 96, 100, 105, 151, 227
Rhodiola rosea 154
Riesen-Schachtelhalm 134, 135
Ringelblume 214
Rosaceae 156
Rosengewächse 156
Rosenkohl 188
Rosenwurz 43, 154, 155
Rosmarin 53, 58, 59, 192, 200, 213, 214, 217, 222
Rosmarinsäure 58, 171, 172, 173
Rossminze 55
Rötegewächse 103
Rübe, Rote 143, 144
Rubiaceae 103
Rückenschmerzen 134
Rucola 79, 183
Rutin 121, 125

S

Salbei, Weißer 203
Salmonellen 186
Salvia apiana 203
Salvia rosmarinus 58
Saponine 29, 56, 133
Sauerstoffaufnahme 143, 157
Säure-Basen-Haushalt 74, 97, 130
Schachtelhalmgewächse 133
Schafgarbe 30, 37, 60, 61, 62, 192, 202, 208, 210, 217, 219, 222, 223
Scharfstoff 190
Schilddrüse 161, 242
Schildflechtengewächse 47
Schlaf 18, 75, 122, 194, 250
Schlaflosigkeit 64
Schlafmangel 152, 170
Schlafstörungen 130, 172, 173, 222
Schlaganfall 109, 152
Schlangenbiss 168
Schleimhautreizung 41, 48, 186
schleimlösend 54, 98, 110
Schleimstoffe 31, 33, 36, 40, 41, 47, 48, 105, 110, 208
Schlifni, Ignaz 49, 102, 165, 255, 256
Schmerzen, rheumatisch 64
schmerzstillend 102, 151, 193
Schmetterlingsblütler 131
Schmetterlingstramete 178, 179, 224
Schürfwunden 56, 215
Schutzpflanze 40, 41
Schwangere 13, 33, 36, 39, 40, 45, 68, 94, 95, 113, 151, 155, 163, 165, 167, 242
Schwangerschaft 60
Schwarznuss 112, 114
Schwefelverbindungen 88
Schweißausbruch 122
Schwermetallausscheider 90
Schwermetalle 15, 98, 99, 117, 161, 193, 231, 239, 242, 243, 244
Schwindel 64, 92, 159, 160
Scrophularia nodosa 173
Scutellaria baicalensis 163
Seifenstoffe 94, 98, 100, 103, 110, 111, 133
Selbstheilungskräfte 104
Selen 154, 166, 174, 178
Senföl 121, 183, 184, 185, 186
Serotonin 147, 153
Signaturenlehre 40, 50, 62, 94
Silizium 127, 129, 132, 133
Silybin 52
Silybum marianum 52
Silychristin 52
Silydianin 52
Silymarin 52
Sodbrennen 38, 39, 64, 105
Sonnenhut 164, 168, 169, 170
Spitzwegerich 110, 213, 214, 217
Springkraut, Drüsig 149
Spurenelemente 127, 137
stärkend 41, 48, 68, 106, 120, 133, 163
Staudenknöterich, Japanischer 43, 150, 151
Stellaria media 110
Sterole 66
Stielporlingsverwandte 178
Stillende Mütter 33, 39, 41, 68, 151, 155, 163, 165, 167
stimmungsaufhellend 59, 122, 143, 147, 155
stimulierend 68
stoffwechselanregend 68, 88, 91, 96, 105, 107, 113, 121, 133, 210

Stoffwechselträgheit 45
stopfend 145, 208
Storchschnabel, Stinkender 173
Stress 15, 26, 39, 43, 112, 117, 120, 147, 148, 152, 153, 157, 160, 161, 165, 170, 171, 233, 236
Stress, chronisch 245, 250
Stress, oxidativ 39, 112, 120, 153, 236
Stress, seelisch 152
Sulforaphan 120, 122, 184, 193
Sumpf-Schachtelhalm 135
Süßgräser 127, 129

T

Tabernaemontanus 40
Tannine 114
Taraxacum officinale 49
Tausendgüldenkraut 30, 66, 67, 210
Thiomersal 242
Thujon 60, 68, 166, 167
Tinktur 38, 39, 42, 46, 52, 53, 60, 64, 65, 66, 68, 114, 141, 154, 175, 177, 179, 211
Tinnitus 159, 160
tonisierend 30, 41, 42, 46, 190
Topinambur 107
Toxine 24, 83, 91
toxisch 164, 243, 251
Traditionelle Chinesische Medizin 16, 20, 28, 37, 53, 106, 135, 157, 160, 178, 190, 248, 258
Trametes versicolor 178, 179
Treben, Maria 28, 63, 64
Triterpene 42, 66, 178
Tryptophan 125
Tuberkulose 37
Typ-2-Diabetes 123

U

Übelkeit 38, 39, 54, 65, 66, 152, 241
Übersäuerung 216
Umweltgifte 108, 152
Unfruchtbarkeit 241
Unruhe 49, 106, 154, 164, 172, 173
Urticaceae 91
Urtica dioica 91
Urtica ssp. 91
Usninsäure 47
UV-Strahlung 29, 146

V

Vegetarier 127, 185
Verdauung 123, 145
verdauungsanregend 78, 79, 81, 105, 131, 183, 185, 216
Verdauungsbeschwerden 36, 66, 99, 186
verdauungsfördernd 40, 41, 42, 44, 49, 54, 68, 113, 120, 121, 122, 123, 125, 129, 131, 187, 193, 222
Verstopfung 15, 94, 95, 152
Viren 25, 26, 43, 56, 71, 104, 141, 143, 148, 163, 172, 181, 183, 186, 197, 243, 245
Virusinfektionen 166
vitalisierend 101, 106
Vitalpilze 102, 174, 176, 177, 178, 180, 194, 224, 225, 226
Vitalstoffe 10, 22, 75, 81, 84, 105, 116, 119, 123, 124, 145, 146, 184, 185, 186, 194, 220, 228, 234
Vitamin A 49, 81, 88, 96, 105, 106, 107, 110, 121, 150, 154, 184, 188
Vitamin B 105, 110, 174, 188
Vitamin-B-Komplex 13, 49, 76, 78, 80, 81, 88, 106, 107, 108, 112, 121, 123, 125, 127, 129, 131, 154, 178, 184, 189
Vitamin C 49, 76, 78, 80, 81, 88, 96, 98, 105, 106, 107, 110, 112, 121, 150, 154, 156, 174, 184, 188, 189
Vitamin-C-Mangel 105
Vitamin D 107, 154
Vitamine 71, 76, 81, 88, 96, 98, 105, 106, 110, 112, 118, 120, 121, 125, 127, 129, 131, 156, 166, 178, 184, 188, 189
Vitamin E 49, 112, 123, 125, 129, 174
Vitamin K 49, 121, 184
Vogelknöterich 135, 209
Vogelmiere 110, 111, 214
Volksmedizin 46, 102, 114, 155, 175
Völlegefühl 15, 36, 38, 39, 40, 41, 50, 66, 76, 190

W

wachstumsfördernd 220
Wald-Schachtelhalm 134
Walnuss 114
Warmauszug 177, 213
wärmend 190
Warzen 64
wasserlöslich 69, 142, 143, 176
Wechseljahre 112, 113, 122
Wechselwirkung 33, 39, 71, 113, 155, 167, 175, 179, 180
Wegwarte 75, 76, 77, 78
Weihrauch 59, 72, 195, 200, 202
Weißdorn 43, 156, 157, 192
Weißkraut 189
Wermut 30, 59, 68, 69, 70, 75, 200, 210
Wildkräuter 16, 19, 29, 88, 185
Wundbehandlung 60
Wunde, schlecht heilende 36, 37, 42, 56
wundheilend 99, 101, 141, 151, 168, 169, 173, 214
Wundheilung 56, 66, 99, 139, 141, 152, 168
Wut 12, 15, 16, 152, 172, 196, 203, 245, 246, 247, 249

X

Xanthoderivate 42
Xanthone 66

Z

Zahnprobleme 124
Zahnschmerzen 64
Zeaxanthin 121
Zeckenschutz 212
zellaktivierend 220
Zellgesundheit 174, 175
Zellregeneration 220
Zellschäden 175, 187
Zellschutz 118, 145, 179, 227
zellschützend 39, 53, 113, 122, 141, 143, 145, 150, 175, 193
Zingiber officinale 31
Zink 78, 105, 110, 112, 118, 123, 125, 127, 129, 130, 131, 154, 166, 178
Zitronenmelisse 171, 172, 173, 200, 214
Zivilisationskrankheiten 22, 124, 227
Zöliakie 125, 162
Zuckerhut 74, 81, 144
Zuckerkrankheit 108
Zuckerstoffwechsel 39, 76, 108
Zunderschwamm 174, 176, 197, 224, 226
zusammenziehend 37, 146

freya BUCHTIPPS

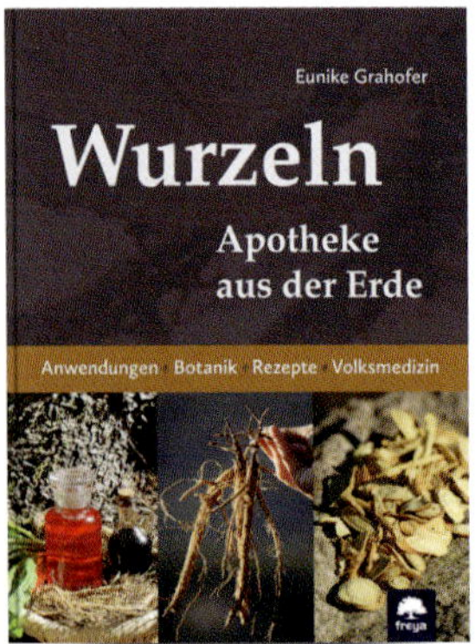

Eunike Grahofer

Wurzeln – Apotheke aus der Erde

Anwendungen • Botanik • Rezepte • Volksmedizin

Sorgfältig recherchiert und hochwertig gestaltet, ist es ein Muss für jede Kräuter- und Naturheilkundebibliothek. Es bietet fundiertes Wissen über alle heilkundlich verwendeten Wurzeln – von A bis Z – und richtet sich sowohl an Laien mit Interesse an Hausmitteln als auch an erfahrene Kräuterkundige.

ISBN 978-3-99025-530-8
20 x 26 cm, 400 Seiten

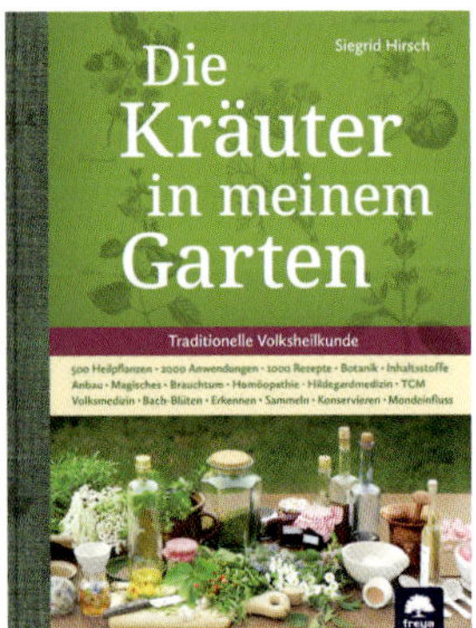

Siegrid Hirsch

Die Kräuter in meinem Garten

500 Heilpflanzen, 2000 Anwendungen, 1000 Rezepte, Botanik, Anbau, Magisches, Homöopathie, Hildegardmedizin, TCM, Volksheilkunde

Ein ausführliches Werk, das moderne wissenschaftliche Erkenntnisse mit traditionellen Überlieferungen und ganzheitlichen Energieformen aufs Beste verbindet. In einem umfassenden Pflanzenlexikon werden über 500 wirksame Heilpflanzen unserer Heimat von Alant und Alpenveilchen bis Zwergholunder und Zwiebel beschrieben.

ISBN 978-3-902134-79-0
20 x 26 cm, 800 Seiten

Bildnachweise: Adobe Stock ©: COVER: imageBROKER (Sonnenhut) / yggdrasil (Rote Bete) / Björn Wylezich (Bärlauch) Xavier (Getreide) / yggdrasil (Rote Bete) // KERN: imageBROKER (Sonnenhut) S. 3 / Björn Wylezich (Bärlauch) S. 3 / Corri Seizinger (grüner Hintergrund) / dariaustiugova S. 6, 86, 144, 153, 181, 190, 193, 207, 208, 209, 210, 211, 214, 216, 224, 226, 227, 253 / Yevheniia Poli S. 12 / Vera S. 21 / Prostock-studio S. 23 / Dionisvera S. 32, 139 / terezqua S. 37 / Christian Musat S. 38 / Scisetti Alfio S. 39, 62 (Freisteller Schafgarbe) / meyerfranzgisela S. 46 / Popova Olga S. 47 (Freisteller Isländisch Moos) / Alexander S. 51 / osoznaniejizni S. 52 (Freisteller Mariendistel) / Irina Ukrainets S. 56 (Freisteller Ringelblume) / Esin Deniz S. 59 / Victor Moussa S. 63 / Robert Biedermann S. 67 / Erica Guilane-Nachez S. 69 / dule964 S. 71 (Freisteller Schale), 131 (Freisteller Bohnen) / behewa S. 72 / ExQuisine S. 74 / Peter S. 77 / Bastiaanimage Stock S. 78 / uliab S. 82 / anney_lier S. 85 (Handy) / Baranovska S. 85 (Mond) / teine S. 89 / kazakovmaksim S. 99 (Freisteller Gundelrebe) / Viesturs Kalvans S. 101 / maureen S. 103 / Eka S. 106 / Iva S. 109 (l. Topinamburblüten) / Ravyn of Darkwood S. 114 (Walnuss) / Kirk Hewlett S. 114 (Schwarznuss) / Madeleine Steinbach S.115 / yanadjan S. 118 / Norbert S. 120 (Alfalfa-Sprossen) / angloma S. 120 (Brokkoli-Sprossen) / sommai S. 121 (Grünkohl-Sprossen) / Peter Hermes Furian S. 121 (Buchweizen-Sprossen) / ange1011 S. 122 / Nik_Merkulov S. 124 / fotorellix S. 126 / David Bokuchava S. 127 / kolesnikovserg S. 128 / yellowj S. 129 / Tatyana Sidyukova S. 130 / pbd Studio S. 131 (Bohnenvielfalt) / RHJ S. 132 / EvaRuth S. 134 (Wald-Schachtelhalm) / Henk S. 134 (Riesen-Schachtelhalm) / Petr S. 135 (Sumpf-Schachtelhalm) / MHW S. 143 / ronstik S. 153 (Stress) / liramaigums S. 155 / Oleh Marchak S. 158 (Weißdorn) / Sarawut S. 160 (Gingkofrüchte) / kazakovmaksim S. 162 / mimi@TOKYO S. 163 / HoyaEuny S. 170 / Iblinova S. 185 / mizina S. 191, 192 / Tasha Sinchuk S. 200 (Lavendelblüten) / xboxerx S. 201 / Jürgen Fälchle S. 206 (Wiese) / eflstudioart S. 206 (Kräuter in Schale) / Virtexie S. 223 / esoxx S. 239 / ps-ixel S. 244 / mi_viri S. 245

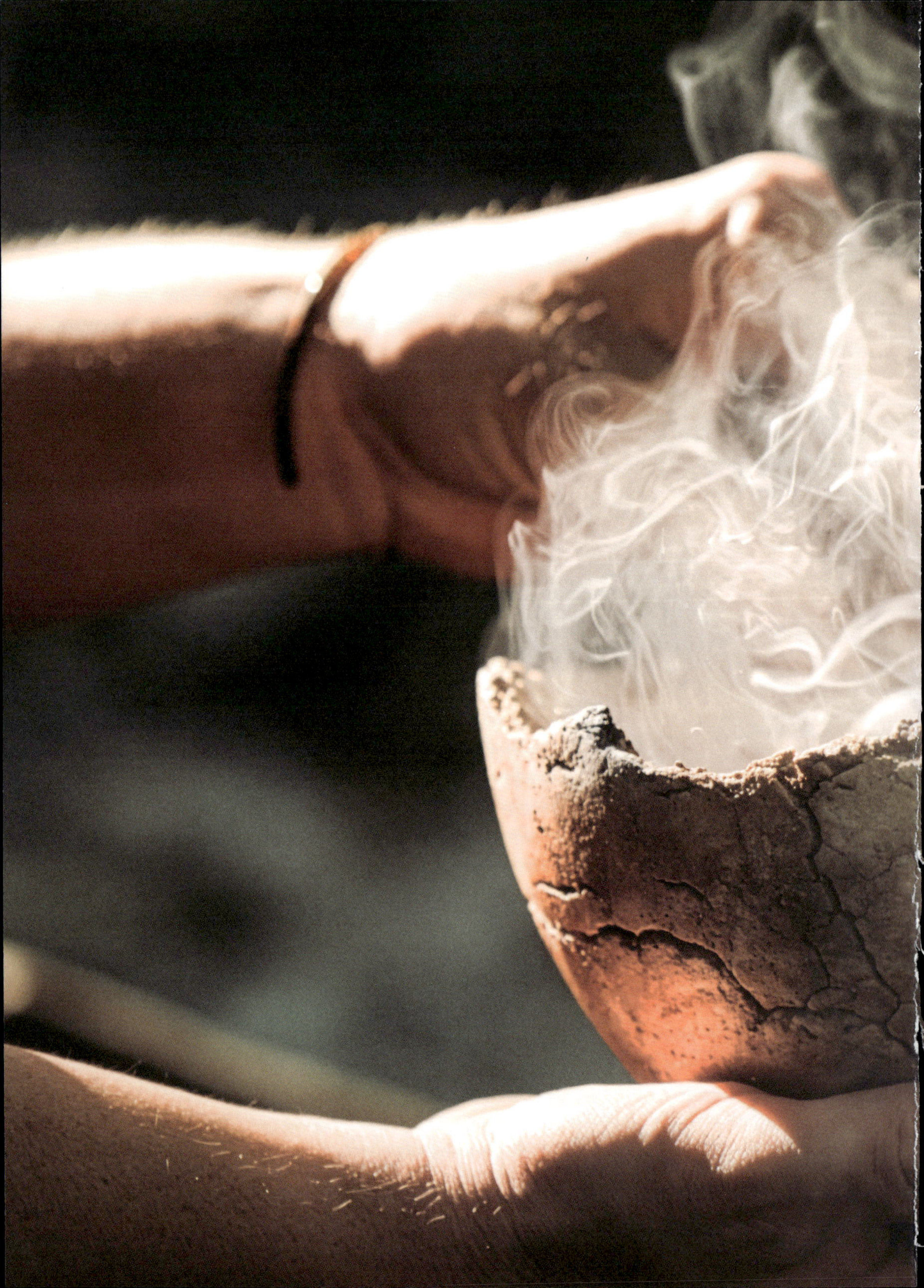